急诊影像病例点评 200 例
Emergency Radiology Case Review

注　意

　　医学在不断发展更新。由于新的研究和临床试验在不断拓展着我们的知识，在遵守标准的安全预防措施的同时，我们也有必要在治疗和用药方面不断更新。读者要了解每种所开药物的最新产品信息，以确定药物的推荐剂量、服药方法、持续时间以及相关禁忌证。根据自己的经验和患者的病情，决定每一位患者的服药剂量和最佳治疗方法是医师的责任。不论是出版商还是著者，对于由于本书引起的任何个人或财产的伤害或损失，均不承担任何责任。

出版者

临床影像病例点评系列
Case Review Series

急诊影像病例点评 200 例
Emergency Radiology Case Review

原　著　Stuart E. Mirvis

　　　　Kathirkamanathan Shanmuganathan

　　　　Lisa A. Miller

　　　　Clint W. Sliker

主　审　宋　彬

主　译　王继琛

北京大学医学出版社
Peking University Medical Press

JIZHEN YINGXIANG BINGLI DIANPING 200 LI

图书在版编目（CIP）数据

急诊影像病例点评 200 例 /（美）斯图尔特（Stuart）等
著；王继琛主译 . —北京：北京大学医学出版社，
2013.6
书名原文：Emergency Radiology Case Review
ISBN 978-7-5659-0575-9

Ⅰ.①急… Ⅱ.①斯…②王… Ⅲ.①急诊 – 影像诊
断 – 病案 Ⅳ.① R445

中国版本图书馆 CIP 数据核字（2013）第 083979 号

北京市版权局著作权合同登记号：图字：01-2013-1906

Emergency Radiology Case Review
Stuart E. Mirvis, Kathirkamanathan Shanmuganathan, Lisa A. Miller, Clint W. Sliker
ISBN-13：978-0-323-04957-3
ISBN-10：0-323-04957-5
Copyright © 2009 by Elsivier Inc. All rights reserved.

Authorized Simplified Chinese translation from English language edition published by the Proprietor.

Elsevier（Singapore）Pte Ltd.
3 Killiney Road，#08-01 Winsland House I, Singapore 239519
Tel：（65）6349-0200，Fax：（65）6733-1817
First Published 2013
2013年初版

Simplified Chinese translation Copyright © 2013 by Elsevier（Singapore）Pte Ltd and Peking University Medical Press. All rights reserved.

Published in China by Peking University Medical Press under special agreement with Elsevier（Singapore）Pte Ltd. This edition is authorized for sale in China only, excluding Hong Kong SAR and Taiwan. Unauthorized export of this edition is a violation of the Copyright Act. Violation of this Law is subject to Civil and Criminal Penalties.

本书简体中文版由北京大学医学出版社与Elsevier（Singapore）Pte Ltd.在中国境内（不包括香港特别行政区及台湾）协议出版。本版仅限在中国境内（不包括香港特别行政区及台湾）出版及标价销售。未经许可之出口，是为违反著作权法，将受法律之制裁。"

急诊影像病例点评 200 例

主　　译：王继琛
出版发行：北京大学医学出版社（电话：010-82802230）
地　　址：（100191）北京市海淀区学院路 38 号　北京大学医学部院内
网　　址：http://www.pumpress.com.cn
E-m a i l：booksale@bjmu.edu.cn
印　　刷：北京佳信达欣艺术印刷有限公司
经　　销：新华书店
责任编辑：宋 忻　责任校对：金彤文　责任印制：张京生
开　　本：889mm×1194mm　1/16　印张：27　字数：691 千字
版　　次：2013 年 6 月第 1 版　2013 年 6 月第 1 次印刷
书　　号：ISBN 978-7-5659-0575-9
定　　价：138.00 元

版权所有，违者必究
（凡属质量问题请与本社发行部联系退换）

主　审　宋　彬
四川大学 华西医院 放射科

主　译　王继琛
南京医科大学附属南京明基医院　放射科

译　者（按姓氏笔画排序）
朱雪娥　南京医科大学附属南京明基医院　放射科
杨　李　南京医科大学附属南京明基医院　放射科
周　丹　南京医科大学附属南京明基医院　放射科
南　楠　南京医科大学附属南京明基医院　放射科
姚　容　南京医科大学附属南京明基医院　放射科
贾　鹏　南京医科大学附属南京明基医院　放射科
徐　炜　南京医科大学附属南京明基医院　放射科
徐善福　南京医科大学附属南京明基医院　放射科
郭　宁　南京医科大学附属南京明基医院　放射科
蒋炳虎　南京医科大学附属南京明基医院　放射科

谨以此书献给我的妻子，Linda R. Mirvis，谢谢她的爱和一如既往的支持。

——SEM

献给我的姐姐 Nalayini Shan，感谢她在我需要的时候给予的忠告和精神上的支持。

——KS

献给我的母亲 Vivian A. Miller，感谢她的爱和支持。

——LAM

献给我的妻子 Lisa，我的孩子 Lauren、Kelly 和 Christopher，感谢他们的爱、耐心和关怀，使我能够全身心地投入每天的工作。

——CWS

献给我们的科主任 Reuben Mezrich，在他的帮助下，我们部门得以顺利发展。

——SEM，KS，LAM，CWS

　　这是我主译的临床影像病例点评系列的第二本书。前一本是《泌尿生殖影像病例点评239 例》。泌尿生殖影像学是一个我所熟悉的亚专业，原本想编写一本此专业的书，但在北京大学医学出版社看到该书的原版书后，改为翻译的一本书。而这本《急诊影像病例点评200 例》是我主动找寻来想翻译的一本书。

　　在我从事放射诊断学的 26 年中，除了在国外留学的时间，基本上都是在北京大学第一医院度过的。虽然这是一个国内知名的医疗机构，疑难杂症非常多，但由于医院处于北京市中心，周围大医院集中，平时看到的急诊病例并不是很多、很复杂。2009 年来到南京明基医院就职以后，由于地处新城区，周围大医院相对较少，建筑工地多，急诊病例相对较多、较重且复杂。为了提高自己的急诊专业水准，也为了提高年轻医生的急诊诊治水平，在众寻国内急诊放射学领域的书籍均感不甚理想的情况下，遂向北京大学医学出版社争取来该书的翻译版权，并组织南京明基医院放射科的部分年轻医生将该书翻译出版。

　　在本书的翻译过程中，我组织了译者以读书报告的形式，对个人所翻译的每个病例都进行了汇报、讲解，以期共同学习和提高，避免误解、误译。同时，也请到了国内放射学领域的知名专家，四川大学华西医院的放射科主任宋彬教授作为本书的主审，请他把关，以免因本人才疏学浅、译者们从事急诊放射专业时间不长而造成疏忽和错误。

　　本书涉及内容广泛，以提问 - 回答的方式对众多的急诊放射学病例进行了解答。特别是点评部分，几乎每篇都是一个小型综述，对于了解每个病例的"之所以然"是非常有帮助的。这对于经常承担夜班工作的放射科医生以及从事急诊工作的临床医生都是非常有益的。

　　感谢南京明基医院放射科的同仁，在如此繁重的工作之余，承担了本书的翻译工作。我相信翻译的过程也是最好的学习过程。

　　期望读者能通过阅读此书有所收获。特留下 email 地址，希望读者批评指教。

南京医科大学附属南京明基医院放射科

王继琛

2013 年 3 月

Email：fskwjc@126.com

Max.wang@benqmedicalcenter.com

　　最近刚刚被认可的一个放射学亚专业就是急诊放射学。虽然一些人认为急诊放射学不应该被认为是一个独立的亚专业，因为它涉及很多已经成立的放射学亚专业领域，但我并不这么认为。这些从事急诊放射学工作的医生，会面对大量的外伤、急性脑卒中的照护、急腹症、急性盆腔疼痛以及心肺疾病的急诊情况。远程放射学的发展、全年全天候放射学服务的需求，使得掌握这方面的放射学知识非常重要。这种特殊的工作岗位要求一些特别的训练和知识。

　　在巴尔的摩，马里兰大学休克外伤中心是当地严重车祸外伤和突发灾害性病变的主要救治中心。这个中心的崇高声誉部分是因为在 Stuart Mirvis 领导下的放射学专家组所提供的高质量的医学影像及其服务。Mirvis 医生所拥有的资料不论在量和质方面都是惊人的。当我被要求为这本急诊影像病例点评书籍提供一个作者名单时，我只考虑了一个候选人，那就是 Stuart Mirvis。他和他的团队撰写了这个系列丛书 Emergency Radiology Case Review 第 1 版，我相信这本书在世界范围内，尤其是对那些正在从事急诊放射学的医生非常有价值。

　　正如读者至今为止所知道的那样，这套丛书有难易度的分级，这样读者可以自我评估熟练程度，指导继续教育。对照 THE REQUISITES 教科书，读者如果发现了其欠缺的方面，就能够针对这个领域努力钻研。由于这本书中每一个病例都是不同的，这样可以使读者在工作的任何时候都能拿起本书，阅读任意一个病例。

　　Mirvis、Shanmuganathan、Miller 和 Sliker 医生编写了一本非常出色的书，我想将它推荐给所有从事急诊影像学工作的医生。也非常高兴 Emergency Radiology Case Review 一书能成为临床影像病例点评系列丛书中的一员。请在工作中随时参考！

David M. Yousem, MD, MBA

在过去的 20 年，急诊影像学成为一个越来越重要的亚专业。在急诊科通过急诊影像学检查的患者数呈稳定增长，并且通常发生在门诊工作时间之外。在任何时候都能为这些患者提供高质量的影像学解读的需求，在部分程度上推动了这个学科的发展。同时，人们也认识到急诊影像学是一个范围明确，包含了大量特殊的临床和影像学知识的独立科学，这也推动了这门学科的发展。

不论他们的专业领域如何，大多数执业放射科医生和接受培训的放射科医生都会在一定的时间内提供急诊影像学的服务。急诊科是一个必须快速做出诊断决定且工作负荷不可预测的工作场所。熟悉常见的和一些非常见的影像学诊断，对加快急诊科患者的快速处理是非常重要的。更重要的是帮助医生对急性重症患者做出迅速、适当的治疗。

本书为读者提供了一个快速熟悉大量急诊影像病变的典型表现以及对这些病变做出诊断关键点的工具。马里兰大学的急诊和创伤影像学部门，为繁忙的都市急诊科和一个一级创伤中心提供全年全天候的服务。这些管辖范围为我们提供了大量的可选择的资料来编写本书。我们仔细查阅了涉及这个专题所包含的资料，选择了不同难度的病例来编写这本书。但愿我们达到了编写此书的目的。

很显然，我们是急诊影像学的狂热爱好者，很高兴有这个机会与影像学界的大多数同仁分享我们的资料，我们希望你们能够从中受益。在准备这些病例的过程中，我们对不太熟悉的病例加深了印象，对熟悉的病例也做到了温故而知新。所以通过这项工作，我们，以及我们的患者都有获益。如果通过阅读这些病例能够使你们理解我们为什么热衷于急诊影像学，并能帮助你们为你们的急诊科患者提供更好的服务，那我们的努力就成功了。

Stuart E. Mirvis, MD, FACR

Kathirkamanathan Shanmuganathan, MD

Lisa A. Miller, MD

Clint W. Sliker, MD

基础篇

目 录

提高篇

目　录

挑战篇

目　录

彩 色 插 图

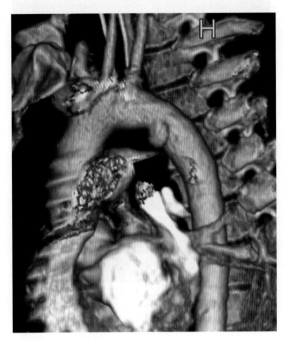

病例 3（第 7 页）

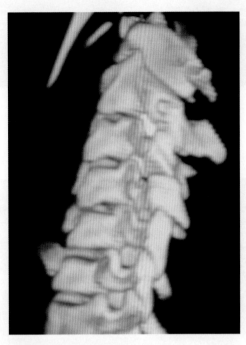

病例 6（第 13 页）

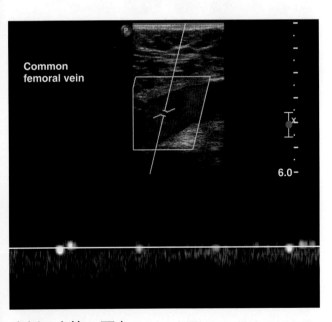

病例 4（第 7 页）

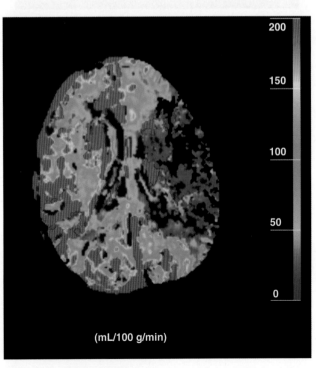

病例 13（第 27 页）

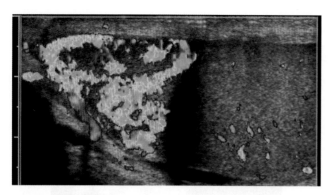

病例 47（第 95 页）

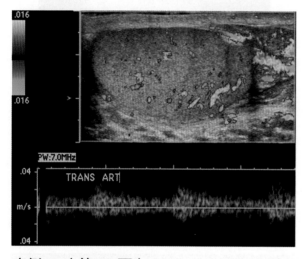

病例 47（第 95 页）

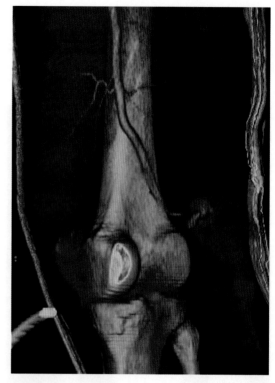

病例 51（第 103 页）

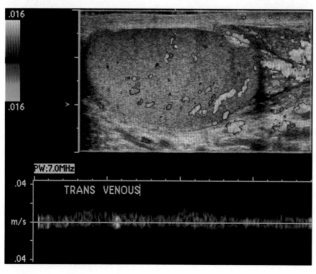

病例 47（第 95 页）

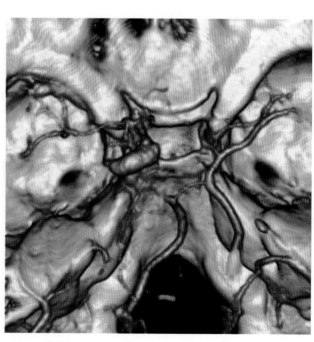

病例 58（第 117 页）

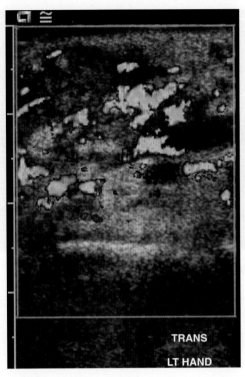

TRANS
LT HAND

病例 59（第 119 页）

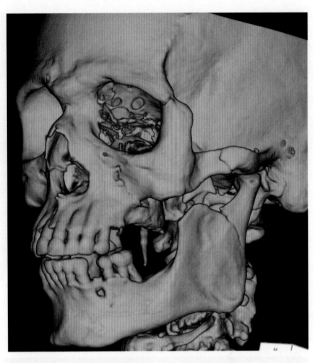

病例 63（第 127 页）

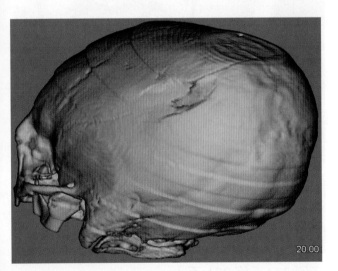

20.00

病例 62（第 125 页）

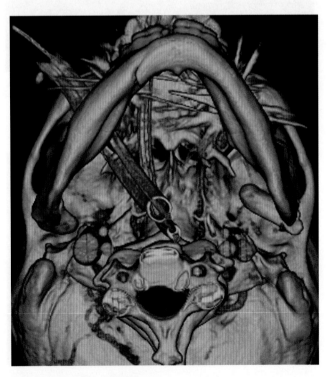

病例 64（第 129 页）

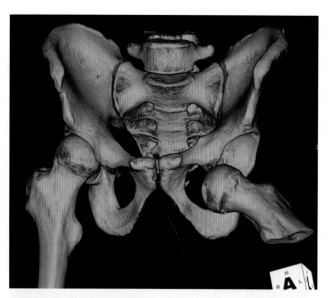

病例 66（第 133 页）

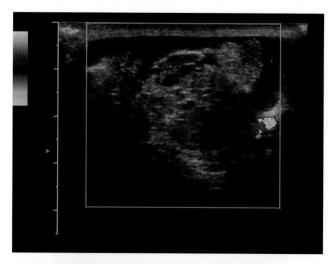

病例 97（第 197 页）

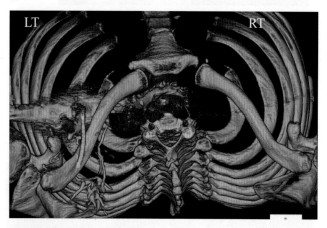

病例 67（第 135 页）

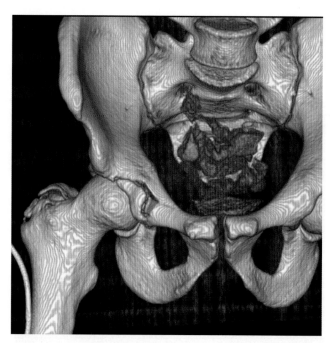

病例 114（第 231 页）

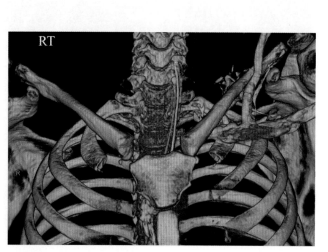

病例 67（第 135 页）

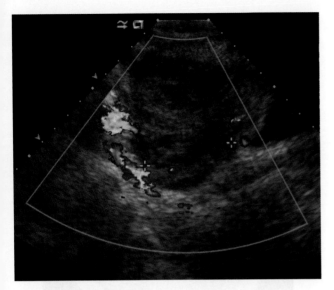

病例 119（第 241 页）

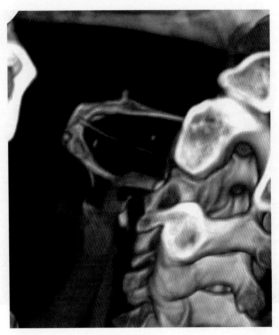

病例 121（第 245 页）

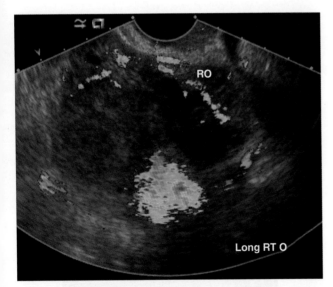

病例 119（第 241 页）

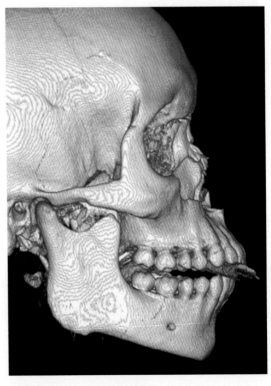

病例 125（第 253 页）

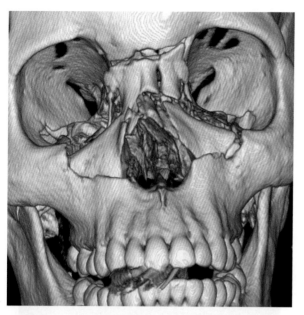

病例 125（第 253 页）

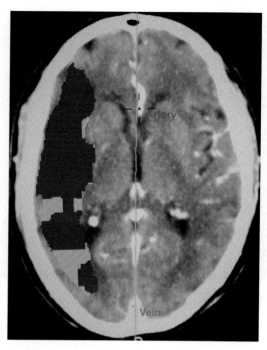

病例 136（第 275 页）

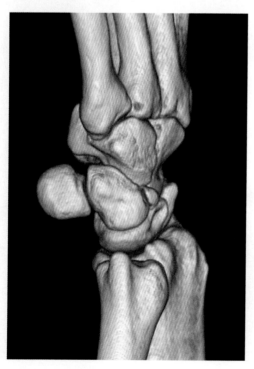

病例 128（第 259 页）

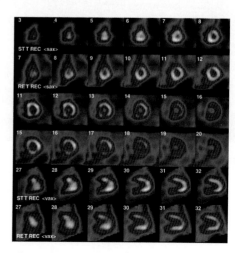

病例 142（第 287 页）

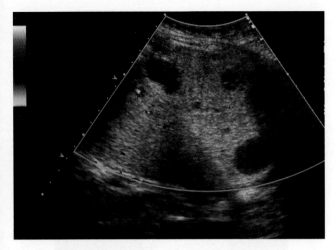

病例 158（第 321 页）

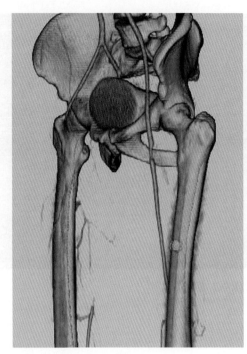

病例 174（第 353 页）

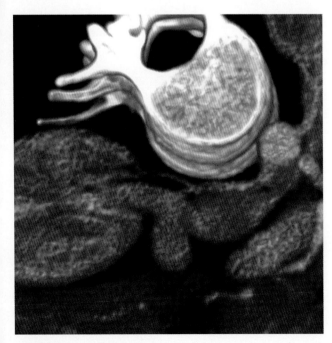

病例 162（第 329 页）

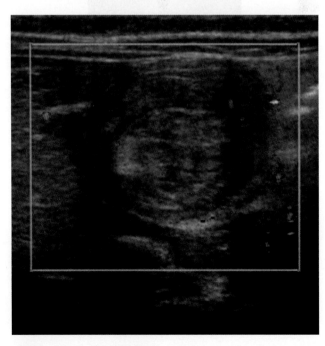

病例 180（第 365 页）

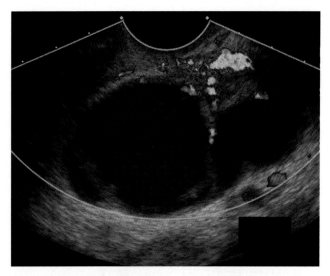

病例 185（第 375 页）

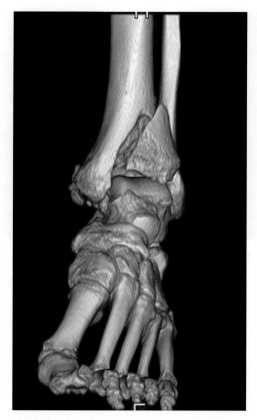

病例 197（第 399 页）

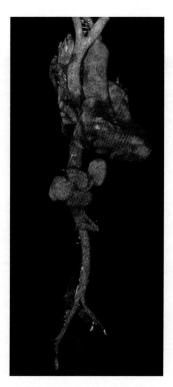

病例 186（第 377 页）

基 础 篇

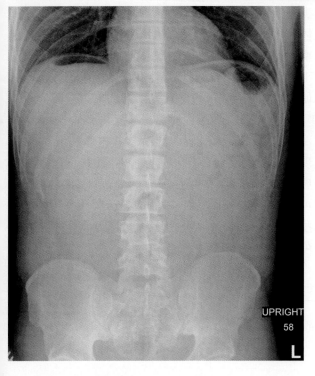

1．X 线片所示有何异常，位于哪里？

2．根据 X 线片诊断该病变，这是最敏感的投照体位吗？如果不是，最敏感的投照体位是什么？

3．该病变最常见的病因是什么？

4．该病变常需要手术治疗吗？

气腹

1．气腹，位于双侧膈下。
2．直立位 X 线胸片。
3．近期手术。
4．不需要。

参考文献

Cho KC, Baker SR: Extraluminal air. Diagnosis and significance, *Radiol Clin North Am* 32:829–844, 1994.
Mularski RA, Ciccolo ML, Rappaport WD: Nonsurgical causes of pneumoperitoneum, *West J Med* 170: 41–46, 1999.

相关参考文献

Emergency Radiology: THE REQUISITES, pp 95, 305.

点　评

　　气腹是指腹膜腔内游离气体聚集。最常见的病因是近期腹部手术或其他的医源性腹膜损坏。导致气腹的病理性原因中，最常见的是自发性内脏穿孔，85%的自发性内脏穿孔的患者会出现气腹。内脏穿孔中最常见的是胃十二指肠溃疡穿孔；其次是继发于多种原因，如肠梗阻、肠感染和肠梗死的小肠和大肠穿孔。

　　急性阑尾炎和结肠憩室炎也是穿孔的常见原因，但并不常形成气腹，因为穿孔器官含气量少（如阑尾炎），或者气体因为炎症反应被局限在穿孔局部（如憩室炎）。没有肠腔穿孔的自发性气腹不常见，但其临床 - 影像学特点已得到很好的认识。非外科性气腹形成原因包括气压伤、胸内压增高（哮喘和其他原因引起）、胶原性血管疾病、肠壁囊样积气症、空肠及乙状结肠憩室病，妇产科相关原因，如骨盆检查、阴道冲洗以及性交，当然原因并不仅于上述这些。

　　诊断气腹，虽然直立侧位胸片被认为比直立后前位胸片更敏感，但直立后前位胸片 + 左侧卧位腹部平片被认为是最敏感的。只要拍摄适当，平片甚至能显示 1 ～ 2ml 的游离气体，但平片的敏感性依赖患者在摄片前是否能够在理想的体位保持 10 ～ 20 分钟，目的是为了让气体在腹膜内移行到与穿孔位部位无关的位置。急诊室由于时间受限，帮患者摆位及让患者保持摄片所需的体位都存在困难，这就使得平片对于发现少量气腹的能力降低。对于一些疑难病例，临床高度怀疑内脏穿孔，但是没有相应的腹膜症状或者其他需要立即手术探查的指征，这时 CT 是一个有用的诊断工具，因为它能够发现平片漏诊的少量气腹。但是即使 CT 也可能漏诊内脏穿孔引起的气腹，因为往往CT 上其仅表现为腹腔内游离积液。

　　当平片表现为气腹，同时合并内脏穿孔的临床表现，这时就没有必要再进行其他辅助检查。但是，当患者病史和不太典型的临床表现提示有非手术性气腹可能时，需行其他辅助检查或随访摄片，主要排除那些需要手术治疗的病变，其余的只要临床密切观察即可。

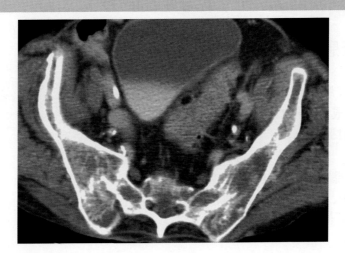

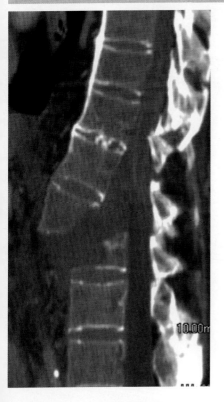

你看到的是一个钝性损伤患者的图像。

1．诊断是什么？

2．患者容易发生脊柱损伤的原因是什么？

3．该病变还有哪些其他特征？

4．最常导致该损伤的机制是什么？

强直性脊柱炎患者脊柱伸展性骨折脱位

1. 强直性脊柱炎患者下胸椎骨折脱位。
2. 韧带骨赘形成及椎间盘钙化 / 骨化使得椎体融合，导致脊柱强直。
3. 骶髂关节炎、外周关节炎、肺尖病变、炎症性脊柱痛、胸壁痛、外周（肌腱、韧带）起止点炎、指 / 趾炎、结膜炎、眼葡萄膜炎、主动脉瓣关闭不全合并传导阻滞。
4. 伸展过度。

参考文献

Wang YF, Teng MM, Chang CY, et al: Imaging manifestations of spinal fractures in ankylosing spondylitis, *Am J Neuroradiol* 26:2067–2076, 2005.

相关参考文献

Emergency Radiology: THE REQUISITES, pp 221, 223.

点　评

　　强直性脊柱炎（ankylosing spondylitis, AS）的患者易于发生脊柱骨折，常常极轻微的创伤即可造成骨折。脊柱强直使得脊柱不能弯曲，自然就无法分散撞击力量。强直的脊柱骨折常沿着一条单独的骨折线发生，可累及椎体和 / 或椎间盘。通常，创伤由伸展性外力导致，并累及 3 个椎体导致不稳。在有些情况下，这种损伤常常很轻微，尤其在 X 线片上，但它是一种不稳定骨折。强直性脊柱炎的患者发生钝性损伤后，应高度怀疑合并有脊柱骨折，可发生在多个平面累及脊柱的任何部分。对于这些病例，薄层 CT 可用来发现微小骨折线。用假关节置换治疗的患者可能会出现进一步的脊椎移位和脊髓损伤。MRI 可用于诊断这类患者易于出现的一些其他相关损伤，如确定韧带损伤的范围，评估脊髓受压的程度，发现硬膜外血肿。

　　应该认识到一些其他疾病也会出现相似的脊柱强直，如弥漫性特发性骨质增生和严重的增殖性骨关节炎，这些患者在受到外力时也比普通人群易发生脊柱损伤，他们在钝性损伤发生后也应被仔细评估。

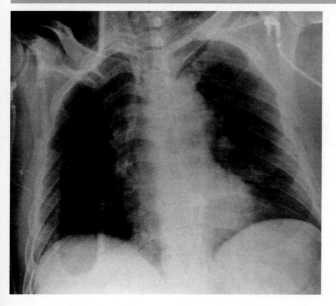
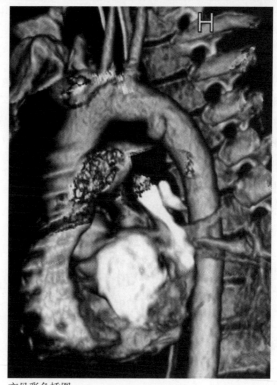

亦见彩色插图

你看到的是一个钝性创伤患者的图像。

1．该 X 线片中有何异常？

2．CT 血管造影有何异常？

3．可采取哪些治疗措施？

4．临床上这种损伤的第二常见部位是哪里？

创伤性主动脉假性动脉瘤

1. 纵隔轮廓失常，主动脉影消失。气管轻度右移，但部分是因为患者体位旋转造成。
2. 创伤性降主动脉损伤。
3. 手术修补、支架置入、血压控制（常为暂时性的措施）。
4. 升主动脉是此损伤第二常见的部位，但这种患者很少存活，临床发现的这种损伤的第二常见部位是主动脉弓。

参考文献

Mirvis SE: Thoracic vascular injury, *Radiol Clin North Am* 44:181–197, 2006.

相关参考文献

Emergency Radiology: THE REQUISITES, pp 62–64, 323–326.

点　评

在交通事故导致的死亡中，创伤性主动脉损伤（traumatic aortic injury，TAI）所占比例高达 16%，如果不治疗，医院内 24 小时死亡率约为 40%。入院时 X 线胸片示纵隔轮廓异常，还可出现气管 / 鼻胃管向右移位、脊柱旁线增宽、主动脉影消失以及左主支气管塌陷等，应怀疑此病。以上这些都是纵隔内出血的征象，可伴或不伴大 血管损伤。通常，平片比较敏感，但对于 TAI 的诊断不具有特异性。

目前，一般下一步行多层螺旋 CT 检查，它被常规用于检查钝性创伤患者的胸部病变。TAI 的 CT 表现包括假性动脉瘤、主动脉直径或轮廓的突然变化、主动脉周围血肿、下段胸主动脉和腹主动脉直径变小、内膜瓣形成以及血管腔内血栓形成。还应关注主动脉的其他损伤或邻近大血管的损伤。使用多平面重建（multiplanar，MPR）、血管内视法和容积重建（volume-rendered，VR）有助于诊断。对于 CT 无法确诊的少数病例，血管造影或经食管超声心动图可用于更进一步的评估。

可采用控制血压（通常是暂时的）和外科修补来治疗。在解剖学上可行的前提下，血管内支架术逐渐被更多地用于治疗这种损伤。

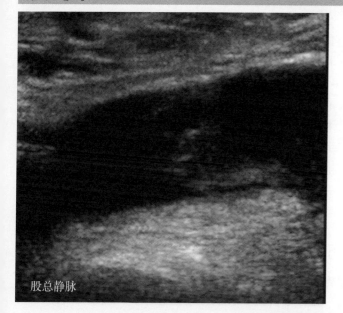

股总静脉

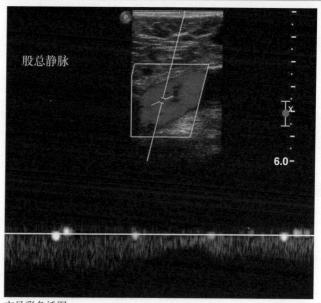

股总静脉

6.0-

亦见彩色插图

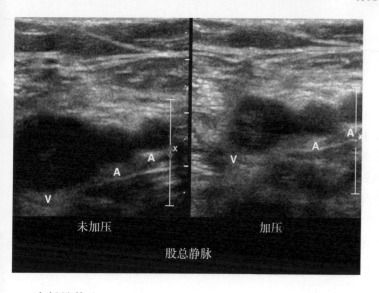

未加压　　　　　加压

股总静脉

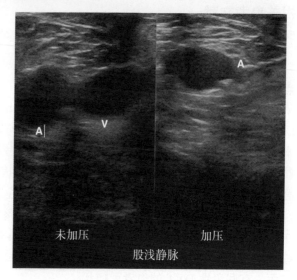

未加压　　　　　加压

股浅静脉

1．诊断是什么？

2．该病在彩色多普勒超声上会有什么更进一步的特征？

3．应用超声检查该病时，采用什么手法能够使其检查的正确性达到最高？

4．临床怀疑该病而最后超声诊断为该病的百分比是多少？

病例 4

股总静脉深静脉血栓形成

1．股总静脉深静脉血栓形成。
2．血栓周围出现血流信号提示不完全性闭塞。
3．用超声探头对静脉加压。
4．50%。

参考文献

Cronan JJ, Dorfman GS, Scola FH, et al: Deep venous thrombosis: US assessment using vein compression, *Radiology* 162:191–194, 1987.

Hamper UM, DeJong MR, Scoutt LM: Ultrasound evaluation of the lower extremity veins, *Radiol Clin North Am* 45:525–547, 2007.

相关参考文献

Emergency Radiology: THE REQUISITES, p 240, 357–358.

点　评

急性深静脉血栓形成（deep venous thrombosis, DVT）很常见。DVT 最严重的后果是肺栓塞，发生率为 50% ~ 60%。大多数的 DVT 起源于下肢及骨盆的深静脉。DVT 的危险因素有血液处于高凝状态、静脉停滞、恶性肿瘤、骨科手术、创伤、口服避孕药以及怀孕。下肢 DVT 临床表现有下肢肿胀、疼痛、水肿和触痛。这些症状和体征不具有特异性，具有这些症状和体征的患者只有 50% 最终被诊断为 DVT。然而，有些急性 DVT 的患者无症状。

超声是当前诊断下肢 DVT 的金标准。其敏感性和特异性分别为 89% ~ 95% 和 92% ~ 100%。重要的是，在可疑 DVT 的患者中，超声（US）检查可修正约 10% 被怀疑为 DVT 而静脉检查结果正常的诊断。

在灰阶 US 检查中，急性血栓可表现为静脉管腔内强回声或低回声，当然它们常常也可表现为无回声而无法与正常充满血液的静脉管腔相鉴别。因为急性血栓可表现为不同的回声，使用加压手法使 US 检查的正确性大大提高，即探头在扫查血管横断面时加压，压迫静脉管腔。压迫时，血栓使得血管腔不能完全塌陷。相反的，当用力压迫时血管腔能够完全塌陷就可以排除 DVT，即使因低速血流导致管腔内出现像血栓的回声，使用上述方法也可以排除 DVT。有时，四肢因为疼痛、肿胀或体型因素无法有效地实施压迫。

其他的超声征象亦可用于诊断或提示 DVT。彩色多普勒超声探查在血栓闭塞部位血流缺失，如果血栓是非完全闭塞性的，可见血流减少（血栓没有完全填满静脉管腔）。频谱多普勒超声加压探查可以显示血栓近端静脉血流流速增长减少。频谱多普勒随呼吸所形成的波形，越接近闭塞性血栓其表现得越钝圆，当静脉被肿瘤、血肿等压迫时，也会出现类似的征象。Valsava 动作后静脉内径扩张 < 50% 时提示近端 DVT。若在股总静脉中发现后两种征象，则提示盆腔 DVT。

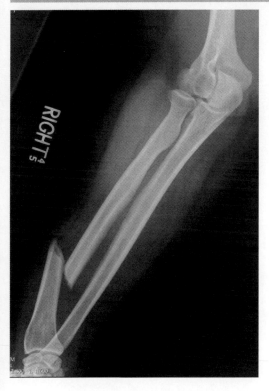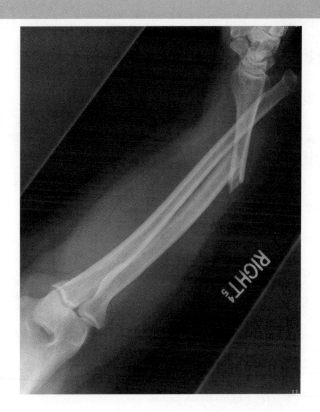

1．图示为何种损伤？

2．说出造成这种损伤的两种机制。

3．成人发生这种骨折时，复位后是选择内固定还是外固定？

4．这种损伤和桡骨单发骨折哪个更常见？

Galeazzi 骨折伴脱位

1. Galeazzi 骨折伴脱位（也可称为反 Monteggia 骨折）。
2. 前臂旋前外展着地或直接撞击背外侧腕部。
3. 这种骨折是不稳定型骨折，需要切开复位内固定。
4. 桡骨单发骨折更常见。

参考文献

Giannoulis FS, Sotereanos DG: Galeazzi fractures and dislocations, *Hand Clin* 23:153–163, 2007.

Ring D, Rhim R, Carpenter C, Jupiter JB: Isolated radial shaft fractures are more common than Galeazzi fractures, *J Hand Surg Am* 31:17–21, 2006.

相关参考文献

Emergency Radiology: THE REQUISITES, p 126.

点　评

Galeazzi 骨折在 1934 年首次被提出。它是指桡骨中下 1/3 骨折，在旋前方肌近端以上水平。桡骨骨折向背侧成角。观察桡尺远侧关节的伴随损伤很重要。较为典型的有尺骨向背侧移位，也可向掌侧移位。另外，可合并三角纤维软骨复合体破裂同时伴或不伴尺骨茎突骨折。在儿童也可发生尺骨骨骺分离。

旋前方肌可使桡骨骨折远端绕着尺骨旋转，将骨折远端向近侧及掌侧牵拉。尺骨背侧移位（尺骨正向变异）形成了桡骨的缩短，缩短超过 10mm 意味着骨间膜完全破裂，造成桡尺关节完全不稳定。这种损伤的并发症包括不愈合、桡骨延迟愈合或畸形愈合（不稳定残留）。对于不稳定的骨折，桡骨干骨折用钢板及螺丝钉切开复位内固定，远端桡尺关节用克氏针固定。

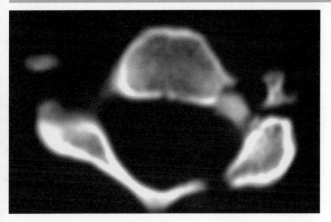

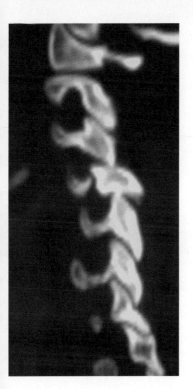

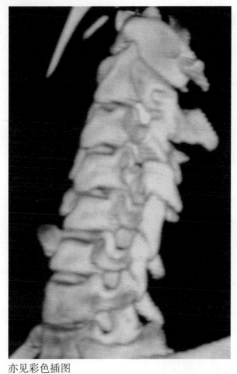

亦见彩色插图

你看到的是一个钝性创伤患者的图像。

1. 诊断是什么？

2. 这种损伤是由于屈曲力还是伸展力造成？

3. 这种损伤是稳定的还是不稳定的？

4. 这种损伤会合并哪些并发症？

关节柱分离（椎弓板 - 椎弓根分离）

1. 关节柱分离。
2. 屈曲力。
3. 不稳定的。
4. 横突孔骨折导致同侧椎动脉损伤。

参考文献

Shanmuganathan K, Mirvis SE, Dowe M, Levine AM: Traumatic isolation of the cervical articular pillar: imaging observations in 21 patients, *AJR Am J Roentgenol* 166:897–902, 1996.

相关参考文献

Emergency Radiology: THE REQUISITES, p 221.

点 评

　　关节柱分离型骨折，又称椎弓板 - 椎弓根分离，指的是同侧椎板及椎弓根骨折，同时合并有损伤平面以上和以下小关节损伤。该损伤使得整个关节柱可以自由旋转。作用于关节柱的暴力使得关节柱的前部向尾侧旋转，后部向头侧旋转。这种运动改变了关节面的方向，由正常的 35°（与水平面成角）变为 0°。颈椎前后位 X 线片上，旋转后的关节柱以上的及以下的小关节间隙均可直接被看见。

　　一些学者认为损伤的机制是压缩过伸，更多最近的研究指出屈曲暴力更容易引起关节柱分离。常合并其他的一些屈曲性损伤，如单侧小关节脱位或半脱位，关节柱骨折 - 半脱位或双侧小关节脱位。屈曲损伤与很多因素有关，如作用于脊柱的屈曲力矢量及持续时间、屈曲旋转以及屈曲力量。这种损伤被认为是不稳定的，需要三级固定。另一个重要的特点是这种损伤的骨折线可以向横突孔延伸，从而损伤椎动脉。

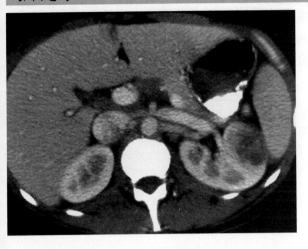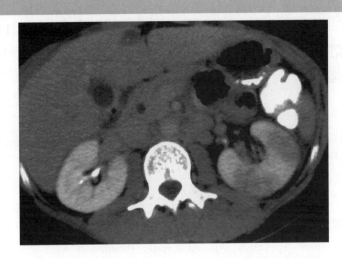

你看到的是一个非创伤性左侧季肋部疼痛患者的图像。

1．图示为何病变？

2．最常见的病原菌是什么？

3．最可能出现的症状和体征是什么？

4．诊断该病，CT 和超声谁更敏感、特异性更高？

月恢复，超声适于随访及确定是否治愈。肿块形的 ALN 易被误诊为脓肿或肾肿瘤，从而导致临床不适当的手术及介入治疗。

局灶性急性细菌性肾盂肾炎（急性节段性肾病）

1. 局灶性细菌性急性肾盂肾炎（节段性肾病）。
2. 革兰阴性杆菌（大肠埃希菌）。
3. 发热，季肋部疼痛，脓尿，白细胞升高，菌尿。
4. CT。

参考文献

Kawashima A, LeRoy AJ: Radiologic evaluation of patients with renal infections, *Infect Dis Clin North Am* 17:433–456, 2003.

相关参考文献

Emergency Radiology: THE REQUISITES, pp 299–300.

点 评

急性节段性肾病（acute lobar nephronia, ALN）是局部的非液化性的肾感染，累及一个或多个节段。它被认为是肾盂肾炎和肾脓肿形成的一个中间感染阶段。大多数患者会出现发热、季肋部疼痛、白细胞升高、脓尿；有时患者症状轻、不典型，如定位不明确的季肋部或腹部疼痛，不适，发热，尿培养阴性或不伴有特殊的泌尿道症状。许多 ALN 患者有尿液反流病史或有先天性泌尿系异常，当然，该病也可以发生于泌尿系统完全正常的人群。几乎所有病例的病原体均是革兰阴性菌，常为大肠埃希菌。

ALN 有 3 种病理形态，局灶性或弥漫性楔形病灶，局灶性肿块形病灶和多发弥漫性肿块形病灶，后者愈后最差。大多数患者长期抗生素治疗的效果都很好，疗程一般为 3 周。

超声检查及 CT 可用于诊断。超声表现有肾体积增大，内见不规则肿块，肿块破坏正常的皮髓质交界。肿块常为低回声，也可以表现为等回声或高回声。一般情况下，儿童多首选超声检查（为了避免 X 线照射），但当超声无法确诊时，仍需行 CT 检查。增强 CT 中 ALN 表现为圆形或楔形低密度，同时伴有局灶性或弥漫性肾肿胀。

总的来说，CT 是诊断 ALN 最敏感、最具有特异性的方法，排泄性膀胱尿道造影可用于诊断是否具有反流这个潜在发病原因。病灶常于治疗后 1 ~ 3 个

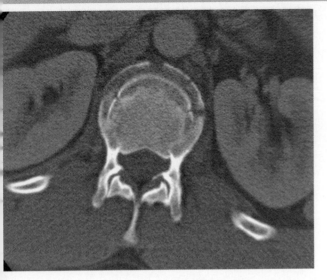
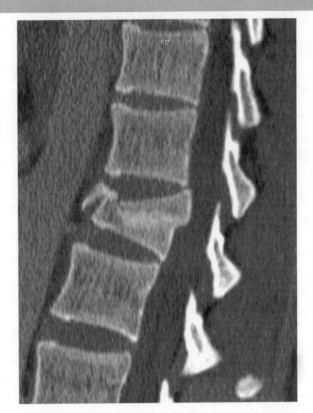

你看到的是一个钝性创伤患者的图像。

1. 所示的什么脊柱损伤?

2. 该损伤是稳定的还是不稳定的?

3. 这种损伤最常累及哪个节段的椎体?

4. 该损伤常合并哪些其他非脊柱骨折?

腰椎爆裂骨折

1．腰椎爆裂骨折。
2．不稳定的。
3．L1。
4．骨盆和跟骨骨折。

参考文献

Bensch FV, Kiuru MJ, Koivikko MP, Koskinen SK: Spine fractures in falling accidents: analysis of multi-detector CT findings, *Eur J Radiol* 14:618–624, 2004.

相关参考文献

Emergency Radiology: THE REQUISITES, pp 223, 225.

点　评

　　爆裂骨折是轴向负荷加上不同程度的屈曲引起的损伤。主要累及下段胸椎及上段腰椎，即 T4-L5，占所有脊柱骨折的 14%。爆裂骨折与前柱压缩骨折不同，爆裂骨折时椎体前柱高度减低＞40%，后柱皮质线断裂、高度减低，常沿椎体正中矢状面断裂，后移骨片多来自于椎体后上角，还常合并椎体后柱的附件骨折。40% 的患者为多发性脊椎骨折，可以是相邻椎体，也可以是非相邻椎体。

　　因为损伤椎体前柱和中柱均崩溃，椎体后柱的纵韧带可能也已破裂，这种损伤被认为是不稳定型骨折，约 50% 的患者出现神经功能损伤。脊柱损伤的层面越接近头侧，椎管受累面积越大时，神经功能损伤的发生率越大，但每个患者神经损伤的严重程度是无法被预估的。"安全带爆裂骨折"是这种损伤的一个变异体，在爆裂骨折中它所占比例超过 40%，其合并安全带骨折和爆裂骨折两种骨折模式（后柱和椎弓根水平方向骨折）。这种变异体在屈曲 - 分离损伤机制下发生，常合并腹部创伤。

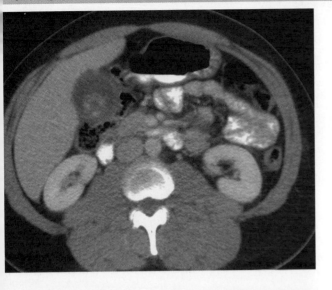 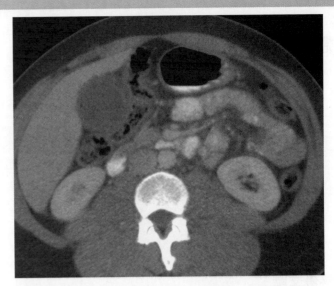

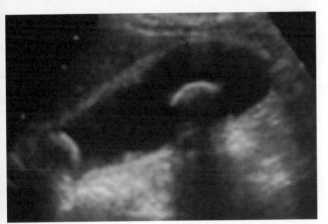 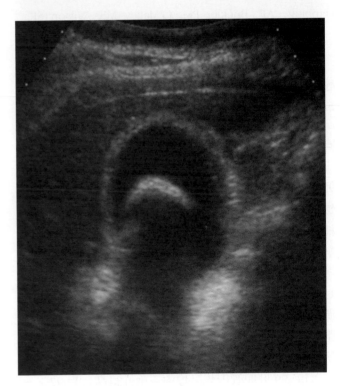

你看到的是一个非创伤性上腹部疼痛的患者的图像。

1. 诊断是什么?

2. 断层图像中哪些征象支持这个诊断?

3. 这种疾病可出现哪些并发症?

4. 诊断这种疾病应首选哪种检查方法?

病例 9

急性结石性胆囊炎

1. 急性胆囊炎。
2. 胆囊积液（圆形膨胀，直径＞5cm），胆囊结石，胆囊壁厚＞3mm，浆膜下或胆囊周围水肿，胆囊周围脂肪间隙受浸润，胆汁淤积、超声 Murphy 征阳性。
3. 脓肿形成、积脓（囊腔内脓性液体），坏疽、穿孔性胆囊小肠瘘。
4. 超声。

参考文献

Hanbidge AE, Buckler PM, O'Malley ME, Wilson SR: Imaging evaluation for acute pain in the right upper quadrant, *Radiographics* 24:1117–1135, 2004.

相关参考文献

Emergency Radiology: THE REQUISITES, pp 294–296.

点 评

1/3 的胆囊结石患者会发生急性胆囊炎，90%～95% 的病例因结石嵌顿阻塞胆囊管，使得胆囊壁内发生炎症反应，导致感染和坏死。这种疾病多发生于女性（75%），好发年龄为 40～60 岁。年龄越大发病率越高，胆囊结石发病率越高的种族人群胆囊炎的发病率也越高，如美国本土人、华裔和日裔。主要症状是腹痛，位于右上腹，尤其是在进食油腻的食物后，偶尔可伴有恶心、呕吐和低热。触诊可发现因肿大的胆囊形成的右上腹肿块和 Murphy 征（手法压迫右侧肋骨下区域时，吸气突然暂停）。

锝 -99 肝胆管闪烁显像的正确性很高，为 92%～95%，是一个很好的确诊方法，表现为胆囊不显影。鉴别诊断较多时，可选择超声或 CT，超声为首选。当有限制超声诊断的因素（开放性创伤、外科敷料、肥胖）存在或怀疑有合并症时，CT 更好。超声的敏感性和特异性均很高，有 92% 的阳性预测值。阳性表现有：胆囊结石、胆囊壁增厚（＞3mm）、"晕征"或胆囊壁透亮（浆膜下水肿）、胆囊积液（胆囊的前后径超过 5cm），超声 Murphy 征阳性以及胆囊周围积液。CT 除了可发现上述超声改变外，还有其他的阳性发现，如黏膜表面模糊、胆汁密度增高、胆囊周围脂肪间隙内炎性改变，同时 CT 还可以显示右上腹其他常见的病变。CT 在诊断并发症时存在一定的优势，如胆囊穿孔、胆囊积脓、胆囊周围脓肿和坏疽（胆囊壁不规则的溃疡、胆囊内出血、壁内或胆囊腔内积气、胆囊壁内微脓肿）。

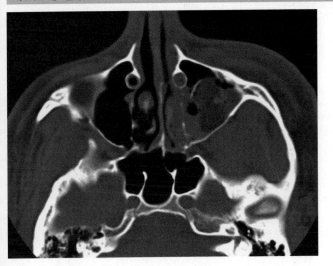

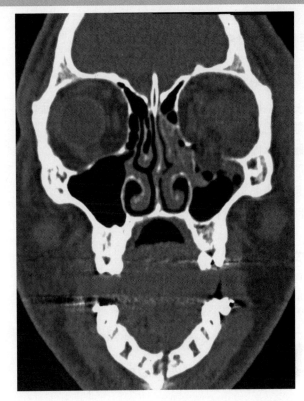

你看到的是一个钝性创伤合并左侧颜面部肿胀患者的图像。

1．图示是什么颜面部损伤？

2．可能有哪些并发症？

3．这种骨折最常合并哪种骨折？

4．这种骨折"单纯型"和"非单纯型"有哪些差异？

眼眶爆裂骨折

1. 眶底爆裂骨折合并有眶内脂肪疝。
2. 复视，眼球内陷（常为迟发性），颊部、上唇上颌牙前方感觉迟钝或触痛。
3. 眶内下侧壁骨折（20% ～ 40%）。
4. "单纯型"是指骨折仅累及眶底壁，"非单纯型"是指骨折除累及眶底外，还很可能合并颜面中间部位其他骨折。

参考文献

Rhea JT, Rao PM, Novelline RA: Helical CT and three-dimensional CT of facial and orbital injury, *Radiol Clin North Am* 37:489–513, 1999.

相关参考文献

Emergency Radiology: THE REQUISITES, pp 38–39.

点　评

　　眶底骨折是由一个直径大于眼眶直径的物体直接撞击眼眶所致，是较常见的钝性颜面部创伤之一。眼眶周围的薄骨片骨折以及眶内脂肪组织可以帮助吸收部分撞击的力量，降低眶内压力，保护眼球的完整性。眼眶爆裂性骨折常并发复视，原因很多［眶内血肿，眼外肌（extra-ocular muscle，EOM）挫伤，EOM 疝 - 嵌顿，动眼神经支挫伤］，可合并眶下神经损伤，因为它沿着眶底走行。多数原因引起的复视可在 1 ～ 2 周内恢复，但必须注意下直肌嵌顿或眼眶脂肪栓系。嵌顿需要外科手术解压。典型的下直肌疝常继发于小的眶底骨折，肌肉降入眶底平面以下，表现为肌肉形态失常。大的眶底骨折或合并眶壁骨折因为眼眶内容物体积增加可导致迟发性的眼球内陷。诊断主要的损伤，2mm 轴位平扫 + 冠状位重建图像已经足够，没有必要再行眼眶冠状位平扫。

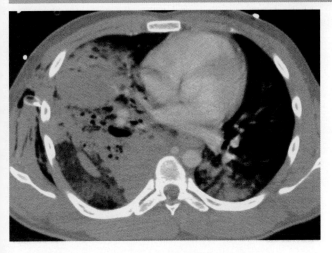 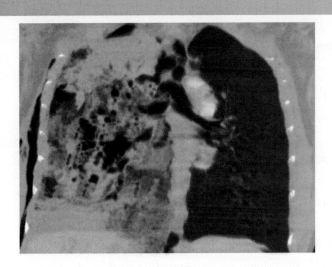

你看到的是一个钝性创伤的患者的图像。

1. 诊断是什么?

2. 该病可能有哪些并发症?

3. 患者不伴有肋骨骨折会影响诊断结果吗?

4. 这种病变常出现在肺门周围还是肺的边缘区域?

病例 11

肺挫裂伤

1. 肺挫裂伤。
2. 感染、肺脓肿、支气管胸膜瘘、血肿、创伤性肺假囊肿增大。
3. 不会，年轻患者胸壁比较柔软，常不伴有肋骨骨折。
4. 常出现在肺的边缘区域，不沿肺段分布。

参考文献

Mirvis SE: Diagnostic imaging of acute thoracic injury, *Semin Ultrasound CT MR* 25:156–179, 2004.

相关参考文献

Emergency Radiology: THE REQUISITES, pp 65–66.

点 评

　　肺挫伤常见于胸部钝性损伤。肺挫伤的部位和形状与撞击物体的形状及撞击的部位有关，肺挫伤在分布上没有沿肺段或肺叶分布的倾向，典型表现为肺的边缘区域模糊影。CT 在显示损伤及描述损伤范围上比平片敏感得多。大多挫伤表现为肺实变，其内含有多个小圆形血肿。几乎所有非轻微型挫伤都合并有肺撕裂伤，肺撕裂伤可以表现为线样的或圆形的（创伤性肺气囊），其内可充满气体、液体或气液均有（形成液平）。肺挫伤时，因为小气道积血很少见到空气支气管造影征。老年患者常伴发肋骨骨折，但小孩和青年人因胸壁具有一定的顺应性，可以不伴发肋骨骨折。

　　X 线胸片正常，仅 CT 表现为肺挫伤，往往暗示该损伤不是致死型损伤。与肺挫伤及肺裂伤相关但不常见的合并症有肺脓肿形成、支气管胸膜瘘，还有创伤性肺假囊肿增大压迫邻近的肺组织，以上病变进展可导致患者死亡。肺损伤的体积与后继是否形成急性呼吸窘迫综合征（acute respiratory distress syndrome，ARDS）呈正相关。影像学上肺挫伤在损伤后 2 ～ 3 天可见吸收。异常密度持续存在或进展往往提示出血、肺膨胀不全、肺不张、ARDS 以及继发性的肺炎。

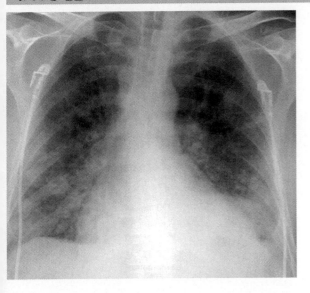 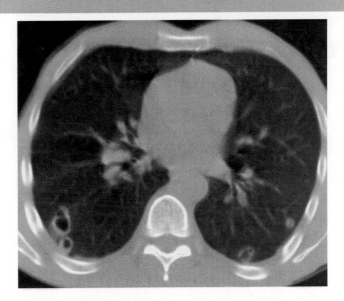

你看到的是一个非创伤性的发热、咳嗽患者的图像。

1．最可能的诊断是什么？

2．还有哪些其他的可能诊断？

3．还应使用什么诊断方法来评估患者？

4．该病的病因有哪些？

病例 12

脓毒性肺栓塞

1. 脓毒性肺栓塞。
2. 可能有很多，囊性转移灶，卡氏肺孢子虫性肺炎，朗格汉斯组织细胞增多症，淋巴管肌瘤病和外周支气管扩张。
3. 行超声心动图来显示三尖瓣和肺动脉瓣赘生物及评估心脏及瓣膜的功能。
4. 长期留置导管、起搏器植入，慢性感染如骨髓炎、肝脓肿、脓毒性颈静脉栓塞（Lemierre 综合征），静脉药物滥用，牙周病。

参考文献

Kulman JE, Fishman EK, Teigen BA: Pulmonary septic emboli: diagnosis with CT, *Radiology* 174:211–213, 1990.

Natuhara A, Harada H, Kubota Y, et al: Spiral CT findings in septic pulmonary emboli, *Eur J Radiol* 37: 190–194, 2001.

点　评

脓毒性肺栓塞（septic pulmonary embolism，SPE）不常见，临床隐匿性起病。症状有发热、呼吸困难、胸膜炎性胸痛、咳嗽和咯血。与多种感染因素有关，如长期中心静脉置管、心脏瓣膜假体植入、金属起搏器植入，慢性脓肿；长期静脉药物滥用。

免疫缺陷的患者患病风险增加。葡萄球菌是最常见的病原菌。X 线片表现不具有特异性，可表现为斑片状浸润灶，也可表现为肺外周边界清楚的圆形阴影，部分病灶伴空洞形成时则强烈提示该诊断。CT 表现包括肺外周及胸膜下大小不等的结节状阴影，直径为 10 ~ 20mm，病灶常呈楔形或者非特异性的浸润性改变。病灶的范围在 CT 上常比胸片所见的要大。高分辨率 CT 上，部分结节可见中央坏死，部分结节可见中央"供血"动脉，但这些表现并不很常见。采用超声心动图评估瓣膜赘生物（典型的是三尖瓣）及瓣膜功能亦很重要。

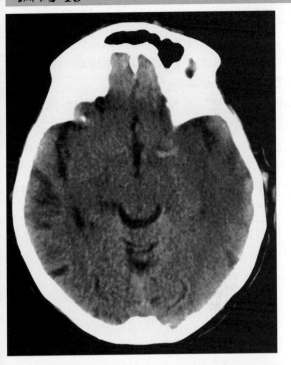

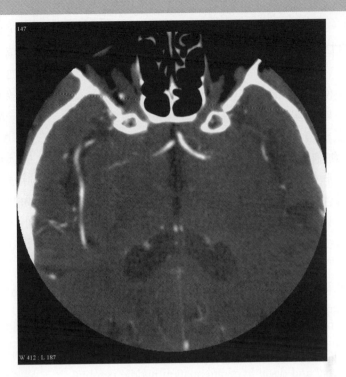

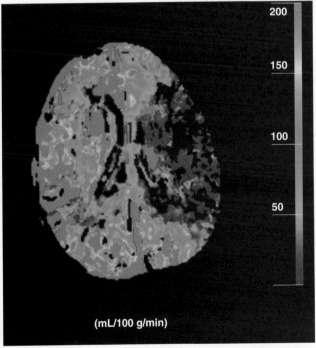

亦见彩色插图

你看到的是一个非创伤性患者伴有右侧肢体力弱的图像。

1. 平扫颅脑 CT 上观察到何种征象？

2. 该病在发病 6 小时内还有哪些其他的 CT 表现？

3. 平扫 CT 上，哪些情况也可出现相似的 CT 表现？

4. 发生急性脑血管意外时是否应该行灌注 CT 检查？

大脑中动脉高密度征

1. 左侧大脑中动脉高密度征。
2. 岛叶脑实质的灰 - 白质界限模糊（脑岛带征），豆状核边缘模糊，脑沟消失，脑回皮质肿胀（细胞水肿）。
3. 动脉粥样硬化伴钙化，血细胞比容增高以及静脉注入造影剂后。
4. 应该，大脑中动脉闭塞时可出现局部脑血流量减少。

参考文献

Beauchamp NJ, Barker PB, Wang PY, vanZijl PCM: Imaging of acute cerebral ischemia, *Radiology* 212: 307–324, 1999.

Somford DM, Nederkoorn PJ, Rutgers DR, et al: Proximal and distal hyperattenuation middle cerebral artery sign at CT: different prognostic implications, *Radiology* 223:667–671, 2002.

相关参考文献

Emergency Radiology: THE REQUISITES, pp 12–14.

点　评

　　大脑中动脉（middle cerebral artery，MCA）高密度征是指大脑中动脉 M1 段可见血栓。与相对早期的一些脑梗死 CT 表现不同，大脑中动脉高密度征在梗死发作时就可出现。血管腔内血栓导致其与对侧 MCA 及基底动脉相比密度明显升高。血栓能够被发现是因为在 CT 断层图像上 M1 段呈横向走行，同时血管周围有低密度的脑脊液从而形成对比。在动脉粥样硬化导致血管壁钙化或血细胞比容增加时，也会出现假阳性结果。但以上两种情况对侧的 M1 段密度也会同时增加。MCA 高密度征的概率为 17.5% ~ 50%，脑梗死发生后越早行 CT 检查，出现 MCA 高密度征的概率越高。

　　MCA 高密度征的特异性接近 100%，相比较而言，其敏感性较低，约为 54%（阴性预测值约为 71%），所以没有 MCA 高密度征的患者并不意味着一定没有脑梗死。因为栓塞多发生于 MCA 近端，患者常常出现 MCA 供血区域大面积或深部梗死，预后比远端的 M2、M3 段栓塞要差得多。CT 血管造影检查可以确诊血管闭塞，灌注 CT 可以发现局部脑血流量减少。然而大多数情况下，MRI 最适合用于诊断脑缺血，弥散加权图像上受累区域信号增高，而在表面弥散系数图像上信号减低。

　　MCA "圆点征" 是 MCA 高密度征的变异，是指 MCA 远段（M2 或 M3）可见局灶性高密度。高密度的圆点出现的部位与沿着大脑外侧裂走行的大脑中动脉远支相一致，CT 平扫断层图像上表现为亮点。因为栓塞发生在 MCA 的越远段，受累的脑组织范围越小，所以 "圆点征" 比典型的 MCA 高密度征的愈后要好。同时，"圆点" 征对于脑缺血的诊断敏感性很低，约 38%，但是特异性接近 100%。

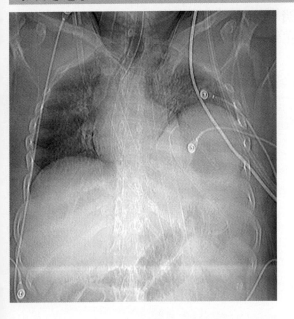
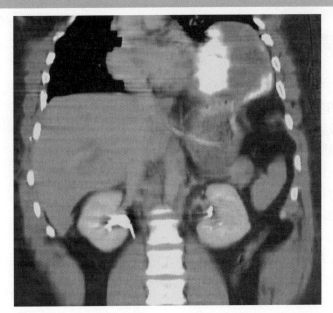

你看到的是一个钝性创伤患者的图像。

1．诊断是什么？

2．这种损伤的 3 种 CT 表现是什么？

3．哪 3 种病变与该病表现相似？

4．这种损伤哪一侧更容易被累及，为什么？

病例 14

左半膈肌破裂合并胃疝入胸腔

1. 左半膈肌破裂合并胃疝入胸腔
2. CT"颈圈"征，直接观察到撕裂的膈肌边缘，"内脏坠积"征。
3. 膈肌膨升，下段肺不张、膈神经麻痹。
4. 左侧，因为左半膈肌比右半膈肌薄弱，腰部及肋部融合处存在薄弱线，而肝可以保护右侧膈肌。

参考文献

Sliker CW: Imaging of diaphragm injuries, *Radiol Clin North Am* 44:199–211, 2006.

相关参考文献

Emergency Radiology: THE REQUISITES, pp 70–74.

点 评

左半膈肌撕裂比右半膈肌撕裂更常见，约 75% 的膈肌损伤发生于左半膈肌。该损伤主要由于突然增高的腹膜腔内压力传遍整个腹腔，导致相对薄弱及暴露的左半膈肌撕裂。剪切力和肋骨骨折也可能是病因。裂口通常长 10cm 或更长，起自后侧面，向中央的中心腱方向延伸。高达 2/3 的患者 X 线胸片即可诊断，胸片能够清楚地显示腹腔脏器疝入胸腔。胸片上值得怀疑的表现有左半膈肌抬高、轮廓异常，膈肌不显示，心脏及纵隔出现占位效应，下肺不张及胸腔积液。

平片很少能够诊断右半膈肌破裂，因为其下方的肝阻止膈疝形成。右半膈肌破裂时经破裂口疝出的最常见器官是肝，在右半膈肌的表面形成"驼峰样"外形。对于那些无法明确诊断的患者，薄层 CT 并矢状位及冠状位重建图像可以帮助诊断。

仰卧位 CT 成像中疝入胸腔内的腹腔脏器直接与后胸壁相连，形成"内脏坠积征"。其他的 CT 表现还有"颈圈征"：撕裂的膈肌使疝结构呈束腰状改变。合并下肋骨骨折及其他的胸部及腹部损伤相对来说都比较常见。胸膜腔与腹膜腔内的负性压力差可增加疝的发病率，但这种效应在正压通气的患者中可逆转。这样的患者在正压通气拔管后摄片可发现迟发型疝。当 CT 不能确诊时 MRI 是一种第三线的诊断方法，主要依靠 T1WI 冠状及矢状图像。

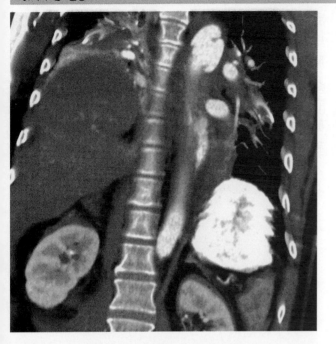
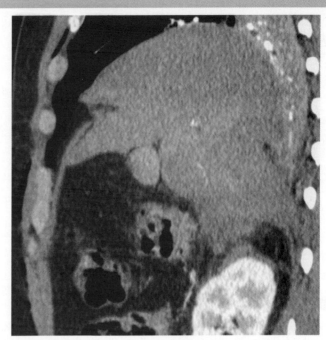
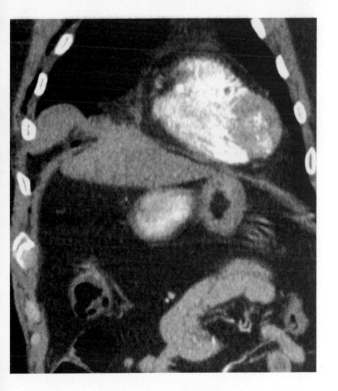

你看到的是一个钝性创伤患者的图像。

1．诊断是什么？

2．该病有哪些 CT 表现可帮助做出诊断？

3．为什么这样的损伤更常见于左侧？

4．哪些疾病的影像学表现与该病相似？

病例 15

右半膈肌破裂合并肝疝

1. 右半膈肌破裂合并肝疝。
2. "颈圈"征，直接看见撕裂的膈肌，"内脏坠积"征，"驼峰"征（肝疝出部分形成的驼峰样结构），"带"征（膈肌水平肝受束缚的部位呈线样低密度）。
3. 左侧膈肌比右侧膈肌先天性的薄弱，肝可以保护右膈。
4. 右半膈肌膨升，右下肺膨胀不全，膈神经损伤，胸腹膜裂孔疝（Bochdalek 疝）。

参考文献

Iochum S, Ludig T, Walter F, et al: Imaging of diaphragmatic injury: a diagnostic challenge? *Radiographics* 22:103–111, 2002.

Rees O, Mirvis SE, Shanmuganathan K: Multidetector-row CT of right hemidiaphragmatic rupture caused by blunt trauma: a review of 12 cases, *Clin Radiol* 60:1280–1289, 2005.

相关参考文献

Emergency Radiology: THE REQUISITES, pp 70–74.

点 评

钝性创伤后出现膈肌损伤的概率为 0.8% ～ 8%。右半膈肌损伤较左半膈肌损伤少见，因为右膈肌的强度比左膈肌要大，同时肝可以吸收能量从而保护右半膈肌。即使右膈肌破裂，巨大的肝可以防止膈肌疝形成，除非裂口确实很长。钝性腹部创伤行外科手术探查比影像学检查更易发现右膈肌损伤，因为膈肌破裂可直接被看到。外科手术探查发现的膈肌损伤中，右膈肌损伤占 1/3，远远高于影像学检查所发现的右膈肌损伤的比例。影像学对右半膈肌损伤的诊断往往需要借助于肝或其他腹部结构疝入右侧胸腔内等间接征象来提示诊断。

X 线片、CT、超声、MRI 均可用来诊断膈肌破裂。钝性创伤的患者，胸片发现右半膈肌比左半膈肌高出 4cm 或更多时常提示右侧膈肌损伤可能。因为受到破裂膈肌的束缚，疝入胸腔部分的肝呈"驼峰"状，CT 可用于确定诊断。帮助诊断的其他影像学表现还有："颈圈"征（撕裂的膈肌边缘所形成），直接看到撕裂的膈肌边缘，腹腔内容物疝入右半胸腔后壁，"内脏坠积"征（仰卧位患者肝的后部直接与后胸壁接触）。冠状位及矢状位重建图像更利于观察这些征象从而提高诊断的正确性。右侧膈肌疝时合并有右下胸部及肝损伤并不值得惊讶。总的来说，右半膈肌破裂的死亡率超过左半膈破裂，因为造成右半膈肌破裂的暴力强度更大。

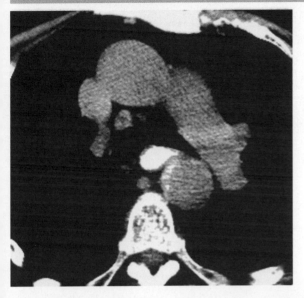
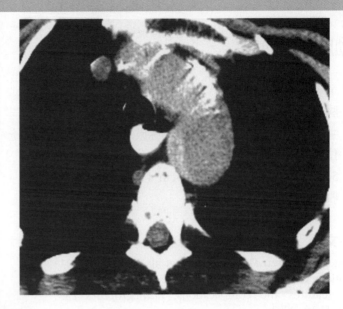

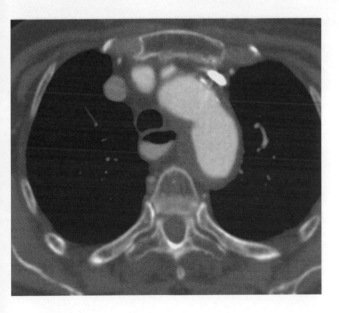

1．诊断是什么？

2．典型的临床表现是什么？

3．该病进展后可出现哪些情况？

4．哪些 CT 表现暗示该病很可能进展？

主动脉壁内血肿

1．主动脉壁内血肿。

2．胸部和 / 或背部疼痛。

3．主动脉夹层，主动脉瘤，主动脉破裂。

4．位于升主动脉（A 型），升主动脉直径大于 5cm，降主动脉直径大于 4cm（B 型），血肿较厚压迫管腔。

参考文献

Castañer E, Andreu M, Gallardo X, et al: CT in nontraumatic acute thoracic aortic disease: typical and atypical features and complications, *Radiographics* 23: S93–S110, 2003.

相关参考文献

Emergency Radiology: THE REQUISITES, pp 249–250.

点　评

壁内血肿（intramural hematoma，IMH）被认为是 3 种非创伤性急性主动脉病变中的一种，其他两种是指主动脉夹层和穿透性主动脉溃疡。它们常见于高血压患者，表现为急性胸 / 背部疼痛。IMH 是由于血管滋养管出血形成局限性壁内血肿。由于主动脉管腔内的造影剂可掩盖壁内高密度的血肿，所以所有怀疑急性主动脉病变的患者必须先行胸部 CT 平扫。大多数的 IMH 表现为主动脉壁内新月形高密度，典型者主动脉壁厚度大于 4mm，这些征象与中层内血肿相符；偶尔血肿可以是环形的。血肿可以压迫或不压迫主动脉管腔。IMH 也可以导致内膜钙化移位。

IMH 和主动脉夹层的 Stanford 分型系统一样也可以分为 A 型和 B 型。任何部位的 IMH 均可进展为主动脉夹层、动脉瘤、主动脉破裂。IMH 出现急性主动脉夹层的概率约为 13%。壁内血肿位于升主动脉、血肿较大压迫管腔、升主动脉直径＞5cm、降主动脉直径＞4cm，以上这些情况下 IMH 进展的可能性更大。因为升主动脉 IMH（A 型）早期进展的危险性很高，早期手术修补刻不容缓。早期 CT 诊断及其后行 CT、MRI 密切随访对评价病变进展很重要。

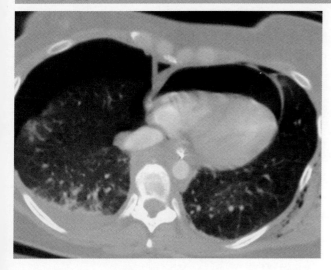

你看到的是一个钝性创伤患者的图像。

1．累及心脏的为何病变？

2．该病的形成创伤机制有哪些？

3．体格检查可能会出现哪些异常？

4．急诊应如何治疗？

病例 17

张力性心包积气

1. 张力性心包积气（附见：纵隔血肿以及右侧气胸）。
2. 空气经肺静脉外膜进入心包（钝性伤），气管-心包形成通路（穿通伤），食管-心包形成通路（穿通伤），张力性气胸的患者胸膜腔-心包形成通路（钝性伤或穿通伤）。
3. 心动过速，颈静脉扩张，奇脉，心音低沉。
4. 心包穿刺或心包开窗术排出心包内气体。

参考文献

Mirvis SE: Diagnostic imaging of acute thoracic injury, *Semin Ultrasound CT MR* 25:156–179, 2004.

相关参考文献

Emergency Radiology: THE REQUISITES, p 244.

点 评

　　钝性胸部创伤导致心包积气相对并不常见。空气可以通过肺血管周围的结缔组织、肺静脉入口处进入心包，心包腔也可以直接与食管、气管或胸膜腔相通。钝性伤可引起心包积气，但更常见的是穿通伤所致。如果空气只能进入心包而不能出来（单向活瓣作用），心包腔内正压不断升高最终导致心包填塞。胸部钝性创伤患者，常常有严重的肺部损伤而同时行正压通气支持，这可导致上述威胁生命过程的发生。张力性心包积气可发生于急性创伤的当时，也可发生于创伤数小时至数天之后，患者因肺部损伤严重同时长期接受正压通气辅助治疗。心包填塞的临床表现不明显，可以呈一个逐渐发展的过程，所以影像学发现常常是诊断的最先征象。

　　胸片上见到心影周围心包表现为模糊线状影时应怀疑心包积气。该模糊线常常会与纵隔壁层胸膜相混淆，纵隔壁层胸膜常常沿着纵隔左缘走行。典型的壁层胸膜线比心包积气所致的模糊线要薄，它沿着锁骨中线附近走行至左半膈肌以下，而不沿着心脏的轮廓弯曲行走。钝性胸部创伤后，这些征象常常同时存在，很难鉴别。同时，如果存在张力性心包积气，心脏因为周围均匀压力作用与正常心脏相比呈整体变小

（"小心"征）。CT诊断心包积气比较容易，可见环绕心脏周围的心包内气体聚集，压力较低的右心室受压移位，与前胸壁分离，心包心脏明显分离。

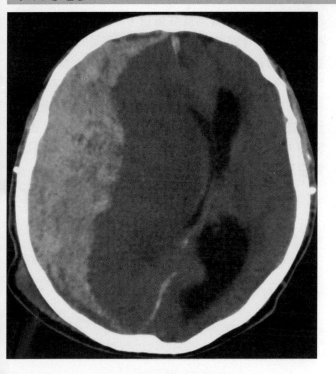 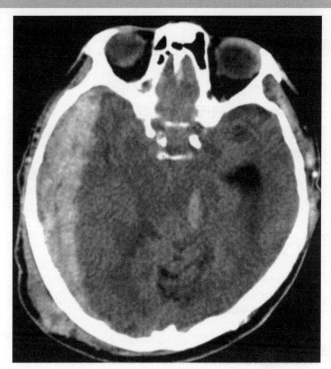

你看到的是一个钝性创伤的患者的图像。

1. 这个轴外血肿位于哪里？

2. 图中所示为什么类型的脑疝？

3. 这些脑疝能引起哪些主要的继发性损伤？

4. 何谓脑桥 Duret 出血？

病例 18

急性硬膜下血肿合并脑疝形成

1. 硬膜下隙。
2. 大脑镰下疝、小脑幕切迹疝、沟回疝。
3. 分别沿着小脑幕和大脑镰边缘走行的大脑后动脉和大脑前动脉受压造成脑梗死。
4. 严重脑疝导致脑桥出血。死亡率基本达 100%，最可能的原因是脑疝导致脑干引流静脉闭塞。

参考文献

Smirniotopoulus JG, Mirvis SE, Lefkowitz DM: Imaging of craniocerebral trauma. In Mirvis SE, Shanmuganathan K, eds: *Imaging in Trauma and Critical Care*, 2nd ed, Philadelphia, WB Saunders, 2003, pp 50–61.

相关参考文献

Emergency Radiology: THE REQUISITES, pp 2–5.

点 评

硬膜下血肿（subdural hematomas，SDHs）常见于急性损伤后，常合并有下方脑实质损伤。硬膜下隙是指硬脑膜与蛛网膜之间的腔隙。硬膜下血肿由于一支或多支皮质桥静脉撕裂所致。当头部加速 / 减速时，颅骨和脑的移动之间存在一个延迟。这个延迟使皮质桥静脉受牵拉，牵拉过度可造成撕裂。撕裂的部位常位于较柔韧的静脉向较坚硬的硬脑膜窦汇入口处，使得出血进入硬膜下隙。10% ~ 30% 严重头部创伤的患者出现 SDH，它的愈后比硬膜外血肿（epidural hematoma，EDH）差，死亡率为 30% ~ 90%，常见伴随的脑实质损伤有局限性或弥漫性脑水肿，脑挫伤和弥漫性的轴索损伤等。早期外科抽吸可降低其病死率，所以早期诊断很重要。促进创伤性 SDH 进展原因有脑萎缩、慢性肾疾病和出血体质。

CT 上，SDH 表现为新月形积血，与脑的轮廓相一致。和 EDH 一样，血肿内血液可表现为均匀一致的血凝块（CT 值 60 ~ 90HU），可部分液化（不完全凝集），也可以表现为"漩涡"征（可活动的低密度血液外渗入高密度的血凝块之中）。典型的，SDH 不伴有颅骨骨折。硬膜下血肿可跨过骨缝，但受硬膜窦的限制。SDH 从脑的凸面沿着大脑镰和小脑幕发展。SDH 可表现为与大脑皮质等密度，见于以下情况：

严重的贫血的患者（血红蛋白 8 ~ 10g/dl），蛛网膜撕裂导致脑脊液混入血肿中；随着时间的推移，血红蛋白逐渐被吸收，CT 上血肿密度减低。MRI 及 CT 增强可用于诊断等密度的 SDH。即使 SDH 表现为与脑皮质等密度，其引起的占位效应（邻近的脑沟受压，灰白质交界面向内侧移位）可提示诊断。偶尔，SDH 可出现中央膨胀突起，正如当前这个病例，不能将其误诊为 EDH。

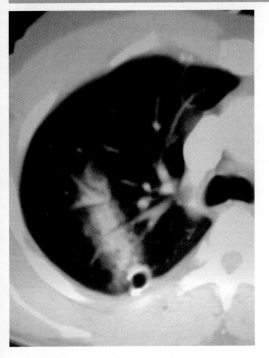 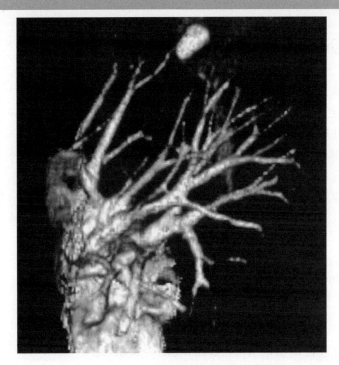

你看到的是一个胸部穿通伤的患者。

1．诊断是什么?

2．主要的并发症是什么?

3．如何治疗?

4．说出能引起该病的其他几种非创伤性病因。

肺动脉假性动脉瘤

1. 肺动脉分支假性动脉瘤。
2. 出血进入气道。
3. 选择性螺圈栓塞。
4. 肺动脉导管（Swan-Gans 导管）放置不当，感染（真菌、结核），血管异常（马方综合征、囊性中膜坏死）。

参考文献

Hubler B, Earls JP, Stevens K: Traumatic pulmonary arterial and venous pseudoaneurysms, *AJR Am J Roentgenol* 69:1354, 1997.

点　评

肺动脉假性动脉瘤（pulmonary artery pseudoaneurysm，PAP）继发于钝性损伤或者穿通伤很少见。假性动脉瘤是由于血管壁三层结构撕裂或破坏所致。血管外组织或血凝块限制血液外渗，它们构成假性动脉瘤的壁。PAPs 最常见于肺动脉导管放置不正确后致肺动脉破裂。其他原因还有真菌、梅毒或分枝杆菌感染和血管异常，如囊性中膜坏死、Behcet 病和马方综合征。

常出现咯血，因血液渗入支气管树所致。

PAP 的胸片表现不具有特异性，可表现为局部实变或者肿块，当其周围的出血被吸收后，肿块的边界会变得清晰。肺内局灶性肿块，保持稳定或者可增大常提示 PAP。CT 或血管造影可以诊断。经过适当的时间团注碘化造影剂所扫描的 CT 图像上，PAP 表现为与主肺动脉密度相等的一个强化的圆形肺内肿块。

继发于钝性损伤及穿通伤的肺动脉和静脉假性动脉瘤虽然很罕见，但是如果创伤患者出现咯血，加上胸片表现为局部实变而复查表现为肿块样时，应该怀疑该病。CT 或者血管造影可以确定诊断，该病需要紧急治疗以防出血威胁生命。

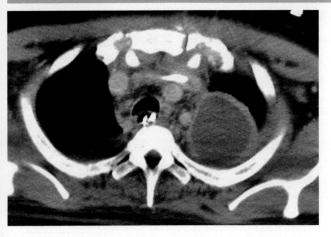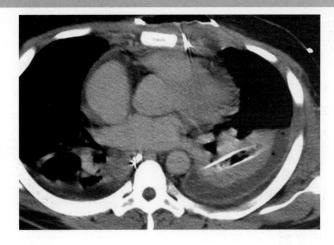

1. 诊断是什么?
2. 该病最常见的病因是什么?
3. 哪些 CT 表现支持这个诊断?
4. 该病最主要的治疗方法是什么?

病例 20

脓胸

1. 脓胸。
2. 细菌性肺炎。
3. 胸膜异常强化、增厚（胸膜分离征），胸膜外脂肪组织密度增高，积液壁光滑，积液内含有小气泡。
4. 经皮导管引流。

参考文献

Kraus GJ: The split pleura sign, *Radiology* 243:297–298, 2007.

Waite RJ, Canbonneau RJ, Balikian JP, et al: Parietal pleural changes in empyema: appearances at CT, *Radiology* 175:145–150, 1990.

相关参考文献

Emergency Radiology: THE REQUISITES, pp 243–244.

点 评

脓胸被定义为胸膜腔内化脓性内容物聚集。脓胸最常继发于细菌性肺炎，脓胸的形成有一个过程，起始为渗出期，即胸膜的炎症反应，含蛋白质的渗出液进入胸膜腔。然后是纤维素性及脓性期，此时中性粒细胞聚集，纤维素沉积于胸膜表面。最后是机化期，新的肉芽组织形成，胸膜纤维化，形成胸膜壳。从渗出期至机化期是一个无法预测的过程，可以进展非常迅速（7天以内）。CT上，当胸膜外组织（脂肪）内出现异常高密度时将预示着可能伴随胸腔积液外渗，常为脓液，但一般不会是漏出性积液。恶性胸腔积液（尤其当滑石粉胸膜固定术后）、间皮瘤、血胸、肺叶切除术后，可出现与脓胸相似的胸膜改变。

诊断脓胸CT是一个经典的诊断方法，能够将其与漏出性胸腔积液和肺脓肿相鉴别。脓胸典型表现为卵圆形，与胸壁形成钝角相交，周围肺组织受压或移位，有薄的、光滑的、均匀一致的脓肿壁。肺脓肿典型表现为圆形，邻近的肺组织被破坏，脓肿壁厚、不均匀、不规则。CT上，脏层胸膜和壁层胸膜因炎症反应增厚、异常强化，形成"胸膜分离"征（脏层胸膜和壁层胸膜被脓性积液或渗出性积液分开）。70%的患者可出现上述改变。胸膜外组织异常增厚，密度异常增高提示可能有胸腔积液外渗，尤其是积脓，但一般不会是漏出性积液。虽然渗出性积液的平均密度显著高于漏出性积液，但是临床并不推荐用CT值来鉴别胸腔积液的性质，因为其准确性一般。鉴别脓胸和脓肿很重要，同时观察脓胸内是否有小腔形成也很重要，因为这可能造成置入引流管后愈后不佳。导管引流是治疗脓胸的主要方法，治愈率为80%～90%。

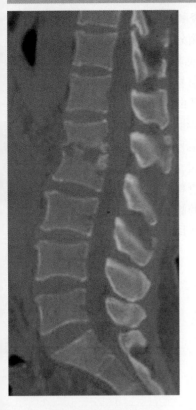
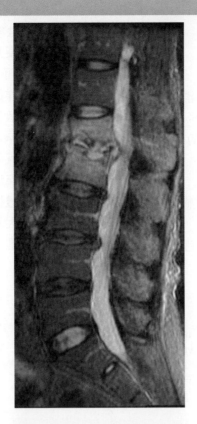
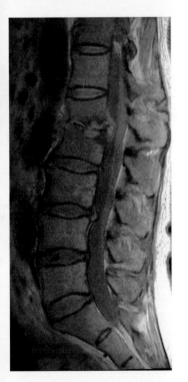
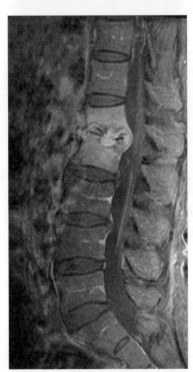

你看到的是一个 56 岁男性背痛患者的 MDCT 和 MR 图像。

1．图像中有哪些异常表现？

2．最恰当的诊断是什么？

3．说出 4 种该病的易感因素。

4．这种疾病的三大敏感性高的 MR 表现是什么？

病例 21

椎间盘炎和脊椎骨髓炎

1. L1-L2 水平椎体终板破坏，椎间盘高度消失，T1WI 平扫图像中 L1-L2 椎体终板呈低信号，增强后强化，L1-L2 椎间盘内及椎间盘后方的硬膜外隙内见强化的积液。

2. L1-L2 椎间盘炎和脊椎骨髓炎。

3. 糖尿病、静脉药物滥用、手术后非脊椎感染、免疫抑制。

4. 椎旁或硬膜外炎症性改变，椎间盘异常强化，T2WI 椎间盘呈高信号。

参考文献

Leddermann HP, Schwetizer ME, Carrino JA: MR imaging findings in spinal infections: rules or myths? *Radiology* 228:506–514, 2003.

Sharif HS: Role of MR imaging in the management of spinal infections, *AJR Am J Roentgenol* 158: 1333–1345, 1992.

相关参考文献

Emergency Radiology: THE REQUISITES, pp 45–47, 231–232.

点 评

感染性的脊椎炎和椎间盘炎没有特异的临床表现。仅依靠临床很难将它们与其他的脊柱异常，如退变、非感染性的炎症、肿瘤相鉴别。背痛合并局部触痛，伴或不伴神经受损征象是它的早期症状。影像学检查一般用来对感染进行定位。早期诊断和早期治疗能够使永久性神经功能损伤及脊柱畸形的发生率减到最小。

在儿童，椎间盘感染常见于血行播散，即致病菌存在于供应椎间盘的血液中。在老年人，感染几乎都是由于邻近部位感染蔓延所致，如椎体或椎旁软组织，有时致病菌是直接被植入的。血行播散导致致病菌寄生于骨髓，骨髓炎引起椎间盘炎。老年糖尿病患者、静脉药物滥用、免疫抑制，术后感染（非脊柱）、心内膜炎、尿脓毒症和脓毒性静脉炎，这些情况都是脊柱感染的诱因。脊柱炎常见的病原体有金黄色葡萄球菌、大肠埃希菌、沙门菌、铜绿假单胞菌和克雷伯杆菌。

MR 诊断椎间盘炎和脊柱骨髓炎很敏感，表现为椎前、椎体两侧和硬膜外区域内出现异常强化的炎性组织，椎间盘内也可见异常强化，T2WI 上，椎间盘内可见高信号或水样信号，邻近椎体终板受到侵犯或破坏。其他不是很敏感的 MR 表现包括髓核消失、椎间盘高度消失、T1WI 椎间盘呈低信号，上述改变可累及多个层面。终板信号异常可见于许多种疾病，如脊柱肿瘤、退行性疾病、非感染性炎症性疾病、神经脊柱结核、与血液透析相关的脊柱关节病，这些都会被误认为是感染。大的脓肿、韧带下蔓延、跳跃性病变、硬膜外蔓延、椎体局部受累尤其是前部，这些提示脊柱结核感染。

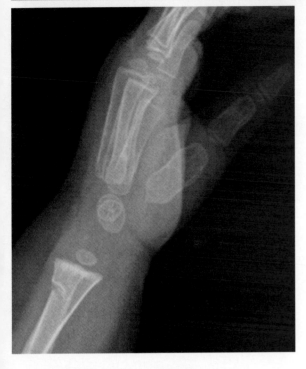
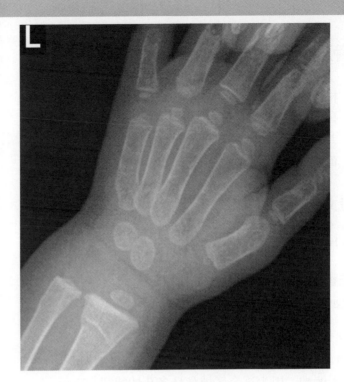

1. 这个患者的骨质有何异常？
2. 引起这种损伤的常见机制是什么？
3. 这种异常最常见于哪个年龄段的人群？
4. 这种骨折最常见于哪个部位？

桡骨及尺骨远端 torus 骨折

1．桡骨及尺骨远端 buckle（torus）骨折。
2．摔倒时手臂呈伸直状态着地。
3．儿童。
4．前臂远端。

参考文献

Irwin GJ: Fractures in children, *Imaging* 16:140–152, 2004.

相关参考文献

Emergency Radiology: THE REQUISITES, pp 129, 209–210.

点　评

　　Torus 或 buckle 骨折几乎全部发生于儿童。常发生于干骺端，因为这个区域骨呈多孔性特征。Torus 骨折是由于含皮质骨较多的骨干受压插入多孔性的干骺端，从而导致骨皮质皱起。该骨折常由沿骨长轴方向施加的轴向压力所致。该骨折发生于上肢，常为跌倒时手呈伸直状态着地所致。

　　Torus 骨折的 X 线片表现很细微，常很难被发现。典型的 X 线表现：一侧或者两侧骨皮质膨出，伴软组织肿胀。对于一些诊断不明确的患者，与对侧肢体平片比较可帮助诊断。

　　Torus 骨折可采用石膏或夹板固定治疗。石膏固定后几乎不需要 X 线随访，因为这种骨折均可以痊愈，不留后遗症。

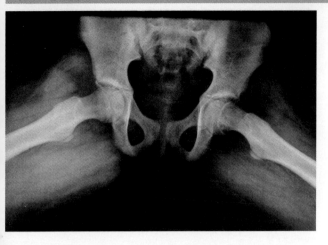

1. 这个髋部疼痛的 14 岁男性患者有何异常？
2. 该病发生于双侧的概率是多少？
3. 何为 Klein 线？
4. 说出两种可能的术后并发症。

股骨头骨骺滑脱

1．股骨头骨骺滑脱。
2．双侧发病的概率是 20% ～ 37%。
3．沿着股骨颈上缘划的一条假想线，常常横切部分骨骺，当这条线不能横切骨骺时表明股骨头移位。
4．术后并发症有滑脱进展、骨性关节炎、内固定失败、软骨溶解和缺血性坏死。

参考文献

Boles CA, El-Khoury GY: Slipped capital femoral epiphysis, *Radiographics* 17:809–823, 1997.

相关参考文献

Emergency Radiology: THE REQUISITES, pp 211–212.

点　评

　　股骨头骨骺滑脱（slipped capital femoral epiphysis，SCFE）是青春期最常见的髋部异常。典型的病例是一个超重、14 岁男性，髋关节疼痛持续 1 ～ 2 周。其他的征象还有跛行，隐约腹股沟区不适，大腿或膝部疼痛。20% ～ 37% 病例为双侧同时受累。

　　SCFE 起自通过股骨近端骨骺的骨折，通常不具有典型的外伤病史。SCFE 最常见于生长迅速的青春期。在这段时间里，骺板方向由水平变为倾斜，使之易于遭遇垂直剪切力。

　　SCFE 可分为轻度、中度、重度；也可以分为急性、急慢性、慢性。骨盆后前位，骨盆蛙式 X 线侧位片常用于诊断该病。早期表现可以很轻微，有骨量减少以及骺板轻度变宽或者不规则，股骨头从干骺端向下方不同程度地移位。Klein 线是沿着股骨颈上缘画的一条假想线，这条线常常横切部分骨骺。SCFE 时因为股骨头移位这条线不能横切骨骺。因为早期症状不明显，平片表现很细微，延误诊断的概率很高，导致滑脱进展或者增加了早期发生骨关节炎的危险。

　　SCFE 需行手术治疗，用穿针或螺钉穿过骺板固定。术后需行 X 线片随访，评价骺板融合情况并用来排除可能的并发症，如内固定失败、软骨溶解，缺血性坏死或者继发性骨性关节炎。

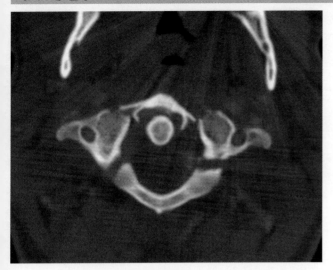

1．这种骨折的损伤机制是什么？

2．正确还是错误：该损伤合并神经功能损伤不常见。

3．颈椎侧位片上哪些征象表示横韧带断裂，同时也提示这是一不稳定性骨折？

4．除了车祸及高处坠落（头着地），还有哪一种损伤机制常引起这种骨折？

Jefferson 爆裂骨折

1. 轴向暴力。
2. 正确，神经损伤不常见是因为骨折碎片向侧方移位，以及寰椎平面的椎管比较宽，这两方面因素使得脊髓很难受压。
3. 寰椎齿状突间距离大于 4mm。
4. 在浅水区跳水所发生的事故，头撞击游泳池底，暴力传导至颈椎所致。

参考文献

Harris JH, Mirvis SE: Vertical compression injuries. In Harris JH, Mirvis SE, eds: *The Radiology of Acute Cervical Spine Trauma*, 3rd ed, Baltimore, Williams and Wilkins, 1996, pp 340–345.

相关参考文献

Emergency Radiology: THE REQUISITES, p 218.

点 评

　　Jefferson 骨折是寰椎爆裂性骨折。骨折机制是一个轴向的暴力从枕髁向寰椎的两侧块传导，使得两侧块向两侧移位。典型的 Jefferson 骨折是指寰椎前后弓双骨折，但寰椎弓常会出现 2 ～ 3 处多发骨折。该骨折很少发生于儿童。

　　Jefferson 骨折在颈椎侧位片表现为椎前软组织肿胀和寰椎后弓骨折。如果连接寰椎两个侧块的横韧带破裂，寰椎齿状突间的距离将异常增宽（＞ 4mm）。张口位摄片示寰椎的两侧块向两侧移位。

　　颈椎 CT 能够显示前弓骨折（可以单发也可以多发），骨折移位的程度，以及是否合并其他部位的颈椎骨折。50% 的 Jefferson 骨折患者合并有其他部位的颈椎骨折，最常见合并枢椎骨折。颈部 CT 血管造影可用于诊断是否合并椎动脉损伤。轻度移位的 Jefferson 骨折可以采用严格的颈胸联合牵引治疗。不稳定型 Jefferson 骨折则需要 Halo 支架固定或寰枢椎融合术来治疗。

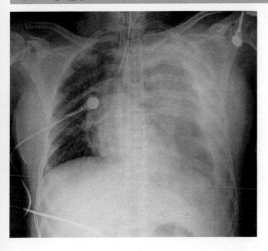
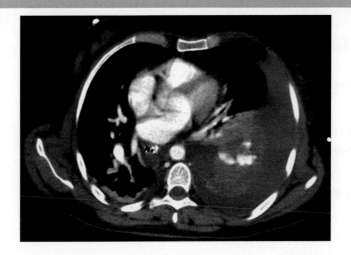

1. 这是一个钝性创伤患者 CT 增强图像，造成左肺内局灶性高密度可能有哪两种原因？

2. 说出 CT 鉴别这两种病变的两种方法？

3. 创伤患者进入胸膜腔的血液有哪些来源？

4. 说出急性血胸需要手术治疗的两个指征。

成异常高密度，这种征象不能被误认为是新的或复发的出血。

左侧血胸伴活动性出血

1. 活动性出血或近期行血管造影治疗导致造影剂滞留。

2. 活动性出血表现为与邻近大动脉血管（通常为主动脉）CT 值差距在 10HU 以内。在延迟扫描图像中，高密度灶体积可能会增大。而造影剂滞留密度较前者更高，延迟图像中体积不会增大。

3. 进入胸膜腔的血液可来源于胸膜、胸壁、肺、膈肌和纵隔损伤。

4. 胸导管引流出的血液每小时超过 200ml 或者胸导管插入后血胸超过 1L。

参考文献

Sangster GP, Gonzales-Belcos A, Carbo AI, et al: Blunt traumatic injuries of the lung parenchyma, pleura, thoracic wall, and intrathoracic airways: multidetector computed tomography imaging findings, *Emerg Radiol* 14:297–310, 2007.

相关参考文献

Emergency Radiology: THE REQUISITES, pp 60, 243–244.

点　评

　　30% ～ 50% 钝性胸部损伤患者会出现血胸。进入胸膜腔的血液可来源于胸膜、胸壁、肺、膈肌、纵隔的损伤。当血胸达 200ml 时，立位胸片表现为肋膈角变钝，常可见"半月征"：在肋膈角处的液体成凹面向上的弧形。卧位胸部平片上，胸膜腔内的血液聚集在胸腔内的背侧，使得整个半侧胸廓密度增高或者在肺的外侧及肺尖部出现致密缘。较大的血胸因为占位效应，使得纵隔向对侧移位。

　　CT 对于发现小的血胸很敏感。胸膜腔内积血的 CT 值为 35 ～ 90HU，其与血凝块的数量有关。静脉出血性血胸具有自限性。动脉出血性血胸随着时间的推移，体积不断增大，常常需要治疗。血胸伴活动性出血 CT 上表现为局灶性高密度，与邻近大动脉密度相差在 10HU 之内。延迟图像中，高密度灶持续存在，其体积还可增大。行血管造影栓塞术治疗胸膜腔内活动性出血后，CT 可见栓塞处造影剂滞留形

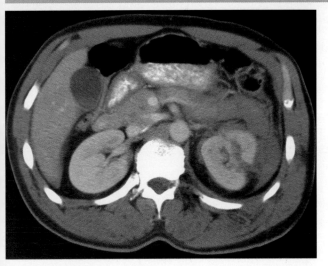

1．诊断是什么？

2．该损伤是否累及肾集合系统？

3．正确还是错误：没有血尿就可以排除大的肾损伤。

4．说出 3 种肾损伤可能的并发症。

病例 26

左肾裂伤

1. 左肾裂伤合并少许肾周血肿。
2. 这一幅 CT 增强早期图像上很难评价是否累及集合系统。腹盆腔 CT 早期增强扫描后 1～2 分钟行肾延迟扫描，可见含有造影剂的尿液从损伤的集合系统中漏出。
3. 错误，高达 25% 的大的肾损伤患者不伴有血尿，血尿对于预测肾损伤价值有限。
4. 尿性囊肿，肾周脓肿，动静脉瘘形成。

参考文献

Lee VJ, Oh SV, Rha SE, et al: Renal trauma, *Radiol Clin North Am* 45:581–592, 2007.

相关参考文献

Emergency Radiology: THE REQUISITES, pp 99–102.

点　评

钝性腹部损伤的患者中约有 10% 伴有肾损伤。肾损伤的患者可以无症状，也可以出现季肋部疼痛或血尿。

评价肾损伤，不能仅仅依靠血尿，还要考虑损伤机制、临床因素，如血流动力学的稳定性、临床检查的可靠性、血容量持续减少、季肋部损伤的依据。

CT 评估肾损伤正确性很高，为首选。静脉注射造影剂后先行腹盆腔早期 CT 扫描，1～2 分钟后行上腹部（包括肾）延迟扫描。如果怀疑输尿管或膀胱损伤延迟扫描应包含盆腔。延迟图像对于评价集合系统或肾血管损伤有用。

CT 上肾裂伤表现为线样或分支状低密度。裂伤的大小和长度，是否延伸至集合系统，是否合并有血管损伤 - 如假性动脉瘤，是否存在活动性造影剂外渗，肾门管道结构是否受累，这些对于评估预后很重要，而且影响治疗措施的选择。通常肾损伤分为轻度损伤和严重损伤。轻度损伤包括肾挫伤、小的包膜下血肿，深度小于 1cm 的裂伤或者小的肾周血肿。轻度损伤很少需要治疗。严重损伤包括主要的肾动脉或静脉损伤，裂伤累及集合系统、肾碎裂或者肾的供血被阻断。严重肾损伤常常需要血管造影介入治疗或者外科手术治疗。

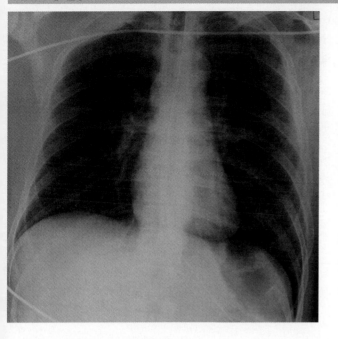
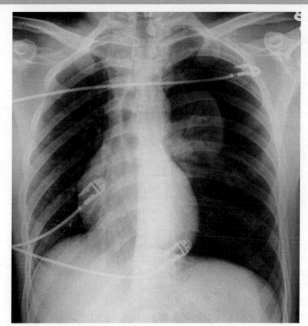

1．第一幅图像的诊断是什么？

2．哪 3 个征象支持这个诊断？

3．说出该病需要紧急治疗的 4 个指征。

4．第二幅图像（另一个患者）的诊断是什么？

病例 27

左侧气胸和左侧张力性气胸

1. 左侧气胸。
2. 左上肺透亮度增加，左侧"深肋膈角"征，左半膈肌轮廓锐利。
3. 气胸超过20%，呼吸窘迫，张力性气胸。对于很少量气胸的患者，但需行呼吸机支持治疗或要进行长时间手术时，也应考虑置入胸腔引流管。
4. 左侧张力性气胸。

参考文献

Kuhlman JE, Pozniak MA, Collins J, et al: Radiographic and CT findings of blunt chest trauma: aortic injuries and looking beyond them, *Radiographics* 18:1085–1106, 1998.

Miller LA: Chest wall, lung and pleural space trauma, *Radiol Clin North Am* 44:213–224, 2006.

相关参考文献

Emergency Radiology: THE REQUISITES, pp 60, 242–243.

点 评

30% ~ 40%钝性胸部创伤患者会出现气胸。最常见的原因是肋骨骨折后划破肺，也有可能在撞击时使已存在的肺大疱破裂所致。当合并有多系统损伤时，气胸的临床表现很难被识别出来。诊断气胸很重要，即使是少量的、无症状的气胸。因为高达1/3的患者可发展成为张力性气胸，有可能导致心肺功能失代偿。

气胸的平片表现因体位而异。仰卧位时，气体聚集在前肋膈角。平片表现为下胸部及上腹部透亮度异常增高，异常增宽和加深的肋膈角（深肋膈角征）；心脏、膈面轮廓锐利，患侧膈面低平，或者出现"双膈征"（气体勾画出膈肌穹隆及其前肋膈角的轮廓）。

在立位胸片上，气胸患者可见脏层胸膜表现为薄的、边界清晰的线样结构。这条线以外的区域没有肺纹理。少量的气胸在移动便携式胸片上可能被漏诊。对于有疑问的病例，立位呼气相胸片或CT能够帮助正确诊断。

一般情况下，患者无症状或气胸超过20%时，可考虑行胸腔引流管置入术。还有一些患者，虽然气胸很少量，但需行呼吸机支持治疗或要进行长时间手术时，也应考虑置入胸腔引流管。

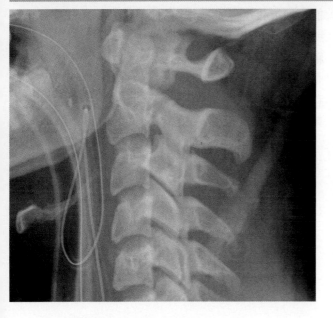 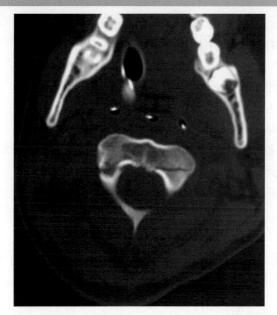

1．该骨折累及枢椎的什么部位?

2．何为不典型的 hangman 骨折?

3．为什么这种类型的骨折不常伴有神经功能损伤?

4．正确还是错误:这种骨折常见于儿童。

枢椎 hangman 骨折

1. 双侧椎弓峡部。
2. 它是 hangman 骨折的一种变异，骨折线累及枢椎椎体后部而不是椎弓峡部。
3. 脊髓损伤的可能性很低，因为枢椎水平椎管较宽，而且枢椎椎体和后弓创伤性分离可以为椎管减压。
4. 错误。这种骨折很少见于儿童。

参考文献

Levine AM, Edwards CC: The management of traumatic spondylolisthesis of the axis, *J Bone Joint Surg Am* 67:217–226, 1985.

Mirvis SE: Imaging of cervical spine trauma. In Mirvis SE, Shanmuganathan K, eds: *Imaging in Trauma and Critical Care*, 2nd ed, Philadelphia, WB Saunders, 2003, pp 185–293.

相关参考文献

Emergency Radiology: THE REQUISITES, p 219.

点　评

Hangman 骨折，又称为枢椎创伤性前移，是枢椎两侧椎弓峡部骨折。最常见于车祸，急速减速所致。这种骨折很少见于儿童。

颈椎平片可以诊断 90% 的 hangman 骨折。平片上，枢椎椎弓峡部的骨折线易见。可见或不见椎前软组织肿胀。不典型的 hangman 骨折骨折线在枢椎椎体后部，它是 hangman 骨折的一种变异，不像典型的 hangman 骨折，骨折线穿过椎弓峡部。侧位片见到枢椎后环破裂，说明枢椎椎体后部骨皮质受累。

颈椎 CT 有助于评价是否合并有其他部位的骨折，最常见的有齿状突、寰椎后弓，还有枢椎伸展过度造成泪滴骨折。CT 还能够显示典型的 hangman 骨折是否累及枢椎椎孔，这是椎动脉损伤的危险因素。

为了指导治疗，hangman 骨折有很多种分类方法。由 Effendi 及其同事提出，被 Levine 和 Edwards 修改的分类方法现被广泛应用。它依据平片表现及可能的损伤机制，将 hangman 骨折分为四类。Ⅰ型：稳定型骨折，包括骨折无移位，骨折不成角，同时枢椎椎体相对于 C3 椎体前移小于 3mm。Ⅰ型骨折的机制可能是伸展过度伴轴向作用力。Ⅱ型：不稳定型骨折，明显成角和移位。Ⅱ型骨折的机制可能是伸展过度、轴向作用力和屈曲过度综合作用的结果。Ⅱa 型骨折是Ⅱ型骨折的一个亚型，是指骨折部位明显成角，但移位不明显。Ⅲ型骨折：除了明显成角及移位外还有单侧或双侧小关节脱位。

不同骨折类型最佳治疗方法不同，有牵引、halo 支架固定和切开复位内固定。

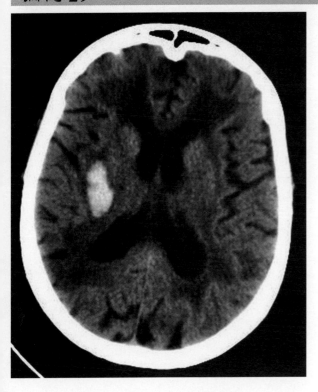

1．说出引起颅内出血的 3 种可能病因。

2．病变周围出现低密度环的原因是什么?

3．高血压性脑出血还有哪些常见的部位?

4．正确还是错误：后续的颅脑 CT 上，高血压性脑出血范围很少会变大。

右侧基底节区高血压性脑出血

1. 高血压性脑出血，肿瘤出血，动静脉畸形，淀粉样变，凝血系统障碍，可卡因滥用，创伤或动脉瘤破裂导致脑出血。
2. 低密度环是水肿或血浆渗出造成。
3. 基底节区、丘脑、脑桥、小脑和半卵圆中心。
4. 错误，高达 40% 的患者出血后 1 小时内范围会变大。范围变大常与临床恶化相伴。

参考文献

Panagos PD, Jauch EC, Broderick JP: Intracerebral hemorrhage, *Emerg Med Clin North Am* 20:631–655, 2002.

相关参考文献

Emergency Radiology: THE REQUISITES, pp 1–2, 12.

点 评

　　高血压性脑出血是引起颅内出血的第二常见原因，仅次于创伤。引起特发性颅内出血的原因还有肿瘤、动静脉畸形、淀粉样变性病、凝血系统障碍、可卡因滥用和动脉瘤破裂。

　　高血压性脑出血的病理生理学机制并没有被完全弄明白。理论上认为高血压患者颅内血管因载脂巨噬细胞和胆固醇沉积形成慢性损害。高血压性脑出血常起源于穿支动脉，穿支动脉供应基底节区、丘脑、脑桥。高血压性脑出血也可以发生在小脑或半卵圆中心。

　　高血压性脑出血常见于 50 ~ 70 岁，有高血压病史的患者。主要以剧烈头痛及呕吐起病。其他的一些神经症状与脑出血的确切部位有关。

　　高血压性脑出血最常见的 CT 表现为壳核或苍白球部位脑实质内血肿。血肿可破入脑室，导致脑室内血肿形成伴急性交通性脑积水。脑实质内血肿的 CT 表现与时间有关。起病 4 小时内 CT 表现为脑实质内高密度血肿，CT 值为 40 ~ 90HU。然后从血肿周边开始，密度逐渐降低。1 ~ 6 周时，增强 CT 上可出现边缘强化。血肿的密度变得越来越低，最后局部形成软化灶。

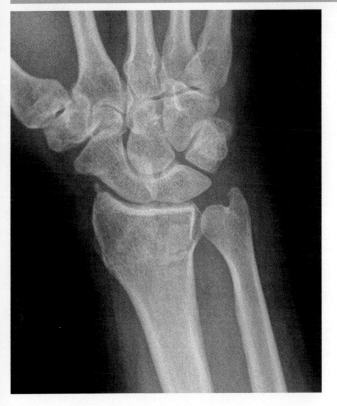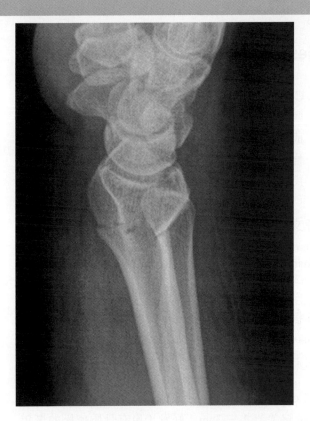

1．图中骨折的名称是什么？

2．对该患者进行体格检查，其典型的畸形是什么？

3．除了成角和移位以外，该类型患者存在的其他 3 种影像学表现是什么？

4．对于大多数患有这种骨折的患者来说，通常会伴随什么骨折发生？

病例 30

Colles 骨折

1. Colles 骨折。
2. "餐叉"式畸形。这是由于桡骨远端骨折碎片的成角所形成。
3. 桡骨缩短、下尺桡关节分离以及舟月骨分离。
4. 尺骨茎突骨折。

参考文献

Goldfarb CA, Yin Y, Gilula LA, et al: Wrist fractures: what the clinician wants to know, *Radiology* 219: 11–28, 2001.

相关参考文献

Emergency Radiology: THE REQUISITES, pp 126–128.

点　评

Colles 骨折是桡骨远端向背侧移位的横向骨折，断端距腕关节 2 ~ 3cm。好发于患有骨质疏松的老年女性，当摔倒时外伸的手臂受力且腕关节背屈时容易诱发此类骨折。

临床上，患者自感骨折处疼痛和肿胀。因桡骨远折端背侧移位，体格检查呈"餐叉式"畸形。

对于疑有 Colles 骨折的患者进行腕关节影像学检查时，需要包括 4 种投照位：后前位、侧位、外侧斜位、尺侧偏的后前位。为了明确断端的稳定程度，对关节内的累及、粉碎骨折的状况以及成角的评价是很重要的。桡骨缩短、下尺桡关节分离以及舟月骨分离也需要进行确定。60% 的 Colles 骨折都伴有尺骨茎突骨折。如果存在严重的粉碎征象，可以根据需要进行 CT 冠状面和矢状面的扫描。如果怀疑存在韧带损伤，可以对其进行 MRI 检查。

对于 Colles 骨折的初步治疗可以采用闭合复位术，并用夹板或石膏固定。通过重复成像可以评价成角的复位情况和桡骨长度复原情况、关节面的平整性、手掌倾斜的恢复情况，并确定桡骨倾斜是否存在。治疗 1 周后应再次摄片检查，以保证关节正处在复位之中。如果存在严重的骨质疏松或粉碎性骨折，可以根据需要进行外科切开复位术和内固定治疗。

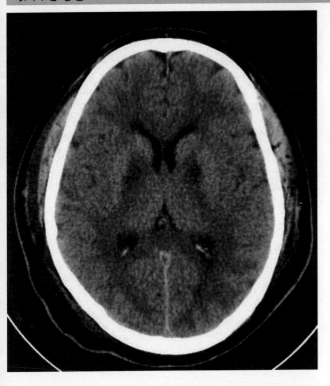

1．该患者是在一起房屋火灾中被救出的，根据 CT 表现，最合理的诊断是什么？

2．这种病症还累及颅脑内的哪些其他的部位？

3．说出另外 3 种可以导致双侧基底神经节梗死的急性病变。

4．正确还是错误：临床预后与苍白球损伤部分的大小直接相关。

CO 中毒引起的双侧基底节区脑梗死

1. 由 CO 中毒引起的双侧基底节区脑梗死。
2. 白质区，尤其是脑室周围、半卵圆中心以及大脑皮质。图示患者还存在急性脱髓鞘和脑萎缩。
3. 心脏骤停或窒息引起的全脑缺血、甲醇中毒、急性氰化物中毒。
4. 错误。临床预后依赖于白质受损的程度而不是苍白球损伤的大小。

参考文献

Hopkins RA, Fearing MA, Weaver LK, et al: Basal ganglia lesions following carbon monoxide poisoning, *Brain Inj* 20:273–281, 2006.

Silver DAT, Cross M, Fox B, et al: Computed tomography of the brain in acute carbon monoxide poisoning, *Clin Radiol* 51:480–483, 1996.

相关参考文献

Emergency Radiology: THE REQUISITES, p 35.

点 评

在美国，CO 中毒是造成突发性中毒事件的主要元凶，每年导致 800 人死亡。通过询问相应病史，如房屋火灾或者试图吸入汽车尾气的自杀性事件可初步获得对该中毒的诊断。此外，通过检测血液中碳氧血红蛋白的水平可以进一步确诊。

CO 中毒患者的头部平扫 CT 往往可以发现部分或全部苍白球出现低密度损伤。由于基底神经节在新陈代谢中比白质更加活跃，因此基底神经节对缺血性损伤更加敏感。然而，由一氧化碳中毒引起大脑异常的病理机制尚不清楚。

MRI 成像可比 CT 更加灵敏地发现其他一些异常，包括白质病变（特别是在脑室周围和半卵圆中心）、大脑皮层和其他基底神经节。受中毒影响的区域常会表现出 T2 和质子密度序列的信号增高，但如果存在出血，信号强度会发生变化。这些病变由于检查的时间不同，缺氧的时间和严重程度不一样，影像学上存在比较大的差异。

其他可以引起基底神经节梗死的急性过程包括急性氰化物中毒、心脏骤停或窒息引起的全脑缺血、甲醇中毒。该病预后常与白质受损的程度有关，而不取决于苍白球损伤的大小。

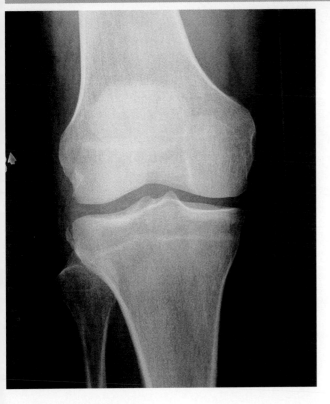

1. 从图中有什么发现？

2. 该损伤的机制是什么？

3. 正确还是错误：该损伤在儿童中不常见。

4. 什么是"反"Segond 骨折？

Segond 骨折

1. 胫骨平台外侧缘纵形撕脱性骨折。
2. 内旋和内翻受力。
3. 正确。如果在儿童中出现该损伤，通常是运动受伤所致。
4. 反向 Segond 骨折是一种胫骨平台内侧的小骨折，出现内侧副韧带局部的撕裂，也可能出现后交叉韧带损伤或内侧半月板撕裂。

参考文献

Campos JC, Chung CB, Lektrakul N, et al: Pathogenesis of the Segond fracture: anatomic and MRI imaging evidence of an iliotibial tract of anterior oblique band avulsion, *Radiology* 219:381–386, 2001.

相关参考文献

Emergency Radiology: THE REQUISITES, pp 144, 151.

点 评

Segond 骨折是胫骨平台外缘纵形撕脱性骨折，发生的位置位于胫骨平台关节面的外侧，与外侧关节囊韧带相连处。最近的研究表明：髂胫束和前斜带（腓侧副韧带与胫骨外侧中部的连接部位）的嵌入对这种骨折的形成也起到一定作用。骨折形成的机制是内旋和内翻应力导致外侧副韧带远侧部分的异常拉伸所致。

患有 Segond 骨折的患者感到患侧膝关节剧烈疼痛、肿胀以及压痛，并有该区域的外伤史。从后前位及侧向的膝关节成像可以发现：在胫骨平台外侧存在小的、纵向的骨折碎片。患者常出现髌上囊关节积液，也可能伴发腓骨头和（或）胫骨髁间隆起骨折。除了骨质异常外，75% ~ 100% 的患者会出现前交叉韧带撕裂，66% ~ 75% 的患者会出现内侧或外侧半月板撕裂。因此，当通过影像图片确定为 Segond 骨折，需要对患者膝部进行 MRI 检查以确定其半月板和交叉韧带的状态。

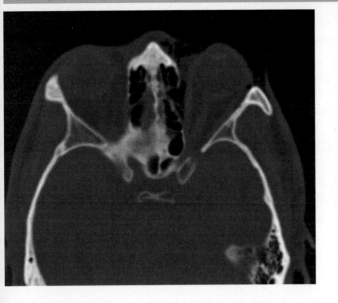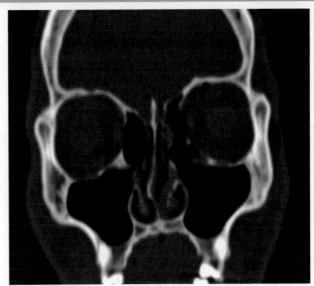

1．诊断是什么？

2．这种骨折还可能发生在眼眶的其他哪些位置？

3．这种骨折是由直接还是间接外伤造成的？

4．在什么情况下需要对这种骨折进行手术治疗？

左眼眶内壁"爆裂性"骨折

1. 左眼眶内壁爆裂性骨折
2. 眼眶爆裂性骨折可能发生在内壁、眶底，少数
   情况下发生于眶顶。
3. 间接
4. 当由于内直肌受压或者眼球明显内陷导致眼球
   运动障碍时需要进行手术治疗。

参考文献

Hopper RA, Salemy S, Sze RW: Diagnosis of midface fractures with CT: what the surgeon needs to know, *Radiographics* 26:783–793, 2006.

Mauriello JA Jr, Lee HJ, Nguyen L: CT of soft tissue and orbital fractures, *Radiol Clin North Am* 37:241–252, 1999.

相关参考文献

Emergency Radiology: THE REQUISITES, p 38.

点　评

　　爆裂性骨折是间接性外伤引起的，当眼部受到超过眼眶直径的物体的直接打击，如被拳头或球击中时容易发生。此时，眶内软组织受到推压导致眶内压力迅速增大，当压力传递到较薄的眼眶内壁或者眶底、眶顶时，就会导致骨折。相对于内壁来说，眶底更容易发生爆裂性骨折，这是因为支撑内壁的筛窦气泡会形成多个骨质隔膜，从而增加了内壁的稳定性。

　　发生眼眶内壁粉碎性骨折的患者往往表现出眼眶周围软组织肿胀、眼眶气肿，由于内直肌损伤还可能会导致眼球运动障碍。根据眼眶平扫CT可以对这种骨折进行诊断，通过标准横断面成像可以知道骨折的位置，冠状位重建成像有助于进一步确定骨折的具体位置。轻微内壁骨折可以通过筛窦气泡的密度浑浊或者眶内积气来判断。眶内出血以及内直肌的肿胀是比较常见的表现，一般采用保守疗法。

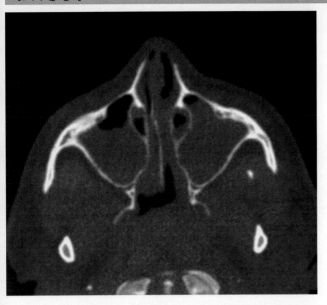

1. 患者持续面部疼痛和鼻塞 1 周，通过分析图像可得出什么诊断结果？
2. 正确还是错误：细菌感染是造成该病症的最常见的原因。
3. 说出该病症潜在的 3 种并发症。
4. 在患有海绵窦栓塞的患者的脑部对比增强 CT 中可以有哪两个发现？

急性双侧上颌窦炎

1. 急性双侧上颌窦炎。
2. 错误。鼻窦炎大多数情况下由病毒引起。
3. 眼眶蜂窝组织炎、骨膜下脓肿及海绵窦栓塞。
4. 海绵窦的充盈缺损以及眼静脉扩张。

参考文献

Eustis HS, Mafee MF, Walton C, et al: MR imaging and CT of orbital infections and complications in acute rhinosinusitis, *Radiol Clin North Am* 36:1165–1183, 1998.

相关参考文献

Emergency Radiology: THE REQUISITES, pp 50–54.

点　评

　　急性鼻窦炎是一种常见的病症，指的是鼻窦黏膜的发炎。患者常表现出急性发作的鼻塞、面部疼痛以及嗅觉降低，常见原因是病毒，但是如果症状持续超过 10 天，则可能是由于细菌的重复感染引起。

　　CT 是用来检测急性鼻窦炎的主要方法，通过 CT 可以发现鼻窦黏膜增厚、窦管腔内气液平、鼻窦完全浑浊及窦腔内包含无明显强化的液性密度灶。CT 的局限性是由于频繁地使用 CT 扫描检查，发现了很多有相同的（影像学）表现的无症状患者。结合临床表现中症状性质及发生部位可以提高特异性。CT 是检测急性鼻窦炎并发症最有力的手段，包括眶内蜂窝组织炎、骨膜下脓肿以及海绵窦栓塞。眶内蜂窝组织炎又分为隔前与隔后两种，隔后蜂窝组织炎指的是眶隔后炎症，伴发有眶内脂肪索条影，并常出现眼皮肿胀和直肌水肿。骨膜下脓肿需药物和（或）外科紧急处理，以防止眶内压力过高导致视神经缺血。在对比增强 CT 中，骨膜下脓肿表现为肌锥外弥漫性或者环状增强的团块状，同时可能发现明显的眼球突出、直肌水肿或者眶壁的骨髓炎。海绵窦栓塞是由于眼静脉的化脓性血栓性静脉炎引起的，患者一般病情较重，在对比增强 CT 中可以看到海绵窦内的充盈缺损以及眼静脉扩张。

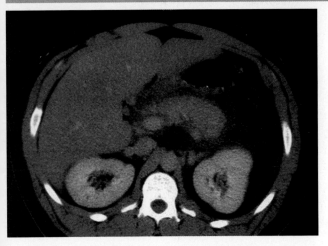

1．患者，44 岁女性，患有急性上腹部疼痛，图中有哪些表现？

2．导致该病的最常见两大病因是什么？

3．什么是结肠切割征？

4．诊断该病的其他两种影像学方式是什么？

病例 35

急性胰腺炎

1. 该患者存在胰腺弥漫性水肿及胰周积液，与急性胰腺炎表现一致。

2. 急性胰腺炎 60% ~ 80% 由胆结石或者酗酒引起，另外高甘油三酯血症、毒品、腮腺炎或者巨细胞病毒引起的感染以及囊性纤维病等也可造成，10% 的情况下没有具体的病因。

3. 存在于急性胰腺炎患者的腹部平片中，是指近端结肠膨胀至横结肠中部，而其远段结肠内仅可见少许气体影。它被认为是代表了胰周结肠蠕动的变化情况。

4. 可以使用胰腺超声，但常受限于上层的肠气；在碘过敏时，腹部 MRI 也可使用。

参考文献

Casas JD, Diaz R, Valeras G, et al: Prognostic value of CT in the early assessment of patients with acute pancreatitis, *AJR Am J Roentgenol* 82:569–574, 2004.

相关参考文献

Emergency Radiology: THE REQUISITES, pp 291–293.

点 评

多数急性胰腺炎症状较轻，可以采取保守治疗，但仍有 25% 的病例可能危及生命，这是因为脓毒症状的发展以及多系统器官衰竭。该病的典型表现是初期腹痛，并向背部放射，恶心、呕吐。约 50% 该类型患者胸部影像中可见左肺底存在条带性肺膨胀不全或者左胸腔积液。腹部平片可能是正常或者表现为慢性胰腺炎导致的胰腺钙化。哨兵祥是左上腹小肠膨胀形成的局限性环状改变，它反映与胰腺毗连的近段空肠的肠梗阻。结肠切割征是近端结肠膨胀至横结肠中部，而其远段结肠内仅可见少许气体影。它被认为是代表了胰周结肠蠕动的变化情况。

通过 CT 可以发现局灶性或者弥漫性胰腺水肿、胰周脂肪索条影和胰腺不均匀强化，25% 的患者 CT 可能完全正常。CT 是确定胰腺炎并发症的最有效手段，例如胰腺脓肿、胰腺假囊肿、脾静脉血栓、脾动脉假性动脉瘤形成和胰腺坏死。

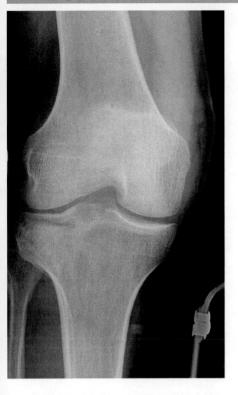 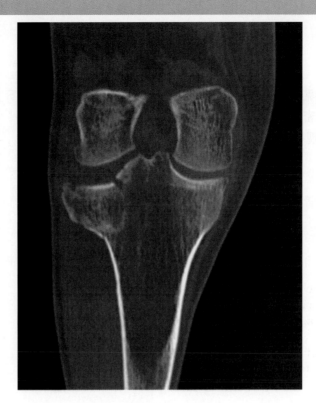

1. 患者膝部疼痛，其正位平片和冠状位 CT 重建中有哪些发现？

2. 该病症的机制是什么？

3. 如果在水平侧位片中看到了脂液分层面，可以得出什么结论？

4. 正确还是错误：在所有胫骨平台骨折中，内侧胫骨平台骨折少于 1%。

胫骨平台骨折

1. 胫骨平台外侧见不规则透亮影及与外侧胫骨平台伴随的带状密度增高影，与胫骨平台骨折伴轻度骨塌陷表现一致。
2. 外翻应力。
3. 累及关节腔内。
4. 错误。内侧胫骨平台骨折占全部胫骨平台骨折约15%。

参考文献

Mulligan M: Extremity trauma. In Mirvis SE, Shanmuganathan K, eds: *Imaging in Trauma and Critical Care*, 2nd ed, Philadelphia, WB Saunders, 2003, pp 575–606.

Schatzker J, McBroom R, Bruce D: The tibial plateau fracture: the Toronto experience, *Clin Orthop* 138: 94–100, 1979.

相关参考文献

Emergency Radiology: THE REQUISITES, pp 148–151.

点 评

　　胫骨平台骨折一般是高速情况下外伤所致。85%的胫骨平台骨折是外侧胫骨平台骨折。该骨折在影像平片中显示得比较轻微，可以看到平台轻度塌陷，且在平台下见一条密度增加的线，即为骨折线。从膝部的水平侧位平片上可以看到一个脂-液平面，提示为累及关节腔内所致的关节积脂血症。CT扫描可以更全面地评估骨折情况。在临床上，胫骨平台压缩超过3mm即认为是有临床意义的。使用MRI可以确定软组织是否受到损伤，例如是否存在半月板撕裂。对于胫骨平台骨折一般按照Schatzker分类法分为6类。Ⅰ型为外侧平台的单纯分裂骨折，Ⅱ型为外侧平台的分裂压缩性骨折，Ⅲ型为外侧平台单纯压缩性骨折，Ⅳ型为内侧平台骨折，Ⅴ型为同时累及内侧与外侧胫骨平台的骨折，Ⅵ型为严重的胫骨平台的骨折，为胫骨平台与骨干分离。对于胫骨平台骨折的治疗一般需要切开复位和用胫骨外侧夹板和螺钉的内固定。

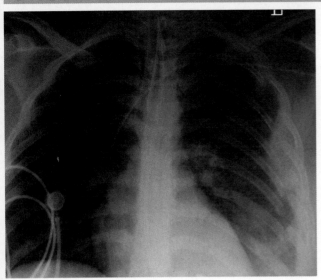

1．该患者的诊断是什么？

2．对该患者胸部进行体格检查可能有哪些表现？

3．该病的临床意义是什么？

4．正确还是错误：第 1 ～ 3 肋骨骨折较容易引发外伤性主动脉损伤。

左侧连枷胸

1. 左侧连枷胸，也存在左肺挫伤。
2. 呼吸时病变处胸壁存在矛盾运动。
3. 加大患者发生肺炎的机会或需要辅助通气的机会。
4. 错误。

参考文献

Pettiford BL, Lukerich TD, Candreneau RJ: The management of flail chest, *Thorac Surg Clin* 17:25–33, 2007.

相关参考文献

Emergency Radiology: THE REQUISITES, pp 74, 75.

点　评

在胸部受到钝性外伤时，肋骨骨折是最常发生的肌与骨骼损伤。第 1 ~ 3 肋骨骨折一般是高速的外部伤害所致，3% ~ 15% 的患者可能并发臂丛或者锁骨下静脉损伤，但主动脉一般不受影响。如果是第 8 ~ 11 根肋骨骨折，则可能引发脾或肝损伤。肋骨骨折常并发胸膜外血肿，在胸部平片和 CT 中表现为骨折处周围见局灶性呈分叶状软组织密度灶，边缘凸向肺内。所有类型肋骨骨折如果伴发存在肋间动脉撕裂，状况就会变得复杂，可能需要血管造影栓塞以止血。连枷胸指的是 3 根或 3 根以上肋骨的双骨折或者节段性骨折，患者呼吸时连枷部位存在矛盾运动，这种异常的呼吸运动会导致肺膨胀不全、肺水肿以及肺炎。患有连枷胸的患者常合并有另外的胸部损伤，例如血胸、肺挫伤或者撕裂，并很可能需要辅助呼吸支持。连枷胸的治疗方法有积极的肺部清洁及胸部物理治疗，采用机械辅助呼吸及止痛处理，以及对连枷肋骨的手术固定。

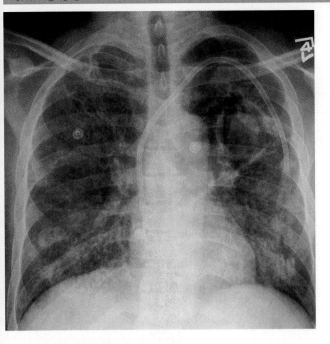 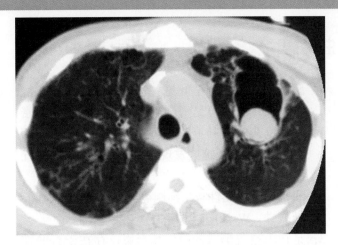

1. 从图中可以有哪些发现？
2. 还有哪些疾病需要进行鉴别诊断？
3. 什么是肺空气半月征？
4. 这种患者的最常见症状是什么？

曲霉病

1. 胸部平片在左肺上叶见一边界清楚的、较大的囊状病灶，内可见周围被气体环绕的类圆形密度增高影，两肺上叶均可见线样瘢痕影。胸部 CT 扫描验证了这些发现，且可以看到全肺肺气肿的情况。

2. 曲霉肿、坏死性鳞状细胞癌、肺内脓肿、血肿、棘球蚴、Wegener 肉芽肿。

3. 是指由空气形成的薄层弧形影，存在于含曲霉肿的腔洞性病灶中，空气在曲霉肿的上部与腔内壁之间呈新月状。

4. 大多数患者是无症状的或者有咳嗽症状，带有曲霉肿的患者会有轻度甚至危及生命的咯血。咯血主要是曲霉肿侵蚀附近支气管血管所致。

参考文献

Soubani AO, Chandrasekar PH: The clinical spectrum of pulmonary aspergillosis, *Chest* 121:1988–1999, 2002.

Zmeili OS, Soubani AO: Pulmonary aspergillosis: a clinical update, *QJM* 100:317–334, 2007.

点　评

曲霉是一种常见的真菌，存在于水、土壤以及腐烂的有机体之中。曲霉感染会导致一系列的肺部疾病，包括侵袭性肺曲霉病、慢性坏死性曲霉病、变应性支气管肺曲菌病以及曲霉肿。

曲霉肿，也称足分支菌病或者真菌球，本病常继发于空腔样病变，如肺结核、结节病、肺囊性纤维病、支气管扩张或肺大疱。腔洞性病灶形成后，曲霉在空腔内繁殖、蓄积形成曲霉肿，曲霉肿由曲霉菌菌丝、细胞碎片和黏液组成。

曲霉肿在平片中表现为上肺空洞内有一实性或不透明团球影，由于周围肺组织的压力，腔壁较厚。肺空气半月影可能存在，也可能不存在。曲霉肿在腔体内可移动，可随机体的姿势而发生位置的变化。患者有可能存在同侧顶胸膜增厚，如果存在较多的肺部疾病或瘢痕，需要 CT 扫描来做诊断。

如果患者没有明显症状可不需要治疗，因为多数情况下病情是稳定的。对于轻度咯血，可以在 CT 的引导下经皮放入两性霉素 B 至腔体中。对于严重咯血，需要进行支气管动脉栓塞术。对于严重复发性咯血，可以对曲霉肿进行手术切除。

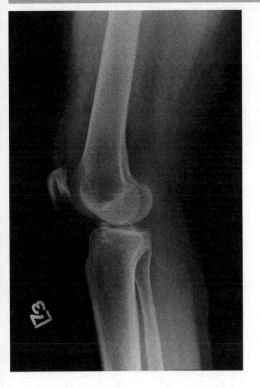 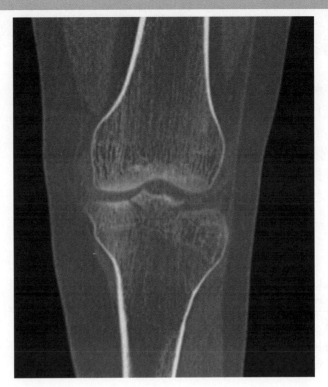

1．从膝关节水平侧位片和冠状面 CT 中可以有哪些发现？

2．该患者的诊断结论是什么？

3．导致图中所示现象的原因是什么？

4．这种现象可能出现在哪些其他的关节腔内？

胫骨平台骨折导致的关节积脂血征

1. 左膝关节水平侧位片示髌上囊中存在脂液分层，胫骨平台上缘不光整。冠状 CT 示胫骨平台中央骨折。
2. 胫骨平台骨折导致的髌上囊内关节积脂血病。
3. 关节内骨折时，由于骨髓中的低密度脂肪和高密度血液之间的密度差异导致的。
4. 髋关节、肘关节和肩关节。

参考文献

Costa DN, Cavalcanti CF, Sernik RA: Sonographic and CT findings in lipohemarthrosis, *AJR Am J Roentgenol* 188:W389, 2007.

Lee JH, Weissman BN, Nikpoor N, et al: Lipohemarthrosis of the knee: a review of recent experiences, *Radiology* 173:189–191, 1989.

相关参考文献

Emergency Radiology: THE REQUISITES, pp 144, 148–151.

点　评

　　关节积脂血征是骨质受损时，骨髓中的脂肪和血液释放出来所造成的。出现关节积脂血征提示为由关节内骨折引起，其中膝部胫骨平台骨折时最为常见。由于脂肪和血液的密度不同，在膝关节水平侧位片中可以看到由于脂肪浮于血液上方，形成脂液分层，也有可能形成双液平面，即低浓度脂肪浮于中间浓度的血清之上，而血清又浮于高浓度的血红细胞之上。

　　尽管关节积脂血征常发生在膝关节，但也可出现在其他关节之中，肱骨头、肱骨颈部或者比较少见的肩胛盂骨折都可能导致肩关节的积脂血征。在这种情况下，只有对直立患者做前后位成像时才可能发现脂 - 液平面。由于该病的存在，肱骨头可能会向下轻度移位。肘关节内骨折在侧位片上很少会出现积脂血征，髋关节中的股骨头或者髋臼骨折也较少导致积脂血征。

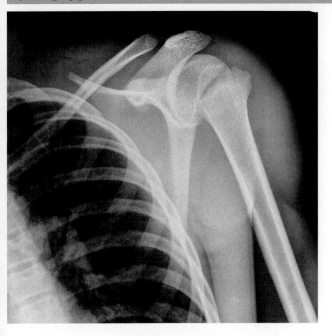

1．从图中可以有哪些发现？

2．Salter-Harris 骨折的最常见类型是什么？

3．什么是 Thurston-Holland 碎片？

4．正确还是错误：CT 是 Salter-Harris 骨折的首选检查手段。

左肱骨头 Salter-Harris 骨折

1．左肱骨头 Salter-Harris Ⅰ型移位骨折。
2．Ⅱ型。
3．Salter-Harris Ⅱ型骨折时发生的干骺端角骨折。
4．错误。一般通过 X 线片检查，CT 或者 MRI 仅
用于复杂情况。

参考文献

MacNealy GA, Rogers LF, Hernandez R, et al: Injuries
of the distal tibial epiphysis: systematic radiographic
evaluation, *AJR Am J Roentgenol* 138:683–689, 1982.
Rogers LF, Poznanski AK: Imaging of epiphyseal
injuries, *Radiology* 191:297–308, 1994.

相关参考文献

Emergency Radiology: THE REQUISITES, pp 208–211.

点　评

Salter-Harris（SH）分类系统将骺板骨折分为
Ⅰ~Ⅴ型，并给出每种类型的骨折预后信息。

SH Ⅰ型骨折发生于骺板，常见于指（趾）骨，
如果没有发生骺板移位或者变宽，该类型骨折往往难
以诊断。SH Ⅱ型骨折是最为常见的，占所有骺板骨
折的 75%。该类型骨折同时发生在骺板和干骺端。以
上两种类型一般很少有并发症。

SH Ⅲ型骨折同时发生在骺板和骨骺，该骨折可
能导致诸如肢体长度差异或者成角畸形的生长障碍，
但是很少造成明显的功能缺陷。SH Ⅳ型骨折同时发
生在骺板、骨骺和干骺端，该类型骨折预后最差，因
为易于引发生长障碍。SH Ⅴ型骨折是一种少见的骨
骺压碎型骨折，由骺板受轴向作用力而损伤所致。对
该类型骨折的诊断也较难，往往在发生明显的生长障
碍后才回顾性地诊断。

一般采用 X 线片来诊断 SH 骨折。平片可以显示
累及骨骺或者干骺端的骨折线，骨骺的移位，骺板变
宽以及长骨骨干的碎骨片。

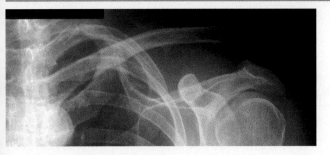

1．该损伤的常见机制是什么？
2．正常的喙锁间距一般是多大？
3．根据 Rockwood 分类法，该损伤属于哪一类？
4．平片检查什么体位对此损伤检查资料获得较完整？

肩锁关节损伤——Ⅲ型

1. 肩部的直接外伤。
2. 不超过 12mm.
3. Ⅲ型。
4. 前后位且向头侧偏 15° 角成像，有没有负重均可。

参考文献

Ernberg LA, Potter HG: Radiographic evaluation of the acromioclavicular and sternoclavicular joints, *Clin Sports Med* 22:255–275, 2003.

Mulligan M: Extremity trauma. In Mirvis SE, Shanmuganathan K, eds: *Imaging in Trauma and Critical Care*, 2nd ed, Philadelphia, WB Saunders, 2003, p 575.

相关参考文献

Emergency Radiology: THE REQUISITES, p 115.

点 评

肩锁关节是个小关节，关节囊薄弱，其上、下缘增厚而被称为上、下肩锁韧带而加固。肩锁韧带将锁骨和肩峰连接起来，并与斜方肌和三角肌相融合。关节的纵向稳定性由喙锁韧带提供，它将肩胛骨喙突与锁骨下表面连接起来。

肩锁关节受伤一般是源自对肩部的直接打击，在偶然情况下，摔倒且手臂张开着地时，也可能导致该损伤。肩锁关节受伤一般为扭伤，在儿童中比较少见，受伤时关节囊都会发生不同程度的损伤。其他更加严重的肩锁关节伤病是喙锁韧带撕裂以及斜方肌、三角肌插入。

前后位且向头侧偏 15° 角成像是检查肩锁关节的标准放射投影方法，有没有负重（在每个手腕悬吊 5 ～ 15 磅的重量，1 磅 =0.45kg）均可，一般为了考虑对称性，对左右关节均作检查。肩锁关节间隙一般有 3 ～ 4mm 宽，左右两侧的差异不超过 2mm，正常的喙锁间距应该不超过 12mm。如果没有负重的前后位成像可以看出明显的关节损伤，可暂不做带有负重的影像；但是如果看不出损伤，仅靠没有负重的前后位成像不能排除受伤的可能性。

根据 Rockwood 分类法，可以将肩锁关节损伤分为Ⅰ～Ⅵ型，Ⅰ型为关节囊轻度扭伤，在 X 线片中没有异常表现，靠临床检查来诊断。Ⅱ型为关节囊的撕裂，在 X 线片中表现为肩锁关节间隙变宽。Ⅲ型为喙锁韧带和关节囊的同时撕裂，在 X 线片中表现为肩锁关节和喙锁间距同时变宽，锁骨头也会抬高。Ⅳ型为锁骨头向后移位，该类型在标准放射投影中基本上不可能被发现，但在临床上容易被诊断。Ⅴ型为锁骨头明显抬高至下侧颈部软组织。Ⅵ型为锁骨头向下移位至喙突下方。

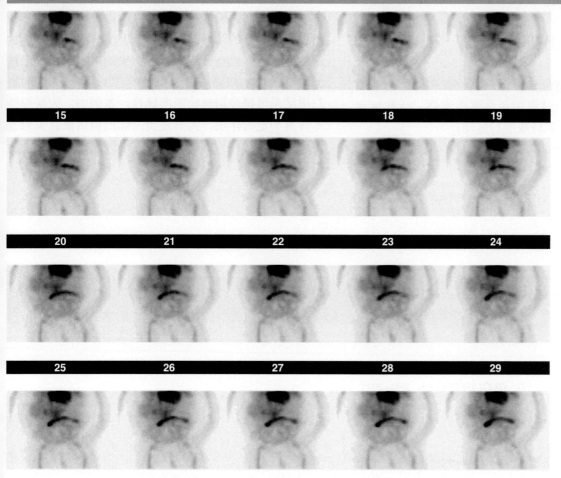

1. 在 ^{99m}Tc 标记的红细胞扫描中，用以判断活动性消化道出血的标准是什么？

2. 在检测是否为急性下消化道出血时，什么情况导致 ^{99m}Tc 标记的红细胞扫描结果为假阳性？

3. ^{99m}Tc 标记的红细胞扫描结果正常但是却存在复发性下消化道出血的患者约占多大的比例？

4. 如果这个检查的结果是阳性的，应使用什么其他技术来提高确诊和治疗的成功率？

急性下消化道出血

1. 放射示踪物的位置异常，其位置和外形与肠腔一致，在检查过程中活性逐渐增强，活性标记物在在肠部作顺行或逆行运动。

2. 在扫描前 24 小时以内做过输血，且输入至少 2 单位的血红细胞。

3. 15% ～ 27%。

4. 血管造影术。

参考文献

Hammond KL, Beck DE, Hicks TC, et al: Implications of negative technetium 99m-labeled red blood cell scintigraphy in patients presenting with lower gastrointestinal bleeding, *Am J Surg* 193:404–407, 2007.

相关参考文献

Emergency Radiology: THE REQUISITES, pp 289–291, 341–342, 378–379.

点　评

急性下消化道出血是具有潜在致死性的常见病症，尽管病因常难以确定，但常与憩室病、恶性肿瘤、血管发育异常有关。在多数情况下，出血会自行停止，无需手术或血管内治疗，但 15% ～ 27% 的患者会复发。结肠镜可用于确定并处理出血点，但在多数情况下，该方法又难以确定出血点。血管造影术也可用来确定以及处理出血点，但若患者不是活动性出血，该方法难以诊断。

^{99m}Tc 标记的红细胞闪烁扫描可以用来检测活动性下消化道出血的存在，即使出血低至 1ml/min。如果没有最近大量失血的临床证据，扫描结果多是阴性的。但是，在扫描前 24 小时以内做过输血，且输入至少 2 单位的血红细胞的情况下，扫描会得到错误的结论。使用 ^{99m}Tc 标记的血红细胞扫描来诊断活动性出血的标准包括放射示踪物的位置异常，其位置和外形与肠腔一致，在检查过程中活性逐渐增强，活性标记物在肠部作顺行或逆行运动。

由于在 ^{99m}Tc 标记的红细胞扫描时，患有复发性下消化道出血的患者有高达 27% 的病患表现为无出血现象，所以这种扫描方法的意义在某种程度上是有争议的。然而，闪烁扫描术可以用来预测血管造影诊断和介入治疗的结果。对于临床上没有明显出血症状而被血管造影检查证实为阳性结果的患者，相比未进行闪烁扫描术扫描来说，积极的 ^{99m}Tc 标记的红细胞扫描结果可提高阳性诊断准确性。本例中，闪烁扫描术具有一定的作用，尤其是当闪烁扫描结果在头两分钟内为阳性时，其具有明显的应用价值。

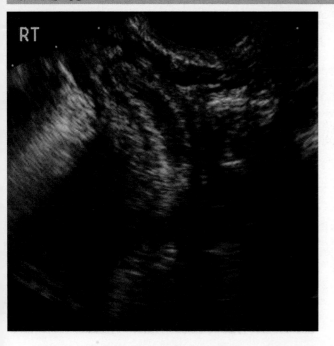
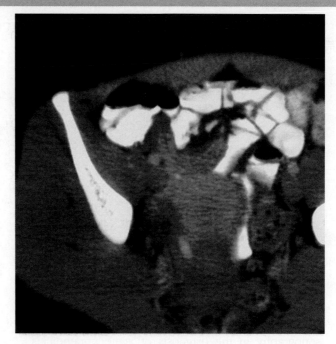

1. 经阴道超声诊断为急性阑尾炎的患者，其阑尾应与什么组织辨别？

2. 用灰阶超声诊断急性阑尾炎的标准是什么？

3. 在怀疑为阑尾炎时，为什么女性最受益于影像学检查？

4. CT 联合超声诊断急性阑尾炎精确度是多少？

病例 43

道超声时，阑尾应该在右侧子宫附件的下方，并与卵巢和输卵管相分离。

急性阑尾炎

1. 卵巢和输卵管。
2. 肿大（直径大于6mm）、盲端、不可压缩的阑尾。
3. 女性易发妇科病和泌尿道感染，而这些病症与阑尾炎类似。
4. 83% ~ 98%。

参考文献

Bendeck SE, Nino-Murcia M, Berry GJ, Jeffrey RB Jr: Imaging for suspected appendicitis: negative appendectomy and perforation rates, *Radiology* 225: 131–136, 2002.

Molander P, Paavonen J, Sjoberg J, et al: Transvaginal sonography in the diagnosis of acute appendicitis, *Ultrasound Obstet Gynecol* 20:496–501, 2002.

相关参考文献

Emergency Radiology: THE REQUISITES, pp 194, 283.

点　评

　　根据临床标准，急性阑尾炎的确诊率为80%。对于女性来说，急性阑尾炎的症状与泌尿道感染以及妇科病类似，临床确诊率只有60% ~ 68%。但是，联合使用CT和超声可以将确诊率提高到83% ~ 98%。以往仅根据临床症状，阴性阑尾切除率高达20%，使用影像法降低了这一概率，这对处于生育年龄的女性具有非常重大的意义，将其阴性阑尾切除率从高达28% ~ 34% 降至7% ~ 8%。

　　在很多医疗中心，CT或者逐步加压超声通常用于评估那些临床症状提示为阑尾炎、但没有特异性的患者。另一方面，对于可能患有妇科疾病（例如盆腔炎）的女性来说，常联合使用经腹的和经阴道的超声来做检查。阑尾在CT和超声中均表现为有盲端的管状结构，在CT上，当阑尾膨胀至其直径超过6mm且存在相邻的炎症性水肿或积液时，可以诊断为急性阑尾炎。在超声检测中，急性阑尾炎表现为不可压缩的肿胀的阑尾，少数情况下，相邻的脂肪会表现出炎性变化。彩色多普勒超声会显示出阑尾及其周围血流增加，这与充血有关。当阑尾由于发炎变得边界不清时，同时使用CT和超声可以进行诊断。在进行经阴

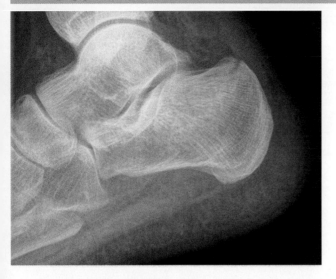 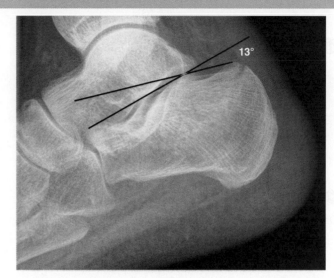

1. 跟骨骨折的常见机制是什么?

2. 跟骨骨折如何分类?

3. 跟骨骨折在儿童中常见吗?

4. 图中所示的角度的名称是什么?

跟骨骨折

1．跟骨受到直接打击而致。
2．关节内和关节外。
3．不常见。
4．Boehler 角（骨结节角）

参考文献

Daftary A, Haims AH, Baumgaertner MR: Fractures of the calcaneus: a review with emphasis on CT, *Radiographics* 25:1215–1226, 2005.

相关参考文献

Emergency Radiology: THE REQUISITES, pp 156–158.

点　评

　　跟骨骨折占人体所有部位骨折比例的 2%，占跗骨骨折的 60%。常见于成人之中，在儿童中发生的比例仅占 5%。绝大多数跟骨骨折是受到轴向外力造成的，一般为对跟骨的直接打击。当人从高处坠落且脚部着地时，易发生跟骨骨折，并常会伴随腰椎压缩性骨折。由于骨折会导致足部力学特性变化，该骨折预后欠佳。

　　跟骨骨折可分为关节内或关节外骨折，关节内骨折指的是后距下关节骨折，占跟骨骨折的 70% ～ 75%。所有不涉及距下关节的跟骨骨折为关节外骨折，准确区分是否涉及距下关节有助于选择适当的外科治疗手段。

　　尽管 CT 是检测跟骨骨折的一个极其重要的手段，但是在很多医疗中心，放射照片依然是主要的诊断方法。一般使用轴位和侧位片来检测跟骨骨折，但是诊断结论一般根据侧位片得到。在侧位片中，Boehler 角可以用来反映轻度的跟骨骨折，其一般为 20° ～ 40°，由两条线组成：第一条线为后跟骨结节最高点与后关节面最高点的连线，第二条线为后关节面最高点与前跟骨突最高点的连线。当 Boehler 角变小时，说明后关节面受到压缩，则很有可能存在跟骨骨折。

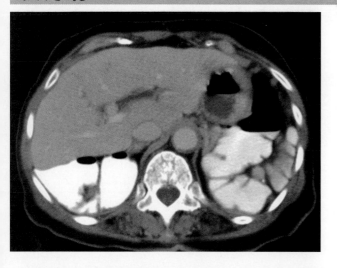
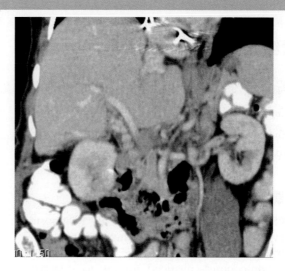
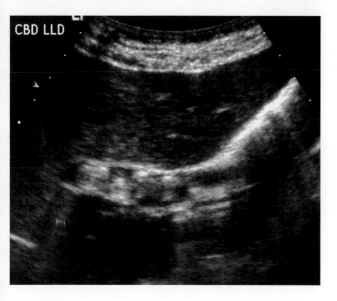

1. 病变位于何处?

2. 超声检出此病变的敏感性如何?

3. CT 检出此病变的敏感性如何?

4. 检测这种病变或病理最敏感的非侵入性方法是什么?

胆总管结石

1．肝内胆管，近端和远端胆总管。

2．70% ～ 75%。

3．80% ～ 90%。

4．磁共振胰胆管造影术。

参考文献

Chung WS, Park MS, Yoon SW, et al: Diagnostic accuracy of multidetector-row computed tomography for common bile duct calculi: is it necessary to add non-contrast-enhanced images to contrast-enhanced images?, *J Comput Assist Tomogr* 31: 508–512, 2007

相关参考文献

Emergency Radiology: THE REQUISITES, pp 294–296.

点　评

胆总管结石是引起急性右上腹疼痛的主要原因。另外，它也是引起胰腺炎和上行性胆管炎的原因之一。有时，它在偶然的情况下被发现。患者可有黄疸，肝功能检查有可能正常。

当怀疑胆总管结石是引起急性右上腹疼痛的病因时，超声是公认诊断胆管结石的手段。尽管超声可多方位扫描患者使其灵敏度达到最大值，但超声诊断胆总管结石的敏感性偏低（70% ～ 75%）。除了结石，扫描还可显示胆管扩张。虽然磁共振胰胆管造影术是诊断胆总管结石的最敏感的方法（敏感性为95%，特异性为100%），但其显像时间长且许多急诊中心的急诊模式无法做到，不像超声检查快捷且应用广泛。

放射和静脉造影评估患者可疑胆道结石的需求量没有超声大。CT 检测胆总管结石的灵敏度和特异性分别为80% ～ 90% 和90% ～ 100%。薄层图像（即3mm 层厚）和多平面重建图像，最大限度地提高了CT 检测结石的准确性。早期研究认为，CT 平扫和增强扫描在准确检测胆管结石时，都是必需的。但最近一项研究表明，利用MDCT，在增强图像的轴位和冠状位重建的基础上加入 CT 平扫，准确性并没有显著提高。

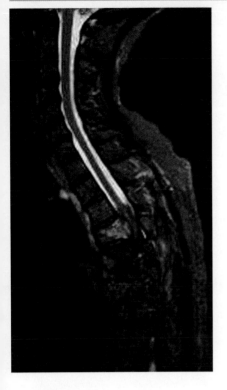 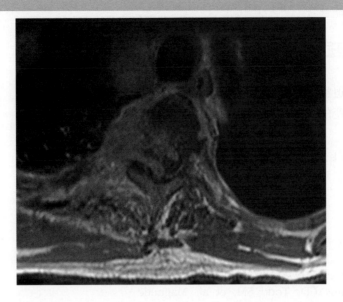

1. 诊断是什么?

2. 此病在癌症患者中的发病率为多少?

3. 如果没有及时积极的治疗,结局可能如何?

4. 使用磁共振成像来评估怀疑有这种病变的患者时,静脉注射钆有什么作用?

恶性脊髓压迫症

1．恶性脊髓压迫症。
2．在有转移病变的癌症患者中为 5% ~ 14%。
3．截瘫。
4．识别与脊髓压迫症状相似的软脊膜损伤和脊髓内病变，为鉴别提供了便利。

参考文献

Kwok Y, Tibbs PA, Patchell RA: Clinical approach to metastatic cpidural spinal cord compression, *Hematol Oncol Clin North Am* 20:1297–1305, 2006.

Loughrey GJ, Collins CD, Todd SM, et al: Magnetic resonance imaging in the management of suspected spinal canal disease in patients with known malignancy, *Clin Radiol* 55:849–855, 2000.

相关参考文献

Emergency Radiology: THE REQUISITES, pp 229–231.

点　评

恶性脊髓压迫是比较常见的癌症并发症，5% ~ 14% 的癌症患者会出现转移性脊髓压迫。除了恶性肿瘤的转移性病变外，脊髓压迫也可能起因于多发性骨髓瘤、淋巴瘤及原发性骨肿瘤。患者通常出现背部疼痛，也可能会出现肢体无力、感觉障碍或大小便失禁。未经处理的脊髓压迫患者导致截瘫的概率近 100%。及时积极的治疗是减少神经损伤和维持生活质量所必需的，虽然长期生存在这些患者中很少见。

MRI 是诊断恶性脊髓压迫最敏感的方法。MRI可以显示起源于椎体或通过脊柱旁椎间孔的肿块导致的脊髓压迫。有时，MRI 可显示病理性压缩性骨折伴游离骨碎片压迫脊髓。在发生脊柱转移时，有症状的病灶往往位于胸椎水平，而近 50% 的患者在脊柱不同节段患有各种程度转移性病灶，约 25% 的患者表现出多个节段的脊髓压迫症。因此，全脊柱成像是必要的。虽然增强扫描对于诊断脊髓压迫是不必要的，但其有利于其他重要诊断，包括软脊膜转移灶和脊髓内病变的诊断。

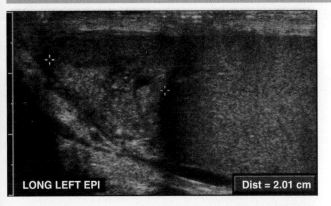

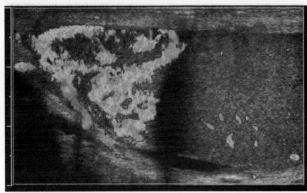

亦见彩色插图

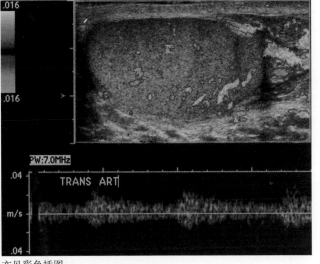

亦见彩色插图

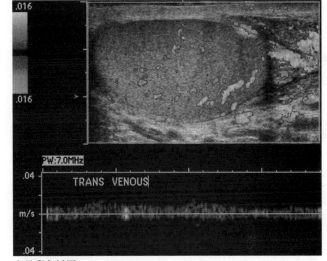

亦见彩色插图

1．附睾异常有哪些主要表现？

2．突发急性阴囊疼痛的主要鉴别诊断有哪些？

3．不伴发附睾炎的单纯性睾丸炎常见吗？

4．35 岁以上男性得附睾炎的常见病因是什么？

附睾炎

1. 附睾头增大充血。
2. 附睾炎、附睾睾丸炎、睾丸附件扭转和睾丸扭转。
3. 不常见。
4. 下尿路感染。

参考文献

Pearl MS, Hill MC: Ultrasound of the scrotum, *Semin Ultrasound CT MR* 28:225–248, 2007.

相关参考文献

Emergency Radiology: THE REQUISITES, pp 198, 311, 383.

评 论

附睾炎（或者附睾睾丸炎）是单侧突发急性剧烈性阴囊疼痛的常见的原因，通常合并阴囊红斑和肿胀。需鉴别诊断的其他病变包括睾丸附睾扭转和睾丸或附睾睾丸炎。其他提示为附睾炎或者附睾睾丸炎的症状包括发热、排尿困难、尿道分泌物。当临床表现不能清楚提示为附睾炎时，黑白超和彩超可以用来帮助进行相应的诊断。

急性附睾炎通常是有传染性的。一般情况下，感染还累及到同侧睾丸（即附睾睾丸炎），单一感染性睾丸炎是罕见的。在幼儿和年龄超过 35 岁的男性，感染通常是由于下尿道感染，如膀胱或前列腺炎症所导致。在青少年和年轻的成年男性，附睾炎通常是由性传播疾病引起。

灰阶超声通常显示病变累及附睾头，虽然病变可能累及附睾任何部分，或整个附睾。附睾通常增大（正常的头部直径 5 ~ 12mm，正常的体部和尾部直径 2 ~ 5mm）。附睾的回声特性是典型的低回声，但如果有出血，它可能是高回声或不均质回声。伴发睾丸炎时，睾丸回声呈局灶性、多灶性或弥漫性降低。局部皮肤经常增厚，可能是鞘膜积液所致。由于局部充血，彩超显示血流增加。

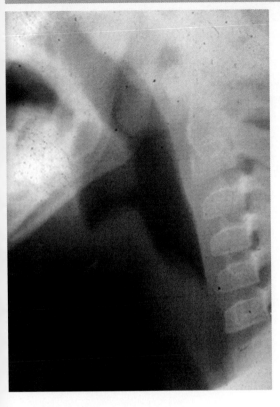

1. 诊断是什么?
2. 本病的主要并发症有哪些?
3. 在颈部侧位 X 线片上的影像学诊断标准是什么?
4. 向声门下漫延是此疾病的典型表现吗?

急性会厌炎

1．急性会厌炎。
2．突发呼吸功能窘迫。
3．会厌和勺状会厌壁肥厚。
4．不是。

参考文献

John SD, Swischuk LE: Stridor and upper airway obstruction in infants and children, *Radiographics* 12:625–643, 1992.

John SD, Swischuk LE, Hayden CK Jr, Freeman DH Jr: Aryepiglottic fold width in patients with epiglottitis: where should measurements be obtained?, *Radiology* 190:123–125, 1994.

相关参考文献

Emergency Radiology: THE REQUISITES, pp 48–50, 201.

点　评

　　急性会厌炎是一种细菌感染，通常由流感嗜血杆菌引起。由于 H．influenzae B 型疫苗的疗效，急性会厌炎如今比较罕见。虽然它可能会感染成年人，但一般为儿童疾病。它可能先不表现出上呼吸道感染症状，而出现吞咽困难、喘鸣、流涎和高热。急性会厌炎可导致突发的严重的急性呼吸功能窘迫。

　　X 线片是诊断会厌炎的初步手段。鉴于有突发严重呼吸功能窘迫的风险，最好是尽量在急诊科做便携式检查，在操作中避免限制颈部运动和刺激儿童。如果便携式检查不可行，患者应由有插管资格的人陪护，以防儿童出现急性呼吸功能窘迫。

　　X 线片上诊断急性会厌炎的标志是颈部侧位片上会厌及勺状会厌皱襞的增厚。勺状会厌皱襞增厚在上半皱襞是最容易显示的，也是预测会厌炎最准确的征象。通常情况下，声带及声门下气道不受累，但重症患者颈部前后位 X 线片上，可能会出现炎症向下蔓延引起的声门下气道狭窄。

　　备注：此病例由 George Gross，MD，Baltimore，MD 提供。

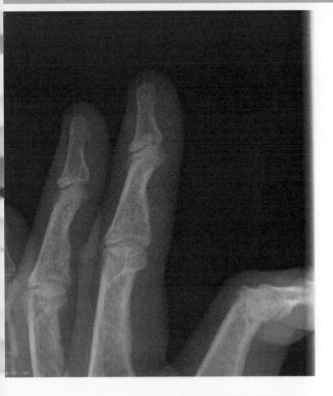

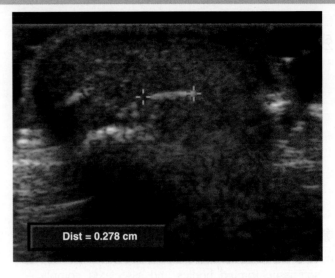

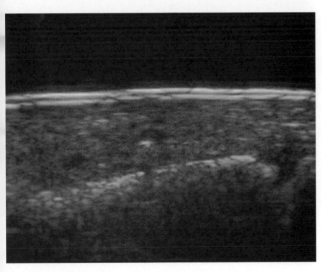

1. 软组织内的残留异物, 通常会在最初的临床检查中被遗漏?

2. 残留异物遗漏有哪些意义?

3. X 线片检测残留木质异物的灵敏度如何?

4. 超声能检测到的最小浅表软组织异物的大小是多少?

病例 49

残留异物

1. 是的，高达 38% 残留异物可能在最初的临床检查中被遗漏。
2. 被遗漏的残留异物可导致严重感染或炎症。这些经常引起法律纠纷。
3. 少于 15%。
4. 长 2.5mm 和直径 1mm。

参考文献

Boyse TD, Fessell DP, Jacobson JA, et al: US of soft-tissue foreign bodies and associated complications with surgical correlation, *Radiographics* 21: 1251–1256, 2001.

Gibbs TS: The use of sonography in the identification, localization, and removal of soft tissue foreign bodies, *J Diag Med Sonogr* 22:5–21, 2006.

相关参考文献

Emergency Radiology: THE REQUISITES, p 180.

点　评

残留异物在急诊科很常见。大部分残留异物是木材、玻璃或金属。异物取出似乎很简单，因为它们通常体积小，但高达 38% 的残留异物在最初的临床检查中被遗漏。木质异物被 X 线片检测到的概率低于 15%，多种类型的玻璃也可被射线穿透（而难以发现）。严重感染或炎症伴发神经损伤、肌腱损伤、过敏性反应或其他潜在迟发效应会使得未处理的残留异物复杂化。被遗漏的异物已成为急诊医学第二个最常见的诉讼原因。

超声是有价值的工具，用于识别和定位浅表软组织异物。当使用高分辨率线性探头时，超声识别不透 X 线异物的灵敏度为 95%、特异性为 89%。它可以检测到的木材、玻璃、塑料和金属异物小到 2.5mm 长、直径 1mm。此外，超声可以精确定位 X 线检测到的异物，从而帮助快速取出异物。当通过伤口或在扫描前试图取出异物导致目标区内存在气体后，精度会下降。由于该技术固有的局限性，深部异物可能很难或不可能经超声定位。

急性异物有典型超声回声，但在亚急性、慢性阶段，木材因其吸收水分的缘故，可相对软组织呈等回声。异物后方声影可能均一或混杂。平的或光滑的物体，如玻璃和金属，可能会产生后方混响伪影。有时，后方阴影并不明显，虽然不断改变探头方向可能产生阴影，有助于物体识别。如果异物残留超过 24 小时，可能会引起炎症反应，产生异物周围的低回声边缘。

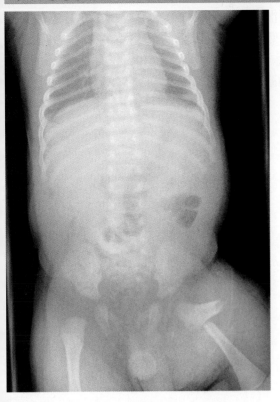

1．如果你被告知这个患者是在他的父亲给他换尿布时坠落的，诊断是什么？

2．什么年龄组受虐待儿童的比率最大？

3．在虐待伤中，经研究什么骨头最常发生骨折？

4．什么是婴儿暴力伤所致的高度特异性骨折？

病例 50

虐待伤（儿童身体虐待）

1. 虐待伤。
2. 儿童年龄未满 18 个月。
3. 长骨，肋骨，颅骨。
4. 经典干骺端病变（干骺端成角骨折）和后肋骨折。

参考文献

Kleinman PK, Marks SC Jr, Richmond JM, Black-bourne BD: Inflicted skeletal injury: a postmortem radiologic-histopathologic study in 31 infants, *AJR Am J Roentgenol* 165:647–650, 1995.

Lonergan GJ, Baker AM, Morey MK, Boos SC: From the archives of the AFIP. Child abuse: radiologic-pathologic correlation, *Radiographics* 23:811–845, 2003.

相关参考文献

Emergency Radiology: THE REQUISITES, pp 211–212, 377.

点 评

儿童被忽视和虐待很常见。在美国，大约有 1% 的儿童遭受虐待，差不多超过 75% 在其父母的手中患病。年龄未满 18 个月的儿童遭受虐待或忽视比例高于其他年龄组，他们占了所有虐待相关死亡的近一半。在所有 50 个州和哥伦比亚特区，在法律上所有的医生都需在 48 小时内向有关当局报告可疑受虐儿。

肌肉骨骼损伤是虐儿案中最常遇到的受伤。大多数骨折涉及长骨、肋骨和颅骨。长骨干骺端典型病变（即干骺端成角骨折或桶柄骨折）是高度特异性的受虐伤，婴幼儿多见，儿童很少遇到。婴幼儿肋骨骨折，除了虐待，其他情况很少引起，后肋骨骨折在受虐伤中有高度特异性。通常，受虐致死的婴幼儿身上有多个骨折点。骨折愈合的各个阶段在受虐婴幼儿身上经常遇到。

需要特别注意受伤情况。如果损伤的类型与病史不一致，应怀疑被施以虐待的骨骼损伤，虽然在家中摔倒（例如，换桌子、床、柜台等）可能造成人身伤害，这些很少造成显著的骨骼损伤。此外，从楼梯上摔倒可能会导致头部或四肢受伤，摔倒所致的多灶性重度受伤很少见，除非有不寻常的环境，例如在学步车上摔倒。损伤在儿童发育阶段罕见时，应怀疑虐待伤。例如，长骨螺旋形骨折在能行走的人群中是常见，但在不会走的儿童中是罕见的，并强烈提示虐待。

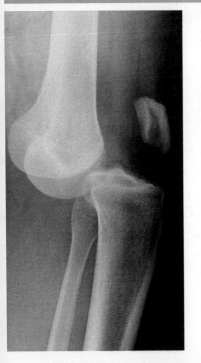
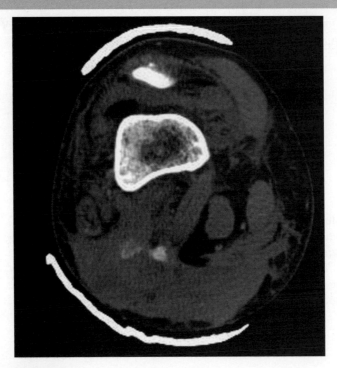

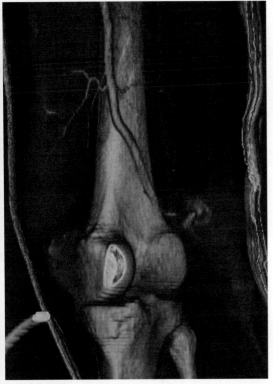

亦见彩色插图

1. 这是什么类型的膝关节脱位？

2. 受伤的是什么动脉？

3. 最常见的与动脉损伤相关联的两种膝关节脱位是什么？

4. 在膝关节脱位中，临床上有意义的动脉损伤通常与什么体检异常相关？

病例 51

脉损伤情况，但各种损伤是在轴位 MD-CTA 图像上被发现的。

膝关节向前脱位伴腘动脉横断伤

1. 向前脱位。
2. 腘动脉。
3. 向前和向后脱位。
4. 足部脉搏异常。

参考文献

Inaba K, Potzman J, Munera F, et al: Multi-slice CT angiography for arterial evaluation in the injured lower extremity, *J Trauma* 60:502–506, 2006.

Rieger M, Mallouhi A, Tauscher T, et al: Traumatic arterial injuries of the extremities: initial evaluation with MD CT angiography, *AJR Am J Roentgenol* 186:656–664, 2006.

相关参考文献

Emergency Radiology: THE REQUISITES, pp 145, 147.

点　评

膝关节脱位是严重钝性外伤导致的罕见损伤。虽然挤压伤和剧烈运动也可能造成关节脱位，但最常见的机制是道路交通事故及意外坠落。脱位分类取决于胫骨相对于股骨的移位。向前脱位是最常见的。向后侧、内侧、外侧、后外侧脱位也时有发生。除了广泛软组织损伤伴关节内部紊乱，29%～50% 的膝关节脱位伴有动脉损伤，而 15% 伴有腓总神经损伤。

腘动脉是最常见的受伤动脉。它通常由于向前和向后脱位所导致。尽管动脉损伤时足部脉搏可以正常，但临床上与膝关节脱位同时发生的明显腘动脉损伤通常伴随着足部脉搏异常。腘动脉闭塞通常与小腿缺血有关，在血管没有立刻修复的病例中，可能高达 86% 的病例需要截肢。相反，立刻修复闭塞的腘动脉，伴随的截肢率为 13%～40%。

血管造影是下肢动脉损伤的诊断参考标准。然而，MDCT 血管造影（MD-CTA）正迅速成为评估急性四肢损伤时动脉损伤的首要方法。对于临床上有动脉损伤征象的患者而言，MD-CTA 对于显示有临床意义的动脉损伤的敏感性接近 100%。一般来说，尽管多平面重建图像和体积重现图像能更直观地显示动

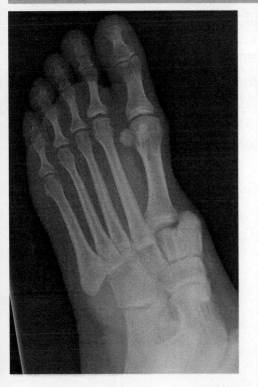
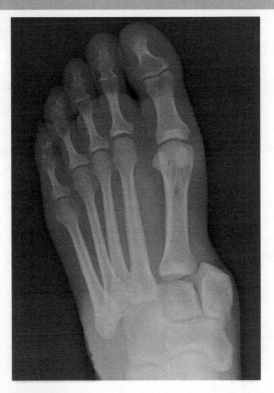
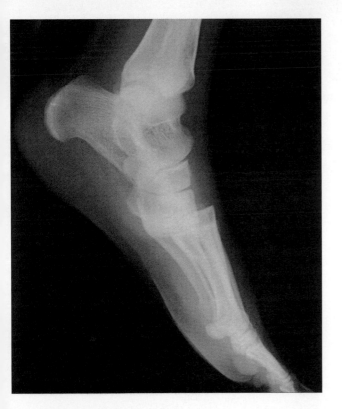

1. 这种损伤通常称作什么？
2. 哪两种机制可以导致这种损伤？
3. 这种损伤是发生在同侧还是非同侧？
4. 第四跖骨和骰骨内侧缘之间多大的偏移量可属正常？

病例 52

跗跖关节复合体骨折脱位

1．跖跗骨损伤。
2．跖屈的轴向负荷，前足固定，足中、后段围绕其扭动。
3．同侧型。
4．2～3mm。

参考文献

Norfray JF, Geline RA, Steinberg RI, et al: Subtleties of Lisfranc fracture-dislocations, *AJR Am J Roentgenol* 137:1151–1156, 1981.

相关参考文献

Emergency Radiology: THE REQUISITES, p 158.

点　评

5 个跗跖关节和相关连接韧带组成跗跖关节复合体。一个跗跖关节复合体受伤常有两个或两个以上跗跖关节脱位，并且几乎总是涉及第二个关节。损伤往往发生于高能损伤，如从高处跌落或汽车碰撞时足跖屈的轴向负荷所致，虽然这种情况可能会出现在不太严重的创伤，如脚从台阶上踩空、运动损伤等。跗跖关节复合体损伤也可能由前足固定，足中段围绕其扭动引起，通常伴随跗跖关节复合体撕脱骨折。其他脚和脚踝受伤也很普遍，尤其是第 2 跖骨基底部横形骨折和骰骨粉碎性骨折。虽然有些损伤可以采用闭合复位治疗，但结局经常不好，切开复位内固定法通常用来保持足部功能。

跗跖关节复合体损伤的 X 线片显像也许非常轻微。有时，只在一个体位 X 线片上可显示损伤，所以在急性损伤足部的 X 光检查中，必须包括所有 3 个标准投射位（即前后正位、斜位和侧位）。在正常足部前后正位片上，第 1 跖骨外侧缘与内侧楔状骨外侧缘在一条直线上，而第 2 跖骨内侧缘与中间楔状骨内侧缘在同一直线上。通常情况下，无论是斜位 X 线片或正位 X 线片显示第 3 跖骨外侧缘与外侧楔状骨外侧缘在一条直线上，而第 4 跖骨和骰骨内侧缘对齐。由于其呈球形，第 5 跖骨基底的外侧缘通常与骰骨的外侧重叠，尽管大多数人表现出骰骨在第 5 跖骨关节表面的小凹口。虽然 2～3mm 的偏移量是第 4

跗跖关节的正常表现，这通常是一个对称性的表现，和另一只足的比较可以帮助区分正常变异和损伤。在侧位片上，第 1 和第 2 跖骨背侧缘应该分别与内侧和外侧楔状骨形成不中断的连线。这些关系不协调表示跗跖关节复合体损伤。

跗跖关节复合体损伤有两种亚型。同侧损伤伴所有受累的跖骨向同一方向脱位，通常为外侧脱位。分散的损伤，第 2 至第 5 跖骨向外侧脱位，而第 1 跖骨向内侧脱位。

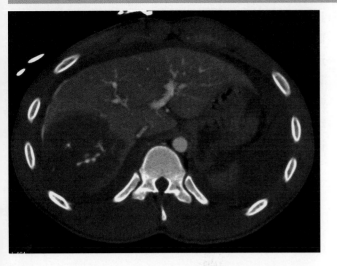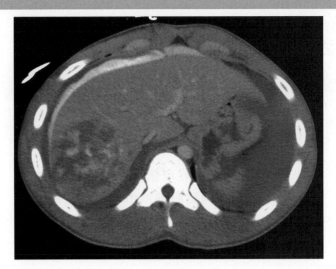

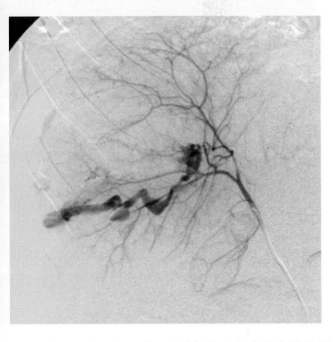

1．哪种 CT 表现对于处理这种创伤会发生最直接的影响？

2．介入放射学在这种情况下的作用是什么？

3．CT 上钝性肝损伤表现为哪些类型？

4．CT 上如何能区分活动性出血与假性动脉瘤？

病例53

活动性出血性肝损伤

1. 活动性动脉出血。
2. 活动性动脉出血的血管内控制。
3. 挫伤，肝实质血肿，包膜下血肿，血管病变，活动性出血。
4. 假性动脉瘤表现为在动脉期局限性造影剂的聚集，而延迟期随造影剂流出而密度减低；活动性出血为边界不清的造影剂聚集，在延迟期扩大。

参考文献

Poletti PA, Mirvis SE, Shanmuganathan K, et al: CT criteria for management of blunt liver trauma: correlation with angiographic and surgical findings, *Radiology* 216:418–427, 2000.

相关参考文献

Emergency Radiology: THE REQUISITES, pp 82–84.

点　评

　　肝是腹部最大的实质性器官。在腹部钝性损伤的患者中，有15%～20%会损伤肝。50%～96%血流动力学稳定的钝性肝创伤患者，如果选择的方法适当，可以成功使用非手术治疗。通过CT增强扫描及时准确地显示损伤情况是非手术治疗成功的关键。CT显示出的异常可影响肝损伤的管理，包括肝损伤的程度、合并其他损伤、活动性出血及预示出血风险增加的血管损伤。结合患者的血流动力学状态和经CT扫描显示的异常可能指示手术或影像为基础的血管内介入治疗，或者是可能会比非手术管理更合适的两者结合的治疗方案。

　　增强CT表现的肝损伤类型包括挫伤、血肿（肝实质或包膜下）、裂伤、血管损伤和活动性出血。挫伤被定义为不凝出血和/或胆汁的低衰减区。可伴有肝实质高衰减血肿。包膜下血肿位于肝包膜和增强的肝实质之间。裂伤为非强化线状或分支状低密度病变。血管病变多见为延伸到肝中央的肝静脉和/或肝后下腔静脉的裂伤所导致，常有肝后血肿。假性动脉瘤在增强CT上表现为短暂性局灶性对比增强，与其他动脉密度相比低于其他动脉CT衰减值最多在

10HU以内，门静脉期或延迟期无这种异常强化表现；而活动性出血动脉期上就表现为边界不清的强化，延迟期上表现为增强的范围扩大。CT所显示的主要血管损伤和/或活动性出血对于非手术治疗的成功是非常关键的，因为它能指示持续性出血。血管损伤和活动性出血同时发生时，无论在血管造影还是在手术中被证实为活动性出血的敏感性均为85%。

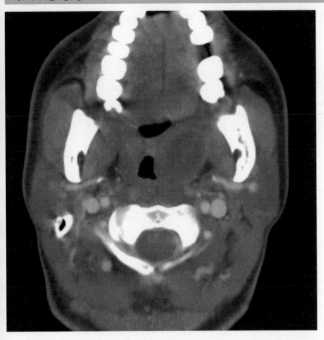

1．CT 在评估患者扁桃体周围蜂窝织炎中的作用是什么？

2．为什么要鉴别扁桃体周围蜂窝织炎与扁桃体周围脓肿？

3．利用针吸或切开引流作出扁桃体周围脓肿的临床诊断的假阴性百分比为多少？

4．文献报道的 CT 扫描检出扁桃体周围脓肿的敏感性是多少？

病例 54

扁桃体周围脓肿

1. 为了发现扁桃体周围脓肿。
2. 扁桃体周围脓肿除了使用抗生素以外还需用引流法；而扁桃体周围蜂窝织炎只需要抗生素治疗。
3. 12% ~ 20%。
4. 100%。

参考文献

Scott PM, Loftus WK, Kew J, et al: Diagnosis of periton-sillar infections: a prospective study of ultrasound, computerized tomography and clinical diagnosis, *J Laryngol Otol* 113:229–232, 1999.

相关参考文献

Emergency Radiology: THE REQUISITES, pp 44–45.

点 评

　　扁桃体周围感染的典型表现为扁桃体周围蜂窝织炎与扁桃体周围脓肿。扁桃体周围蜂窝织炎使用抗生素治疗通常就足够了，扁桃体周围脓肿除了抗生素以外，为了成功治疗，通常需要引流。扁桃体周围脓肿未经处理或处理不当，可并发呼吸道功能紊乱综合征，或脓肿延伸到更深颈部软组织中，随后蔓延到颅底或纵隔。为了证实诊断，尝试对可疑脓肿切开引流，这很困难，而且患者很痛苦，由于靠近颈内动脉所以存在潜在风险。此外，穿刺或切开引流由于12% ~ 20% 病例存在取样误差，导致扁桃体周围脓肿诊断为假阴性，这样导致治疗不恰当。

　　诊断性影像学可用来区分扁桃体周围蜂窝织炎和扁桃体周围脓肿，从而减少不必要的引流。关于检测扁桃体周围脓肿准确度的文献数据很少，CT 和口腔内超声可以将扁桃体周围脓肿与无并发症的蜂窝织炎区分开来。在一项研究中，CT 对脓肿的敏感性和特异性分别为 100% 和 75%，超声上相应的值分别为89% 和 100%。

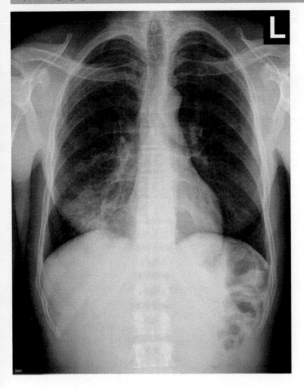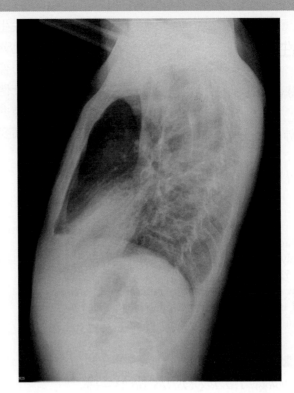

1. 这个诊断最可能的传染性病因是什么?

2. 在什么样的患者人群中获得性肺炎伴有精神障碍而不是发热、咳嗽?

3. 什么样的影像学特征表明为细菌性感染的肺炎?

4. 在人类免疫缺陷毒(HIV)病毒感染者中,什么类型的肺炎最常见?

病例 55

社区获得性肺炎

1. 肺炎链球菌，往往不是单一的病原体。
2. 老年人。
3. 大叶性肺炎实变、支气管充气征和肺炎旁胸腔积液。
4. 社区获得性。

参考文献

Tarver RD, Teague SD, Heitkamp DE, et al: Radiology of community-acquired pneumonia, *Radiol Clin North Am* 43:497–512, 2005.

Waite S, Jeudy J, White CS: Acute lung infections in normal and immunocompromised hosts, *Radiol Clin North Am* 44:295–315, 2006.

相关参考文献

Emergency Radiology: THE REQUISITES, pp 235–236.

点 评

在美国每年被确诊的社区获得性肺炎（community-acquired pneumonia，CAP）高达 500 万例，2004 年至今，它是第八大死因，在门诊治疗的 80% 的患者中，死亡率为 1% ～ 15%。然而，在住院治疗的 20% 的病例中死亡率为 12%。在事先存在的其他因素的影响下，包括高龄、糖尿病、慢性阻塞性肺疾病、免疫功能低下、充血性心脏衰竭、肾衰竭，其预后是不好的。

那些感染 HIV 的人很容易受到非典型感染，在 HIV 疾病中 CAP 频繁发生。细菌性肺炎在总人口中更为普遍，它大多具有较低的 CD4 计数。免疫功能近似正常的患者，细菌性肺炎仍具有典型的社区获得性，最常见的传染源是肺炎链球菌。

在具有免疫功能和免疫功能低下的患者中，CAP 典型临床表现包括咳嗽、发热、畏寒、全身乏力，而临床上免疫功能低下者常更严重。老人可能会出现精神障碍或体能下降，而不是表现为通常的临床表现。

仍然有高达 50% 的 CAP 患者病原体不明。在这些病例中，被分离出的病原体中，肺炎链球菌占 40%，CAP 的其他常见病原体包括肺炎支原体、一些病毒（最典型的是流行性感冒病毒）和肺炎衣原体。

发生频率较小，但重要的 CAP 的病原体包括的金黄色葡萄球菌、肺炎克雷伯杆菌和军团菌。由于重叠的影像学表现，这些病原体很难在 X 线片上区分，大叶性肺炎意味着细菌来源。在肺炎链球菌感染所致的肺炎中，33% 的患者表现为大叶实变合并典型多灶性病变。细菌性肺炎患者中胸腔积液并不少见。

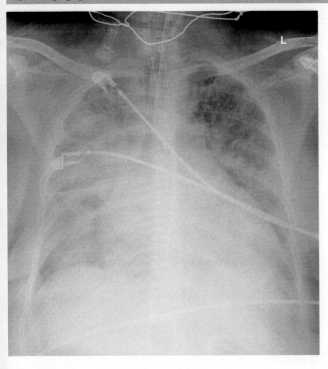

你看到的是一个有慢性肾衰竭病史的 65 岁女性的前后位胸片。

1．诊断是什么？

2．此病最常见的两种病因是什么？

3．在确诊为此病的患者中最常见的临床症状和体征是什么？

4．此病的 3 个阶段是什么？此患者在哪个阶段？

病例 56

肺泡性肺水肿

1．肺水肿。
2．左心衰竭和液体超负荷。
3．呼吸困难和呼吸急促。
4．肺静脉高压，肺间质水肿，肺泡水肿。此患者为肺泡水肿。

参考文献

Gluecker T, Capasso P, Schnyder P, et al: Clinical and radiologic features of pulmonary edema, *Radiographics* 19:1507–1531, 1999.

Hansell DM, Armstrong P, Lynch DA, McAdams HP: Pulmonary vascular diseases and pulmonary edema. In *Imaging of Diseases of the Chest*, 4th ed, Philadelphia, Elsevier Mosby, 2000, pp 401–406.

相关参考文献

Emergency Radiology: THE REQUISITES, p 236.

点 评

液体积聚在肺血管外空间时出现肺水肿。一般来说，它是肺静脉压升高（即，流体静力水肿）或肺泡毛细血管通透性增加的结果，虽然这两种机制经常一起出现。心脏疾病如左心衰竭或者肾衰竭所致的液体过多常导致流体静力水肿。

临床表现经常出现呼吸困难和呼吸急促，这些症状可能需要患者保持直立定位。患者可能会缺氧。临床检查可以发现喘息和出汗。在严重的情况下，可能会产生略带血的泡沫痰。

流体静力水肿通常经历 3 个阶段：肺静脉高压、间质性肺水肿、肺泡水肿。在直立的胸片，肺静脉高压表现为中上肺区的血管（即头向集中）相对于那些在较低的区域的血管扩张。随着静水压力的增加，液体积聚在肺间质，出现间质性肺水肿，表现肺间隔线、支气管壁增厚和 / 或肺门和中央肺血管模糊。也可能出现胸腔积液。随着持续的液体积聚，肺密度增加。作为这一进程的发展，液体进入气体空间会导致肺泡水肿，在 X 线片显示出结节或边界不清楚的密度增高。气体空间密度增高，经常表现为弥漫和斑片状，它们也可能实变。肺泡水肿的一个方式是"蝙蝠翼"水肿，是指主要以中央肺门周围肺泡水肿而不累及肺外围。虽然少见，"蝙蝠翼"肺水肿的出现提示为急性心功能不全，如大面积心肌梗死或继发肾衰竭的液体超负荷所致。当出现肺泡水肿时，肺静脉高压和间质水肿的 X 线征象经常被掩盖。

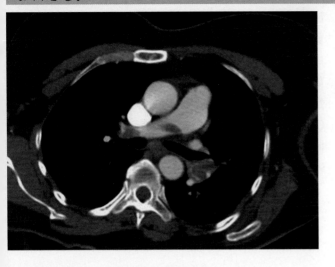 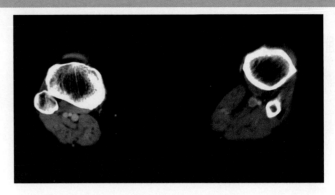

1．静脉血栓疾病的危险因素是什么？

2．肺栓塞常见于什么部位？

3．导致肺栓塞的最常见的深静脉血栓在哪个部位？

4．CT 检查发现静脉血栓性病变的阴性预测值是多少？

肺栓塞和下肢深静脉血栓的形成

1. 高凝状态、静脉淤血、恶性肿瘤、骨科手术、创伤、口服避孕药、怀孕、其他因素。
2. 肺段或亚段动脉的分支。
3. 腿部深静脉。
4. 95% ~ 99%。

参考文献

Quiroz R, Kucher N, Zou KH, et al: Clinical validity of a negative computed tomography scan in patients with suspected pulmonary embolism: a systematic review, *JAMA* 293:2012–2017, 2005.

Stein PD, Fowler SE, Goodman LR, et al: Multidetector computed tomography for acute pulmonary embolism, *N Engl J Med* 354:2317–2327, 2006.

相关参考文献

Emergency Radiology: THE REQUISITES, pp 253–260.

点　评

下肢静脉血栓（deep venous thrombosis，DVT）和肺动脉血栓（pulmonary embolism，PE）构成同一种疾病不同的表现，即静脉血栓性疾病。PE 发病率很难判断，但在美国，估计发病率是 0.65 ~ 1/1000。静脉血栓疾病的患者在住院患者中非常常见，估计每年有 17 万患者。在医院死亡的患者中，PE 患者占 10% ~ 15%。它伴随所有其他病变时的死亡率可高达 17%。然而抗凝治疗可使肺栓塞所致的死亡率减少至近 1.0%。静脉血栓性疾病的高危险因素包括：高凝状态、静脉淤血、恶性肿瘤、矫形外科、创伤、口服避孕药、妊娠。

虽然大的血栓附着在肺动脉主干上，但肺栓塞通常累及段或亚段分支。大部分人的拴子起源于腿部深静脉，少数血拴来自盆腔。上肢静脉血栓导致肺动脉血栓是不常见的，但是留置静脉导管后，其频率将相对增大。静脉血栓和肺栓塞是个连续的过程，在评估中发现肺栓塞出现阴性结果时，通常都会检查有无深静脉血栓。

由于抗凝治疗会产生积极的效果，但也有伴随出血的并发症，准确的诊断是至关重要的。随着多层螺旋 CT 的进步及广泛应用，在怀疑有肺栓塞时肺动脉的 CT 血管成像成为首选的检查方法。当扫描大腿或盆骨时，将 CT 静脉成像（CTV）序列加入到扫描中，诊断静脉栓塞性病变的敏感性可大大提高。例如：在 PIOPED Ⅱ 研究中（Stein 等，2006），血栓性疾病的 CTA 敏感性是 83%，而同时使用 CTA 和 CTV 敏感性是 90%。重要的是，不论选不选择 CTV 同时检查，CTA 判断 PE 的阴性预测值是 95% ~ 99%。如果下肢静脉 CTV 诊断质量是足够的，那么下肢超声检查几乎毫无价值。

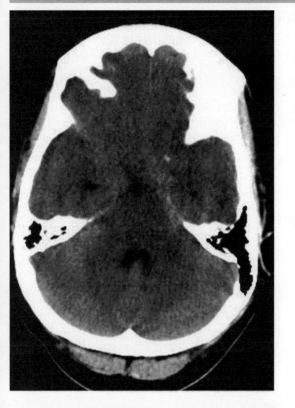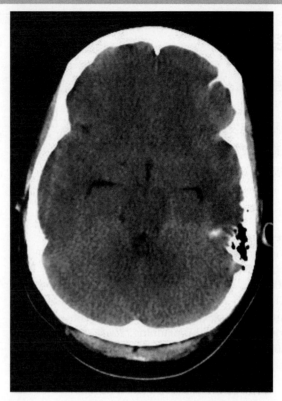

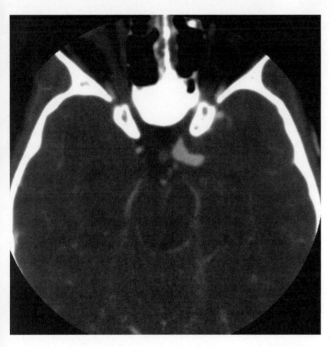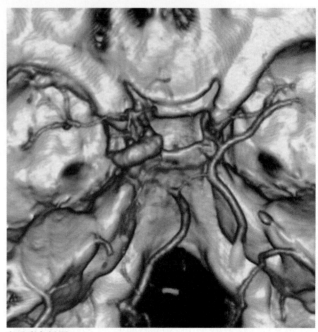

亦见彩色插图

1. 这名患者的蛛网膜下腔出血（subarachnoid hemorrhage，SAH）的可能来源是什么？

2. 典型的急性非创伤性蛛网膜下腔出血患者的临床表现是什么？

3. 目前在急诊室诊断急性非创伤性蛛网膜下腔出血的标准是什么？

4. MDCT 血管造影检测脑动脉瘤的特异性是多少？

病例 58

层螺旋 CT 血管造影不仅能比 DSA 更迅速地完成检查，它还能帮助制订可靠的治疗计划。

脑动脉瘤破裂

1. 脑动脉瘤破裂。
2. "突发剧烈"头痛。
3. 如果 CT 扫描不能发现蛛网膜下腔出血，那么头部 CT 后还需通过腰椎穿刺诊断。
4. 93% ～ 100%。

参考文献

Carstairs SD, Tanen DA, Duncan TD, et al: Computed tomographic angiography for the evaluation of aneurysmal subarachnoid hemorrhage, *Acad Emerg Med* 13:486–492, 2006.

Papke K, Kuhl CK, Fruth M, et al: Intracranial aneurysms: role of multidetector CT angiography in diagnosis and endovascular therapy planning, *Radiology* 244:532–540, 2007.

相关参考文献

Emergency Radiology: THE REQUISITES, p 20.

点 评

在一般人群中脑动脉瘤的患病率可能高达 3% ～ 6%。非创伤性蛛网膜下腔出血的发病率为 11 ～ 25/10 万，其中最常见原因是颅内动脉瘤破裂。未经治疗的急性非创伤性蛛网膜下腔出血的患者在最初 24 小时内死亡率高达 25%，而在 3 个月的死亡率是 50%。

急性蛛网膜下腔出血通常表现为突发剧烈头痛。SAH 的诊断标准是头部 CT 平扫，当 CT 扫描为阴性时，进行腰穿检查，虽然最近的多层螺旋 CT（MDCT）用于检测急性蛛网膜下腔出血的敏感性可能高达 100%。这种方法可显示蛛网膜下腔出血，但它不会显示出血的来源。导致长期以来需要依靠数字减影血管造影（digital subtraction angiography，DSA）诊断 SAH 的脑动脉瘤和其他脑血管病变。然而，随着多层螺旋 CT 的问世，多层螺旋 CT 血管造影已经取代 DSA 成为诊断脑动脉瘤的高灵敏度的方法。4 通道多层螺旋 CT 血管造影检测脑动脉瘤的敏感性是 81% ～ 90%，而 16 个通道的多层螺旋 CT 血管造影有 98% 的敏感性。特异性范围为 93% ～ 100%。多

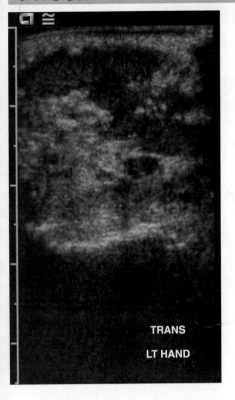 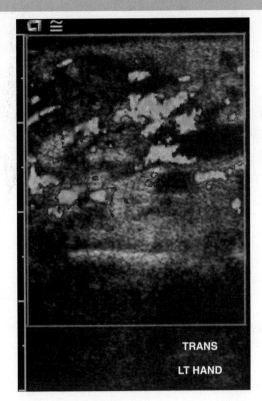

1. 对有蜂窝织炎患者的浅表脓肿需要什么超声设备进行评估?

2. 患有蜂窝织炎的急诊科患者,超声诊断的作用是什么?

3. 浅表软组织脓肿在超声上典型的超声表现是什么?

4. 可以帮助诊断浅表软组织脓肿的非典型的超声特征有哪些?

病例 59

浅表软组织脓肿

1. 高分辨率线性探头。
2. 超声检查可以改变近一半的患者的临床管理。
3. 一个有后部声强和内部碎片的低回声肿块。
4. 彩色多普勒检查可能显示缺血区周围高血管区域。触诊扫描时可能会显示脓肿内的流动的碎片。

参考文献

Loyer EM, DuBrow RA, David CL, et al: Imaging of superficial soft-tissue infections: sonographic findings in cases of cellulitis and abscess, *AJR Am J Roentgenol* 166:149–152, 1996.

Tayal VS, Hasan N, Norton HJ, et al: The effect of soft-tissue ultrasound on the management of cellulitis in the emergency department, *Acad Emerg Med* 13: 384–388, 2006.

相关参考文献

Emergency Radiology: THE REQUISITES, p 48.

点 评

蜂窝组织炎是一种皮肤和皮下组织的软组织感染。患者经常出现肿胀、疼痛、肢体红肿和发热。一般的蜂窝组织炎用抗生素治疗，但脓肿一般需要引流。有波动的局部肿胀使脓肿的临床诊断简单化。然而，在许多情况下，一个在蜂窝组织炎伴随脓肿的临床诊断是具有挑战性和不准确性的。在许多情况下，超声可以明显改变处理策略。例如，Tayal 和他的同事们（2006 年）进行的最近一项研究表明，超声可以改变大约一半蜂窝组织炎急诊患者的处理策略。在许多情况下，临床未知的脓肿被确定，而其他许多不必要的引流是可以避免的。如果一个疑似深部软组织感染，如发生在臀部，CT 或 MRI 可能比超声成像和／或 X 线更合适。

超声浅表性蜂窝织炎和脓肿的评价，需要一个高分辨率的线性探头。蜂窝组织炎超声表现包括皮肤增厚、皮下组织回声增加、皮下有分隔的低回声、呈"鹅卵石"表现。脓肿通常表现为低回声肿块，边界常常不清晰、后方回声增强、内部回声不均，分隔也是常见的征象。彩色多普勒超声可显示脓肿壁高血流，其内无血流区域是积液本身。超声探头或手指轻轻地挤压可发现积液内流动的碎片。这些特征，可以帮助确定皮下组织高回声或等回声非典型脓肿。气体，虽然很少遇到，如果目标区没有开放性伤口或引流情况，几乎是脓肿的特征性诊断。

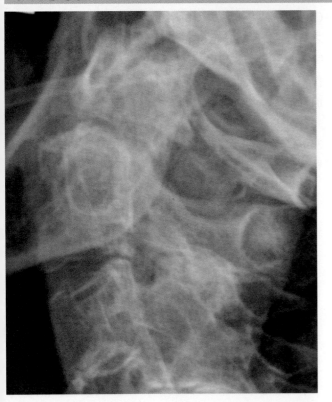

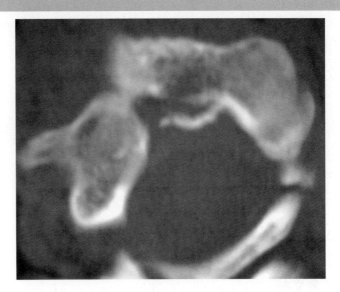

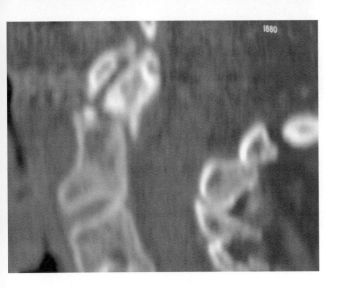

患者主诉从站立位摔倒后颈部疼痛。

1. 该患者放射影像的表现是什么?

2. 诊断是什么?

3. 该骨折分类的依据?

4. 其中哪种类型骨折易于发生骨折不愈合?

Ⅱ型齿状突骨折（Anderson– D`Alonzo 分类）

1. 齿状突下方可见一细骨折线，C1 椎体后椎弓和齿状突后移。在脊柱 C1-C2 椎体水平可见脊柱椎体连线的折曲。
2. Ⅱ型齿状突骨折（Anderson-D'Alonzo 分类）。
3. Ⅰ型、Ⅱ型和Ⅲ型齿状突骨折是根据骨折的解剖位置分类。
4. Ⅱ型齿状突骨折。

参考文献

Anderson LD, D'Alonzo RT: Fractures of the odontoid process of the axis, *J Bone Joint Surg Am* 56: 1663–1674, 1974.

Lomoschitz FM, Blackmore CC, Mirza SK, Mann FA: Cervical spine fractures in patients 65 years and older: epidemiologic analysis regarding the effects of age and mechanism of injury on distribution, type, and stability of injury, *AJR Am J Roentgenol* 178: 573–577, 2002.

相关参考文献

Emergency Radiology: THE REQUISITES, p 219.

点 评

　　齿状突骨折是身体轴部骨折最常见的类型。这种骨折可能是由于过伸、过屈、侧屈或这几种暴力共同作用的结果。上颈椎骨折（C1-C2）常见于 65 岁及以上的患者。高达 40% 以上的骨折累及 C2 椎体，36% 的损伤类型是Ⅱ型齿状突骨折。从立位或坐位跌倒后受伤是这个年龄组的共同损伤机制。

　　Anderson 和 D'Alonzo 依据骨折的解剖位置将齿状突骨折分为 3 种类型。Ⅰ型骨折：在临床上很少见，为齿状突上外侧的斜形骨折，翼状韧带从齿状突附着处撕脱一碎骨片。Ⅱ型骨折发生在齿状突的基底部，并没有累及 C2 椎体。Ⅲ型骨折包括累及 C2 椎体的骨折。伴随寰椎骨折见于 56% 的Ⅱ型齿状突骨折患者。

　　Ⅱ型齿状突骨折在 X 线片上的表现可能非常轻微而难以发现。马赫效应非常类似于Ⅱ型齿状突骨折，是在开口位片上非常有名的假象。马赫效应是

C1 椎体的后 - 下弓所导致。证明此线延伸到齿状突之外或稍稍改变角度重新摄 X 线片有助于排除齿状突骨折。横向或斜向的骨折线，即使在高分辨率的轴位 CT 上也很难发现。各向同向性的高分辨率的矢状面和冠状面 CT 图像应常规应用于该骨折的诊断。

　　如果齿状突和 C2 椎体间的对位不良（分离大于 2mm），Ⅱ型齿状突骨折常常不愈合。骨折不愈合会导致寰齿关节不稳。

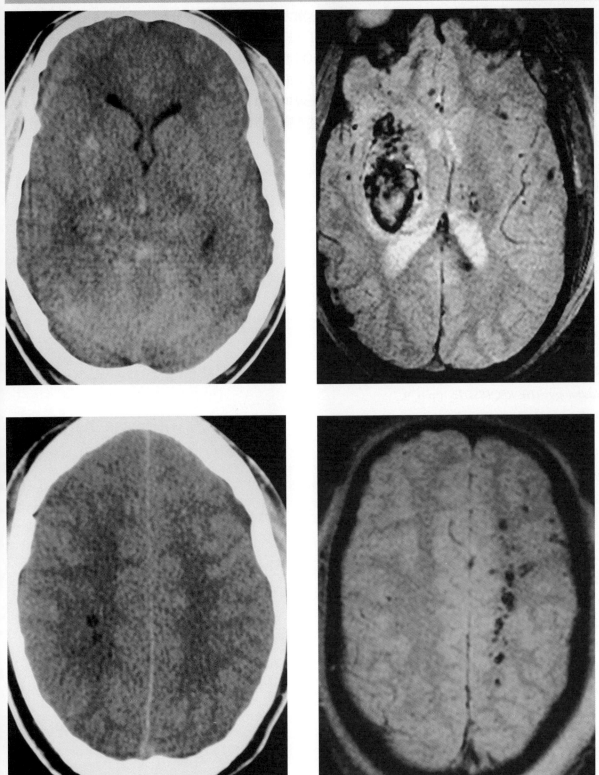

你看到的是一个头部钝性外伤、伴有不同程度意识变化的患者的影像。

1. CT 和 MRI 的影像学表现是什么?

2. 诊断是什么?

3. 指出这种创伤累及的其他部位?

4. MRI 中哪个加权图像对该损伤最敏感?

病例 61

弥漫性轴索剪切损伤

1. 出血可见于两个大脑半球的灰质和白质交界部、左侧胼胝体后部、右侧深部核团、外囊。MRI 比 CT 显示更多的病变。
2. 弥漫性轴索剪切损伤。
3. 胼胝体体部和膝部、脑干、小脑。
4. 梯度回波序列。

参考文献

Hammoud DA, Wasserman BA: Diffuse axonal injuries: pathophysiology and imaging, *Neuroimaging Clin North Am* 12:205–216, 2002.

Kinoshita T, Moritani T, Hiwatashi A, et al: Conspicuity of diffuse axonal injury lesions on diffusion-weighted MR imaging, *Eur J Radiol* 56:5–11, 2005.

相关参考文献

Emergency Radiology: THE REQUISITES, pp 8, 9.

点　评

弥漫性轴索剪切损伤（diffuse axonal shear injury，DAI）最常见于车祸。旋转加速力通常产生于两个相邻组织之间，和直接受伤的部位无关。损伤的程度和分布情况和旋转加速度的大小有关。显微镜看到的轴索损伤在大脑的宏观检查中常被忽略。

如果病灶很小则往往不能在 CT 上显示，如果发生创伤时没有出血则 CT 可能不显示。剪切伤患者在两个半球的灰白质交界处可见多个小点状出血性病变，这是该损伤最常见的部位。胼胝体压部是第二常见的部位。剪切发生在两个大脑半球白质相对更多移动的后部灰质和不太移动的胼胝体连接部位。病变也可见于胼胝体体部和膝部。这些病变通常伴随胼胝体压部病变。脑干病变通常出现在重度颅脑损伤患者。典型的剪切病变在脑干背外侧的脑实质周围，损伤周围脑组织呈环状不累及。相关的剪切损伤将会见于更多的边缘部位，包括半球和胼胝体。少量脑室出血或小的硬膜下血肿也常见于 DAI 患者。剪切损伤不常见于垂体柄、视交叉、海马区。

MRI 可诊断和显示 DAI 患者的病灶及受伤程度。梯度回波序列是出血和非出血性的剪切病变的最好的鉴别方式。顺磁性血液分解产物引起的磁场不均匀性可在梯度回波序列上形成可视化病变。其他 MR 序列包括液体衰减反转恢复和扩散或 T2 加权序列对显示剪切损伤较敏感。初步研究表明，磁敏感加权图像和表观扩散系数的峰值成像等更先进的技术在诊断 DAI 患者脑实质出血和预测预后方面比常规 MRI 更敏感。

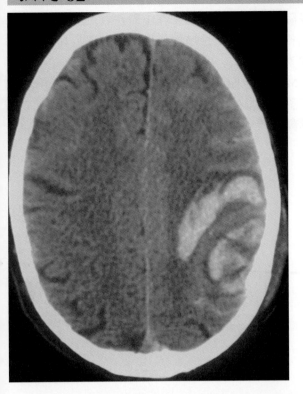

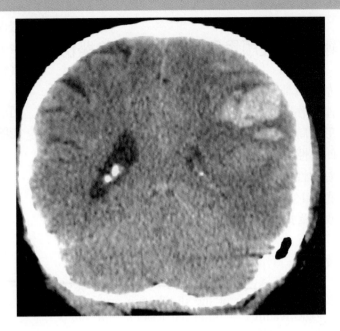

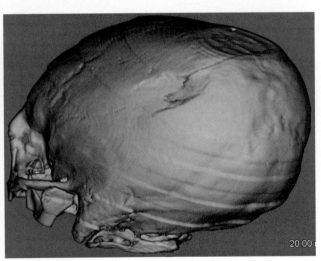

亦见彩色插图

你看到的是一张被铅管殴打后的患者的影像。

1．CT 表现是什么？

2．诊断是什么？

3．枕骨受伤后常见的损伤的大脑部位有哪些？

4．凹陷性颅骨骨折治疗的适应证是什么？

病例 62

凹陷性粉碎性颅骨骨折伴颅骨下脑挫伤

1. 左颞顶骨粉碎性凹陷性骨折合并大范围颞顶脑挫裂伤和蛛网膜下腔出血。左侧脑实质水肿，形成局部占位效应，压迫左侧侧脑室。
2. 凹陷性粉碎性颅骨骨折伴颅骨下脑挫伤。
3. 对冲性脑挫伤通常见于前后叶脑实质（前颅窝底部上方）和两侧颞叶前部。
4. 改善受损的脑神经，纠正畸形，预防感染。

参考文献

Gentry LR, Godersky JC, Thompson B: MR imaging of head trauma: review of the distribution and radio-pathologic features of traumatic lesions, *AJR Am J Roentgenol* 150:663–672, 1988.

Klufas RA, Hsu L, Patel MR, et al: Unusual manifestations of head trauma, *AJR Am J Roentgenol* 166: 675–681, 1996.

相关参考文献

Emergency Radiology: THE REQUISITES, pp 6, 7.

点 评

脑挫裂伤常见于大脑灰质的表面而少见于白质。挫伤由局灶性水肿和出血组成。严重挫伤可能扩大，累及皮质下的白质。挫伤可能被视为撞击或对冲性损伤。直接通过颅骨传播的冲击力、穿透性异物或凹陷的骨头碎片均可损伤颅骨下的脑实质。对冲伤的损伤特点是在受伤部位的对侧大脑看到损伤，例如，向后跌倒时后脑着地。这导致了两侧眼眶顶部上方的额叶的前下部挫伤。这些患者也可能伴有颞叶前部挫伤。这种类型的脑挫裂伤是由针对前中颅窝的冲击力在颅前窝颅底不平的状况下而产生摩擦的结果。在这样的患者中，枕骨骨折并不少见。

脑挫裂伤在 CT 上显示为大脑表面的边界不清楚的高密度。而病变的周围可看到低密度，这表示水肿和组织坏死。根据病变和水肿的大小，可能会看到相邻脑实质和脑室受压的肿块效应。水肿可能会在损伤后 3～5 天内加剧。颞叶或后颅窝脑血肿（直径 >5cm）可能需要外科手术来去除，以防发生脑疝、脑干受压、梗阻性脑积水等致命后果。

随着时间的推移，脑挫裂伤面积会减小并且 CT 密度降低。这些变化通常在 1 周左右更明显。在 CT 增强扫描上，出血性脑挫伤周围可呈现为环形强化，这种改变与肿瘤、感染和梗死的表现相似。

MRI 在诊断脑挫裂伤时较 CT 更为敏感，但不适用于急性脑损伤检查。MRI 应该用于那些通过 CT 不能解释的神经损伤患者。

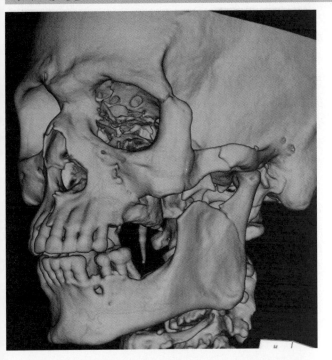
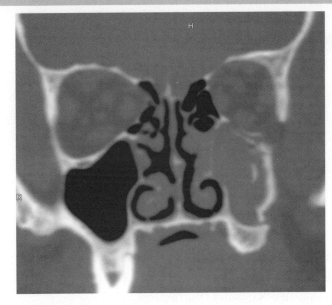
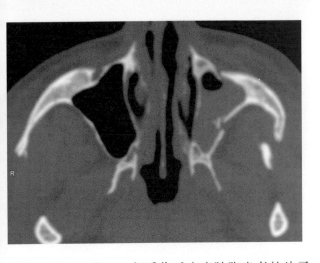
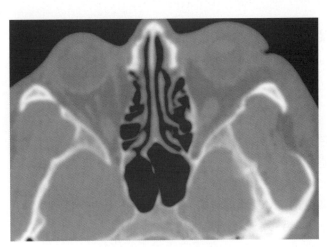

你看到的是一位左面部受伤后疼痛肿胀患者的片子。

1．诊断是什么?

2．这个外伤可见哪 5 个骨折?

3．颧骨和颅骨、面部间的 4 个关节是什么?

4．列出患者有此损伤的 4 种临床表现。

病例 63

颧骨上颌复合体骨折

1. 颧骨上颌复合体（zygomaticomaxillary complex fracture，ZMC）骨折。
2. 上颌窦前壁和侧壁、眶底、颧弓、上颌体（三维 CT 上显示的下颌颈部骨折不是 ZMC 骨折的一部分。）
3. 额颧缝，颧上颌缝，蝶颧缝和颧颞缝。
4. 向上凝视和复视时，眶下神经感觉丧失，软组织气肿，眶下缘裂开。

参考文献

Hopper RA, Salemy S, Sze RW: Diagnosis of midface fractures with CT: what the surgeon needs to know, *Radiographics* 26:783–793, 2006.

Strong EB, Sykes JM: Zygoma complex fractures, *Facial Plast Surg* 14:105–115, 1998.

相关参考文献

Emergency Radiology: THE REQUISITES, p 39.

点 评

在最常见的面部骨折中，颧骨骨折排在第二位。其突出的隆起结构使之容易受到损伤。绝大多数的骨折是由于直接撞击导致的。在颧骨复合骨折患者中，有 25% 左右的人会患有相关面部骨折症状。即使轻度移位的 ZMC 骨折也有可能导致严重的功能性损伤并可能导致外观畸形。大多数（70%～90%）的 ZMC 骨折需要进行内部固定手术进行修复。

ZMC 骨折的临床诊断包括：触诊时眼眶下眶缘和颧骨的阶梯感；上颌窦前壁破裂处软组织的气肿；眶下神经分布区域的麻痹。眶底骨折很容易导致眶下神经受到损伤。复视，尤其是向上凝视时，通常是由于眶底骨折产生的骨头碎片撞击下直肌，或下直肌水肿所致。牙关紧闭是由于颧弓的冠状突和颞肌的碰撞所导致的。其他的临床表现还包括眼球凹陷或凸出，取决于外伤后眼眶容积增大或缩小。

颧骨的组成可视为由中央凸状突出，伸出四个突起分别通过颧额缝、颞颧缝、颧蝶缝和颧上颌缝附着在额骨、颞骨、蝶骨和上颚骨上。ZMC 的骨骼构成中，最脆弱的是眶底，最坚固的是颧额支。

颧骨隆起的直接损伤将会显著地破坏上述四个支撑点。因此，这种损伤称为四足动物骨折或四角锥体骨折。过去的文献中常用"三脚架骨折"来描述这种损伤。但这一叫法忽略了颧骨的后方在颅底与蝶骨的关系这一事实。颌面外科医生更喜欢"颧骨上颌复合体骨折"这个词。在一个典型的颧骨上颌复合体骨折中常常见到下述损伤：（1）颧弓骨折，（2）前眶下缘和眶底骨折，（3）上颌窦的前壁和侧壁骨折以及（4）眼眶的外侧壁或者颧上颌缝的分离。粉碎性骨折常见于颧上颌支和颧颞支。通常，颧骨由于外部力量向后、下和内侧位移并撕脱咬肌。多层螺旋 CT 可以用来诊断这种创伤。

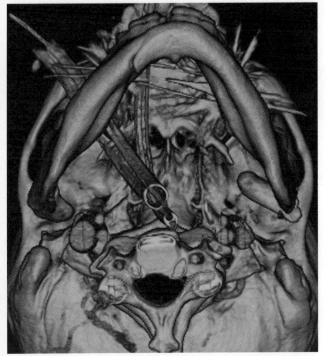

亦见彩色插图

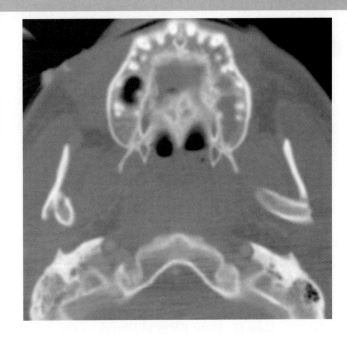

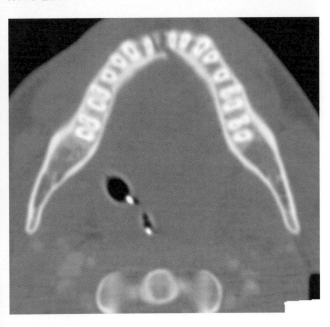

你看到的是外伤后双侧面部疼痛患者的图像。

1．可见哪些损伤？

2．下颌骨骨折的最常见的部位是哪里？

3．与常规下颌骨 X 线片比较哪种骨折在全景牙片上较易显示？

4．这种损伤的机制是什么？

病例 64

连枷下颌骨

1. 下颌颈部和颏部骨折，双侧脱位见于颞下颌关节。
2. 下颌骨体。
3. 发生在下颌骨后 1/3 的骨折在全景牙片上比在 X 线片中更易显示。
4. 直接打击下巴。

参考文献

Ceallaigh PO, Ekanaykaee K, Beirne CJ, et al: Diagnosis and management of common maxillofacial injuries in the emergency department. Part 2: mandibular fractures, *J Emerg Med* 23:927–928, 2006.

Turner BG, Rhea JT, Thrall JH, et al: Trends in the use of CT and radiography in the evaluation of facial trauma, 1992–2002: implications for current costs, *AJR Am J Roentgenol* 183:751–754, 2004.

相关参考文献

Emergency Radiology: THE REQUISITES, pp 40, 41.

点 评

和鼻子以及颧骨一样，下颌骨因为其骨性突出也很容易断裂。它的 U 形形状致使其容易发生两个部位的骨折，或造成颞下颌关节的继发损伤。下颌骨可分为 6 个解剖部位，下颌缝、下颌体、下颌角、下颌支、髁突颈部和冠突。骨折依据解剖部位分为 6 种不同类型。骨折的解剖位置和所涉及的损伤范围百分比在文献中是有差异的。骨折最常见的位置是下颌体（30%），其次是下颌角（28%），下颌颈（26%），下颌缝（10%）、下颌支和冠突。

放射投照位包括前后位、双侧斜位、汤氏位、正侧位，可以显示上颌骨的骨折情况。水平全景牙片能够在一张 X 线片上全部显示整个下颌骨，尤其是后 1/3 的下颌骨。这两种放射学检查皆需花费时间（平均时间 28 分钟，范围为 10 ~ 60 分钟），要求患者合作来获取适当的影像。多层螺旋 CT 检查比 X 线摄片的速度快、准确、便宜，患者更舒适。通过轴向、冠状面、曲面多平面重建以及容积再现的三维成像，多层螺旋 CT 图像有助于准确诊断所有骨折和制订治疗计划。

下颌骨连枷骨折累及下颌联合，常并发双侧下颌骨髁、下颌骨支和下颌骨角骨折，颞下颌关节受伤也很普通。临床表现包括牙齿咬合不正、牙关紧闭、下颌骨的运动受限和口内出血。气道可能因为咽部血肿或者因为患者平卧位时无法保持舌头在口腔前位而出现阻塞。

大多数的下颌骨骨折被认为是开放性骨折（所有骨折位于第二磨牙后方）。下颌骨开放性骨折患者需要使用抗生素。

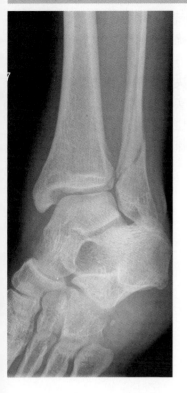 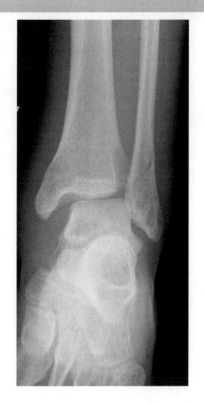 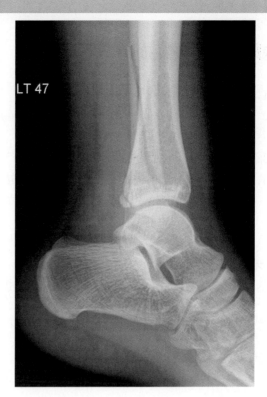

你看到的是一个跌倒后踝关节疼痛、肿胀的患者的影像。

1. 损伤的机制是什么?

2. 描述这个损伤中看到的腓骨骨折的典型影像学表现。

3. 在这个机制中哪条韧带最早损坏?

4. 这种损伤的Ⅲ级和Ⅳ级影像学特征是什么?

病例 65

踝关节旋后外旋损伤

1. 旋后外旋。
2. 腓骨骨折通常开始在胫骨下关节面水平并且向近端不同程度的延伸。
3. 最初的损坏出现在前下胫腓韧带。
4. 一个"后踝"的碎骨片说明是Ⅲ级损伤。内侧关节间隙大于 4mm 和腓骨骨折显著移位表明是Ⅳ级损伤。

参考文献

Wilson AJ: The ankle. In Rogers LF, ed: *Radiology of Skeletal Trauma*, New York, Churchill Livingstone, 2002, pp 1222–1318.

相关参考文献

Emergency Radiology: THE REQUISITES, pp 151–155.

点　评

旋后外旋是踝关节骨折最常见的机制，40% ～70% 的踝关节骨折的患者可以观察到这一骨折模式。其他踝关节骨折的机制包括旋后内收、旋前外旋以及旋前内旋。腓骨骨折的解剖学位置和方向随四种机制而改变。旋后外旋损伤中所见的典型的腓骨螺旋骨折通常是损伤中最明显的部分。这种骨折在踝关节侧位 X 线片上显示得最清晰。

旋后外旋损伤所致踝关节周围结构损坏的图像非常有特点。最初的结构损伤发生在前下胫腓韧带，其次是腓骨。在Ⅲ级损伤，后下胫腓韧带损坏。Ⅳ级损伤内侧踝关节存在瘀斑，这样会导致三角韧带断裂或内踝横断骨折，也可见到来自于前下胫腓韧带的胫骨或腓骨附着处的撕脱骨折。

Ⅲ级损伤累及后下胫腓韧带。损伤可能是纯粹的软组织损伤或者胫骨后唇附着处的撕脱骨折。这种骨折可被称为 Volkmann 撕脱骨折或后踝骨折。通常这些碎片很小而且是关节外的，但是大的碎片可能向踝关节内延伸。骨碎片通常在踝关节侧位片上显示。

三角韧带断裂对于尝试并且区分稳定的Ⅱ级损伤和完全不稳定的Ⅳ级损伤是很重要的。Ⅱ级以上损伤的 X 线征象包括内侧关节间隙增加（＞ 4mm）所提示的距骨外侧移位、后踝骨折和显著分离的腓骨骨折。大多数Ⅳ级损伤表现为内踝横断骨折。踝关节的磁共振成像可用于确诊不典型内踝骨折的软组织损伤。

治疗方法更多地取决于韧带和骨的损伤而不是在任何分类系统中损伤的实际阶段。治疗的基础是恢复正常的胫距骨位置。移位的踝关节骨折不需要手术复位。逆转伤害力是减轻踝关节骨折的原则。

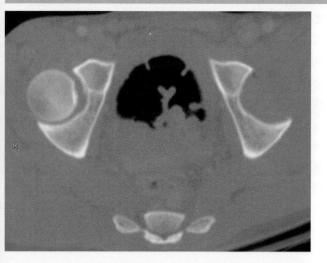
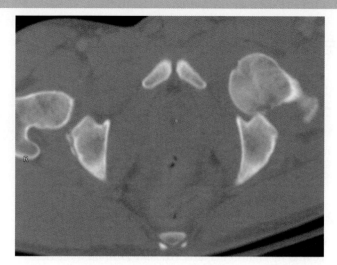

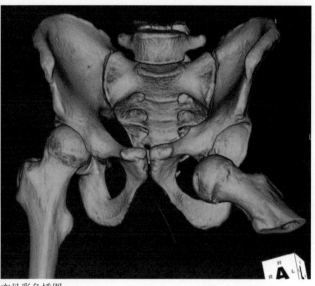

亦见彩色插图

你看到的是由机动车碰撞引起的盆腔疼痛患者的图像。

1．诊断是什么？

2．受伤时股骨处于什么位置？

3．列举 3 个伴随髋关节脱位的常见骨折。

4．列举两个髋关节脱位的并发症。

左髋前脱位

1. 没有骨折的左髋关节前脱位。
2. 一个无防备的司机股骨相对于髋关节屈曲、外旋和外展。
3. 髋臼骨折，股骨头，股骨颈骨折。
4. 创伤性后关节炎和股骨头缺血坏死。

参考文献

Levin P: Hip dislocation. In Browner BD, Jupiter JB, Levine A, Trafton PG, eds: *Skeletal Trauma*, Philadelphia, WB Saunders, 1998, pp 1713–1750.

相关参考文献

Emergency Radiology: THE REQUISITES, p 142.

点　评

髋关节是一个非常稳定的球窝关节，这种稳定源自于被唇状加深的髋臼窝和股骨头之间的骨性关系。这些坚厚的关节囊以及致密的韧带和周围的肌肉结构也有助于增加关节的稳定性。

髋关节脱位几乎都是由于高能量创伤所致。髋关节损伤的类型取决于多种因素，包括碰撞时股骨的位置、主导力量的强度和方向、髋臼前倾角和股骨及髋臼骨矿化情况。后脱位是脱位的最常见类型。相比于后脱位，前脱位要少得多。如果膝关节内侧撞击仪表盘时，髋关节放松并且处于屈曲外展外旋位，通常会出现前下脱位。髋关节处于外展位受到力量撞击时会发生髋关节前上脱位。目前髋关节脱位的分类已经废弃了"中心脱位"这一项，而有股骨头内侧移位伴随髋臼内侧壁骨折的诊断。

前后位 X 线片通常用于评价髋关节脱位，重要的是取得中心线定位于受累髋关节的 45° 内外斜位片（Judets 位）。股骨头大小的微小偏差可能表明髋关节脱位。前脱位时，股骨头脱位更多地出现在正位 X 线片上，沈通线会出现异常。髂骨斜位 X 线片用于评估髋臼后柱和前壁。闭孔斜位 X 线片用于评估髋臼前柱和后壁。在 3 张 X 线片上应该仔细地评估股骨头的各个侧面。证实关节腔内骨碎片、股骨颈和髋臼骨折对于复位和手术路径的规划是很重要的。

多层螺旋 CT 检查通常在脱位的髋关节被成功复位后进行。CT 上可以很好地显示关节腔内碎骨片、结构、大小以及髋臼移位多少和股骨头骨折。CT 也可以更好地显示软组织损伤和关节囊积液。CT 上显示的髋关节内气体可能表明了在外伤性髋关节脱位中髋关节被强行分离。

髋关节脱位的并发症包括创伤后关节炎、股骨头坏死。创伤后股骨头和髋臼关节面之间的关节软骨缺损使得早期骨关节炎容易发展。现已证实股骨头缺血性坏死的发展和髋关节脱位所持续的时间存在很高的相关性。

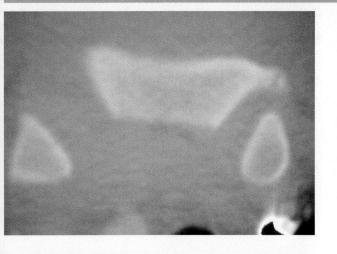 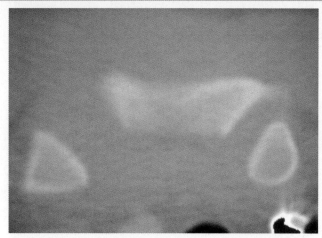

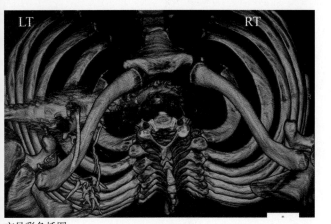
亦见彩色插图

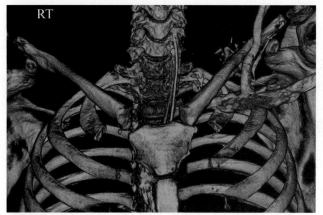
亦见彩色插图

钝挫伤与前胸痛患者的图像。

1．诊断是什么？

2．这种损伤的不同的类型是什么？

3．损伤的机制是什么？

4．这种损伤可能伴随纵隔的哪些损伤？

病例 67

右侧胸锁关节后脱位

1. 右侧胸锁关节后上脱位。
2. 前上或后上脱位。
3. 打击肩部的后面或者直接打击锁骨前内侧面。
4. 后脱位可能伴随着颈总动脉或锁骨下动脉、头臂静脉、气管、食管、上腔静脉、喉返神经的损伤。

参考文献

Wilson AJ: The shoulder and humeral shaft. In Rogers LF, ed: *Radiology of Skeletal Trauma*, New York, Churchill Livingstone, 2002, pp 607–618.

相关参考文献

Emergency Radiology: THE REQUISITES, p 115.

点 评

胸锁关节脱位罕见，可分类为前脱位和后脱位，一般也有锁骨内侧的上移。正因为这种损伤罕见以及X线片上胸锁关节显示不清晰，常导致漏诊。

与后脱位相比，前脱位更常见。肩的后部或者前部受到间接地撞击可分别导致前或后脱位。锁骨作用像杠杆，而肋胸关节形成了支点。锁骨内侧面受到直接撞击也可能导致后脱位。罕见的是，在没有外伤史的情况下，由于胸锁关节发育异常或退行性关节炎，自发性胸锁关节脱位也可能发生。

由于纵隔大血管、气管、食管、喉返神经、上腔静脉和头臂静脉与胸锁关节关系紧密，所以后脱位后相关的损伤也可能发生。锁骨后移位或者胸锁关节手术操作过程中，这些结构中的一个或多个可能会受到损伤。

前后位、斜位以及特殊位置的X线片，很难显示锁骨和胸骨柄之间的解剖关系。与纵隔结构和胸椎重叠使得这些X线片很难辨别这些结构。受累的锁骨内侧端被移位且在不同的层面显示。在X线片上也许不能辨别是前或后移位。

多层螺旋CT（MDCT）是诊断胸锁脱位首选的影像学检查方法。CT显示了锁骨内侧端和胸骨柄之间的精确关系。MDCT上也可以看到由后脱位所致的软组织损伤。高分辨率重建和容积重现三维成像有助于准确判断移位的程度以及锁骨内侧和邻近纵隔重要结构之间的位置关系。

闭合复位通常是首选治疗方案，除非重要的纵隔结构受到锁骨后移位的撞击，在这种情况下，主张切开复位。

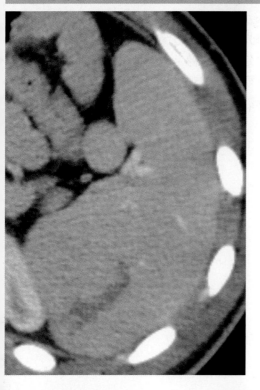
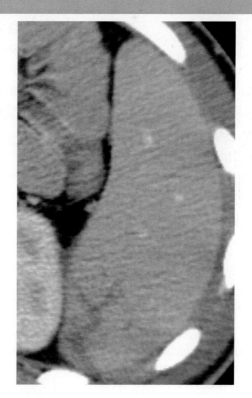
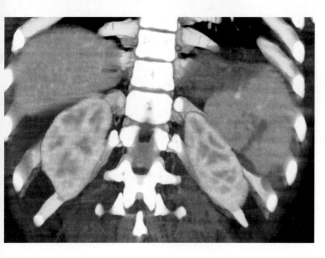

你看到的是一个机动车碰撞后腹痛患者的影像。

1. 最佳诊断是什么？

2. 分泌期时这种损伤在 CT 上的表现是什么（静脉注射造影剂后 3 分钟）？

3. 用于脾损伤分级的影像学表现是什么？

4. 什么样的脾损伤需要积极的外科手术或经导管栓塞？

病例 68

脾裂伤

1. 脾裂伤。
2. 在分泌期像上所显示的裂伤很小或者可能根本不显示。这是因为裂口被造影剂填充并且变得和正常脾实质一样。
3. 裂口的长度和数量、血肿的表面范围、脾活动性出血和血管损伤。
4. 脾的活动性出血和血管损伤。

参考文献

Marmery H, Shanmuganathan K: Multidetector-row computed tomography imaging of splenic trauma, *Ultrasound CT MR* 27:404–419, 2006.

Marmery H, Shanmuganathan K, Alexander MT, et al: Optimization of selection for nonoperative management of blunt splenic injury: Comparison of MDCT grading systems, *AJR Am J Roentgenol* 189:1421–1427, 2007.

相关参考文献

Emergency Radiology: THE REQUISITES, p 88.

点 评

患者因腹壁闭合性损伤入院后，CT 增强扫描可以显示脾损伤的 5 种主要类型。这些损伤包括血肿、裂伤、活动性出血、血管损伤、梗死。急性脾裂伤在 CT 增强扫描上显示为低衰减线性或边缘呈锯齿状或不规则的区域。对比剂注射后 3 分钟获得的分泌期图像，裂口被造影剂填充，病灶变小，或和正常脾实质密度一样。注射造影剂后门静脉期扫描脾对于准确地确定撕裂的程度是非常重要的。

美国创伤外科协会（American Association for the Surgery of Trauma，AAST）损伤评分和基于 MDCT 的分级系统是根据脾撕裂的数量和长度、表面积或脾血肿（包膜下或实质内）厚度、脾活动性出血、血管损伤来确定受伤的程度。随着愈合进展，裂伤的边缘变得不太明显，变圆，体积减小，直到它们密度与正常脾实质相近。脾损伤部位可能变成外围瘢痕或轮廓异常。在单纯性撕裂伤的正常愈合过程中极少发展为创伤后囊肿。非复杂性的撕裂伤通常在 4～6 周愈合。

脾裂、小叶或者条状伪影可能造成脾裂伤假阳性。脾裂有光滑圆润的边缘并且其内可能包含脂肪或纤维组织，延迟期图像上，它们一般都不会衰减到类似正常脾实质。仔细观察延迟相的图像可能有助于区分裂伤和脾裂。

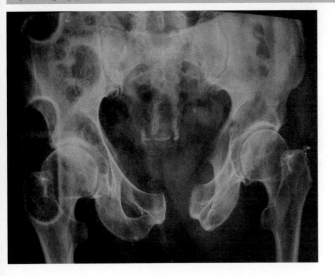

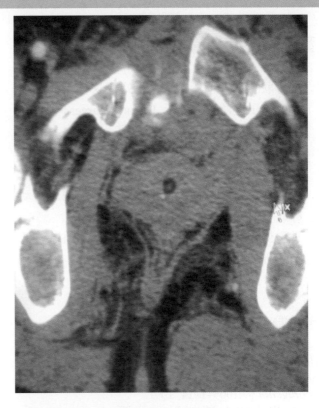

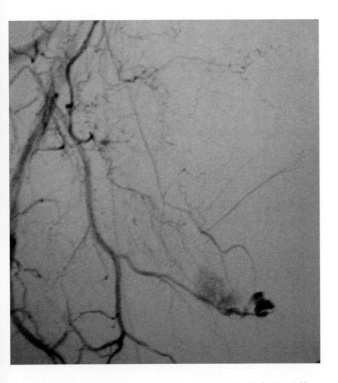

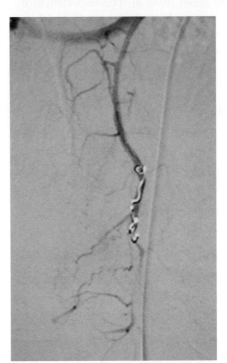

你看到的是由于机动车碰撞致盆腔疼痛患者的图像。

1. 影像学表现是什么?

2. CT 影像表现是什么?

3. 在第一张动脉期图像上的表现是什么?

4. 哪些类型的骨盆骨折伴随明显的盆腔出血?

病例 69

Ⅱ型前后压缩性骨盆骨折

1. 耻骨联合和右前骶髂关节分离。这代表的是Ⅱ型前后压缩性骨盆骨折（Young-Burgess 骨盆骨折分类）。
2. 耻骨联合分离、盆底血肿和血肿内不规则活动性出血。
3. 选择性髂内动脉造影显示出血源自于阴部内动脉的一个分支。
4. Ⅲ型侧向压缩，垂直切力，共同作用机制，Ⅱ型和Ⅲ型前后压缩性骨盆骨折（Young-Burgess 骨盆骨折分类）。

参考文献

Ben-Menachem Y, Coldwell DM, Young JWR, et al: Hemorrhage associated with pelvic fractures: causes, diagnosis, and emergent management, *AJR Am J Roentgenol* 57:1005–1014, 1991.

Eastridge BJ, Starr A, Minei JP, et al: The importance of fracture pattern in guiding therapeutic decision-making in patients with hemorrhagic shock and pelvic ring disruptions, *J Trauma* 53:446–450, 2002.

相关参考文献

Emergency Radiology: THE REQUISITES, p 138.

点 评

盆腔出血被认为是患者受钝性外伤后骨盆环破裂最常见的并发症，由于骨盆骨折所致严重出血的入院患者死亡率超过 50%。骨盆骨折的高发病率和死亡率都直接且主要和出血量相关。这些患者，尤其是那些后骨盆环中断或骨折的患者，易于出血。出血可能来自于受损的髂动脉的分支、丰富的盆腔静脉丛或者骨松质碎片。超过 55% 的患者可以看到长骨骨折、腹腔内受伤等相关损伤。这些损伤也可能会导致额外的大量失血。根据出血的来源，用多学科均衡处置方法优先治疗出血来源是有必要的。

多个不同的分类系统可用来进行骨盆骨折分类。Young-Burgess 分类法是根据破坏力的主要作用方向分类的，所述的力量包括侧向压缩（lateral compression，LC），前后压缩（anteroposterior compression，APC）、垂直剪切力以及一个复杂的机制。LC 和 APC 骨盆骨折各有 3 个分组。LC 骨折是受伤后最常见的类型。在 X 线片或 CT 上辨别耻骨支骨折的方向和主要碎片的移位有助于确定分类。确定骨盆骨折的类型有助于确认患者出血的高风险，并且引导适当的治疗。例如，APC Ⅱ型和 APC Ⅲ型骨折的患者动脉损伤的患病率最高，包括臀上动脉和阴部内动脉。臀上动脉靠近骶棘韧带和梨状肌筋膜，而阴部内动脉靠近骶结节韧带，当这些韧带撕裂时，这些动脉通常会损伤。

盆腔包扎带的应用有助于减小真骨盆的空间来减小出血的发生。它也固定了碎骨片和骨盆环，帮助受损的血管形成凝血块。盆腔血管造影有助于定位动脉出血点，并且通过选择性远端栓塞来控制出血。

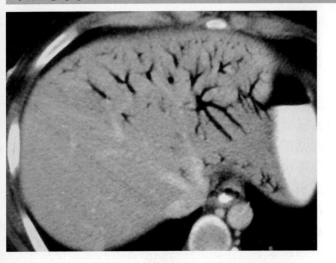
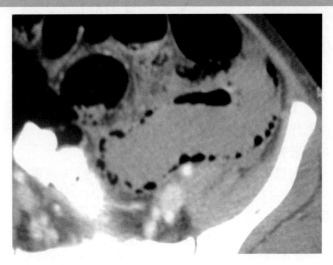
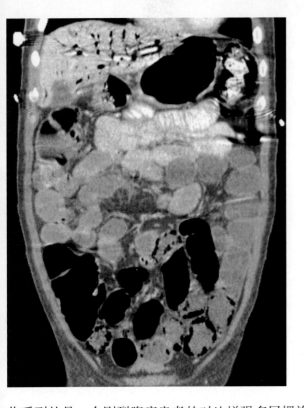

你看到的是一个剧烈腹痛患者的对比增强多层螺旋 CT 图像。

1. 请描述腹部的异常 CT 表现。

2. 最佳诊断是什么？

3. 请说出这种病变中 3 种常见的对比增强 CT 表现。

4. 这种病变中最特异性的对比增强 CT 表现是什么？

病例 70

小肠梗死

1. 小肠肠袢弥漫性扩张，肠壁积气，门静脉积气，无增强的扩张肠管（多平面重建图像上积气）。
2. 小肠透壁性梗死。
3. 肠壁增厚，肠管扩张，肠壁异常强化。
4. 肠壁不强化是小肠梗死中最特异性的 CT 表现。

参考文献

Rha SE, Ha HK, Lee SH, et al: CT and MR imaging findings of bowel ischemia from various primary causes, *Radiographics* 20:29–42, 2000.

Wiesner W, Khurana B, Hoon J, et al: CT of acute bowel ischemia, *Radiology* 226:635–650, 2003.

相关参考文献

Emergency Radiology: THE REQUISITES, pp 290–291.

点　评

肠缺血可累及小肠和大肠，可以是节段性或弥漫性的，涉及部分或全部肠壁。局部缺血性结肠炎是 50 岁以上结肠炎患者最常见的类型，通常是自限性疾病。透壁性肠梗死有较高的死亡率（50% ~ 90%）。肠壁血流不足的主要原因可能是闭塞或非闭塞因素，包括动脉或静脉血栓形成、低灌注或血管痉挛、肠梗阻、肿瘤、血管炎、辐射、药物和创伤。多达 60% ~ 70% 的肠缺血病例是由于肠系膜上动脉血栓形成或栓塞引起的。

多层螺旋 CT 和 MRI 在提示肠缺血的主要原因和肠壁改变中发挥了重要的作用。CT 诊断肠缺血的敏感性高达 82%，可以和血管造影相媲美。肠缺血的 CT 评价，需要经口服和直肠给予造影剂或水。静脉注射造影剂有助于显示肠系膜上动脉或静脉内的血栓。平扫和增强 CT 是诊断肠壁出血必不可少的，可以鉴别各种不同的肠壁强化模式。

无论其病因是什么，肠缺血的影像学表现是相似的。最常见的 CT 表现为局灶性或弥漫性肠壁增厚（26% ~ 96%）。增厚的程度并不反映缺血的严重程度。正常肠壁根据其充盈程度可能会有不同的厚度（3 ~ 5mm）。CT 平扫时增厚肠壁内的异常衰减可能是由于水肿（均匀低密度）或出血（高密度区）。由于黏膜水肿或出血在增强 CT 上呈现为高低密度的交替伴随肠壁增厚，可以表现为"靶征"。增强 CT 扫描肠壁不强化，是肠缺血最特异性的 CT 表现。

肠腔扩张和气液平面在肠梗死患者中较肠缺血患者更为常见（56% ~ 91%）。这是由于肠缺血造成正常肠道蠕动的中断。提示透壁性梗死的其他 CT 表现包括壁间神经和肌肉的破坏导致肠壁（尤其是小肠）变得很薄，肠壁积气和门静脉积气。肠壁积气和门静脉积气都是很特异的 CT 表现，但较少（3% ~ 28%）出现。腹腔游离气体的存在是一个不良的 CT 表现，提示梗死的肠壁穿孔。肠系膜脂肪条索、肠系膜积液和腹水是急性缺血性肠病患者的其他非特异性 CT 表现。

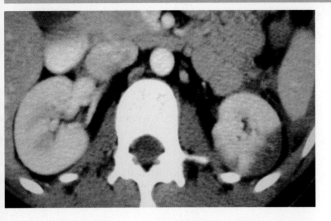
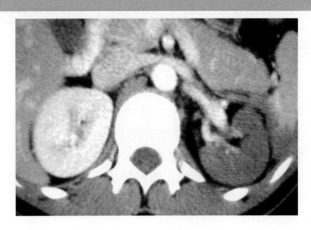

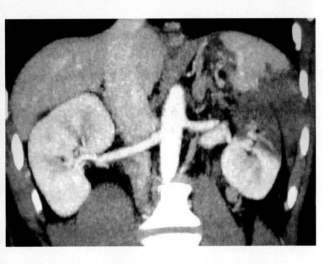

你看到的是一位钝性外伤后腹痛患者的图像。

1．最佳诊断是什么？

2．这种损伤最常见于什么部位？

3．描述动脉造影在这种损伤的诊断和治疗中的作用。

4．损伤机制是什么？

病例 71

节段性肾梗死

1. 左肾上极节段性梗死和脾周出血。
2. 肾上极。
3. 多层螺旋CT能准确诊断节段性肾梗死。肾动脉造影不是诊断或治疗的适应证。
4. 内膜损伤伴血栓形成，或被膜动脉、副肾动脉或肾内段动脉撕脱造成肾实质梗死。

参考文献

Kawashima A, Sandler CM, Corl FM, et al: Imaging of renal trauma: a comprehensive review, *Radiographics* 21:557–574, 2001.

Lewis DR, Mirvis SE, Shanmuganathan K: Segmental renal infarction after blunt abdominal trauma: clinical significance and appropriate management, *Emerg Radiol* 3:236–240, 1996.

相关参考文献

Emergency Radiology: THE REQUISITES, p 100.

点　评

　　钝性伤是节段性肾梗死的潜在原因。文献报道的大多数病例是由于心脏瓣膜病造成的栓塞。其他显著的病因包括腹主动脉和肾动脉中动脉粥样硬化斑块的栓子、肾动脉动脉瘤、血管造影的导管操作和脉管炎。

　　拉伸的副肾动脉、肾外或肾内动脉分支或被膜动脉在钝性外力影响下造成内膜损伤，伴随血栓形成或血管撕脱。动脉血流的长期中断最终将导致梗死。共有5个肾段，由各自的肾段动脉供血。每个段动脉是其供血肾实质的终动脉。最常见的肾梗死部位是肾上极，其他部位包括下极和极间区域的前部和后部。

　　节段性肾动脉梗死在对比增强多层螺旋CT表现为明确的、界限清楚的楔形无强化区。梗死区的基底通常出现在肾边缘，顶点指向肾门。增强多层螺旋CT的其他相关表现，如轻微的肾实质损伤或小的肾周血肿不应排除节段性肾动脉梗死的诊断。

　　高达71%的肾梗死是钝性外伤后肾损伤的唯一形式。放射学和泌尿学的文献表明，不会发生迟发性肾出血或肾功能显著丧失，肾梗死应当行非手术治疗。节段性肾动脉梗死的多层螺旋CT表现是特征性的，肾动脉造影不是必需的，除非并发其他损伤需要检查时。

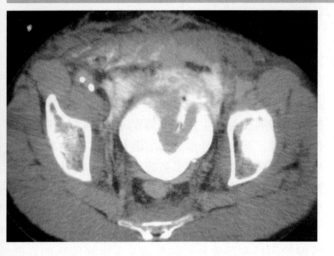

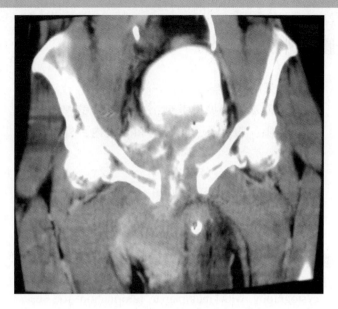

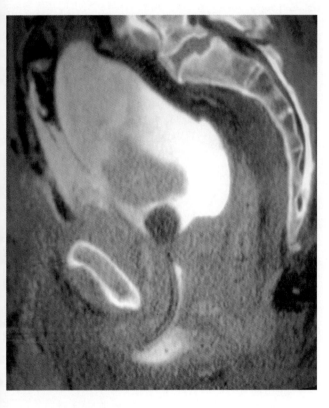

你看到的是盆腔的横断面、冠状面、矢状面的多层螺旋 CT 图像。患者被机动车撞伤后收入医院。

1．最佳诊断是什么？

2．这种损伤有哪些不同类型？

3．说出轴位和冠状位图像上尿液造影剂外渗的膀胱前间隙的解剖空间。

4．这个患者的泌尿生殖膈是否完整？

腹膜外膀胱破裂

1. 腹膜外膀胱破裂。
2. 有 5 种不同的损伤类型，包括膀胱壁挫伤、腹膜间隙、腹膜外、腹膜内和腹膜内、外复合破裂。
3. Retzius 间隙。
4. 不完整。在会阴部和右侧大腿内侧看到造影剂，提示泌尿生殖膈破裂。

参考文献

Chan DPN, Abujudeh HH, Cushing GL Jr, et al: CT cystography with multiplanar reformation for suspected bladder rupture: experience in 234 cases, *AJR Am J Roentgenol* 187:1296–1302, 2006.

Vaccaro JP, Brody JM: CT cystography in the evaluation of major bladder trauma, *Radiographics* 20: 1373–1381, 2000.

相关参考文献

Emergency Radiology: THE REQUISITES, pp 103–105.

点　评

骨盆骨折的患者中有 5% ~ 10% 发生膀胱破裂。高达 83% 的膀胱破裂患者存在骨盆骨折。膀胱破裂最常见的机制是机动车碰撞。肉眼血尿总是伴随着明显的膀胱损伤。肉眼血尿和骨盆骨折的患者都应该进行常规膀胱造影检查或者 CT 膀胱造影扫描。

常规膀胱造影检查和 CT 膀胱造影扫描都要求足够的膀胱充盈以避免假阴性。足够的膀胱充盈可通过灌输 350 ~ 400ml 造影剂（30% 造影剂用于常规造影检查和 4.4% 造影剂用于 CT 膀胱造影）实现。如果考虑要做盆腔血管造影检查，常规膀胱造影检查就应当安排在这个检查之后。

根据膀胱壁损伤的类型和部位，钝性外伤后膀胱损伤分为 5 型。膀胱挫伤的患病率没有可靠的数据。膀胱挫伤导致部分或不完全的黏膜撕裂。虽然有血尿，但膀胱摄影通常表现正常，不需要特殊的治疗。间质性膀胱破裂患者的膀胱造影上看到膀胱壁不规则且无明确造影剂外渗。间质性膀胱破裂在钝性外伤后很少见到。

腹膜外膀胱破裂是膀胱损伤中最常见的类型

（80% ~ 90%）。尿中造影剂外渗到膀胱外通常是由于膀胱壁透壁损伤。壁损伤是膀胱附着韧带的剪切力或碎骨片直接撕裂的结果。漏出的造影剂可以进入相邻的膀胱前间隙，即 Retzius 间隙、盆底或向后上进入腹膜后。进入 Retzius 间隙的对比剂可以沿腹前壁扩展到脐周。泌尿生殖膈上筋膜的损伤将允许造影剂进入阴囊。造影剂外渗进入大腿和阴茎意味着泌尿生殖膈下筋膜的损伤。大多数腹膜外膀胱破裂采用保守治疗，即经尿道或耻骨上膀胱引流，大的撕裂可能需要手术修复。

腹膜内膀胱破裂占 10% ~ 20%，造影剂外渗到腹腔的凹处和肠管外。创伤通常发生在膀胱的底部。损伤通常发生于对充盈膀胱的直接撞击。修复手术是治疗的首选。腹膜内和腹膜外复合破裂的发生率为 5% ~ 12%。

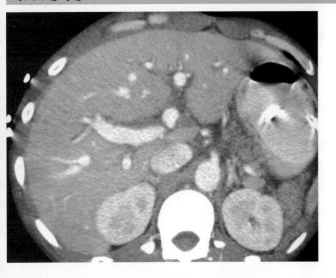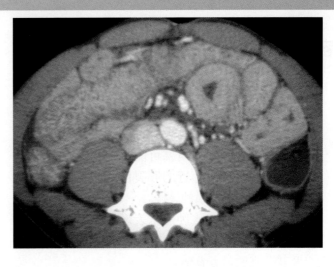

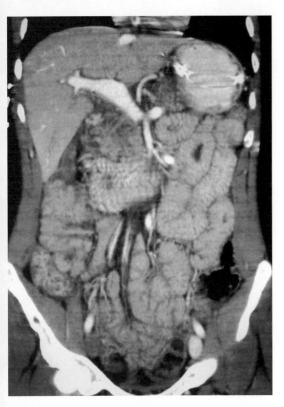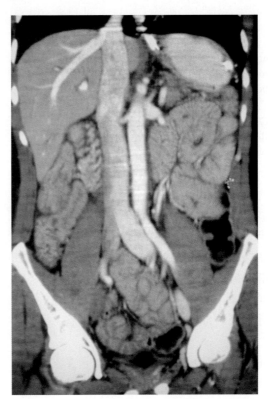

你看到的是腹部钝性损伤患者的横断面和冠状面重建图像。

1．诊断是什么？

2．门静脉及其分支周围的低衰减区代表什么？

3．有哪些其他的相关创伤可以有类似的 CT 表现？

4．哪些 CT 表现有助于区分门脉周围淋巴水肿和肝内胆管扩张？

病例 73

容量超负荷的门静脉周围淋巴水肿

1. 门脉周围弥漫性低密度、小肠壁增厚、下腔静脉明显扩张提示快速的静脉补液造成容量负荷。
2. 低衰减区代表扩张的门静脉周围淋巴管。
3. 张力性气胸、心包填塞可能导致弥漫性门静脉周围淋巴水肿。邻近的肝裂伤可以看到局灶性门静脉周围淋巴水肿。
4. 门静脉周围淋巴水肿通常表现为门静脉及其分支周围的低密度区。胆管扩张通常只在门静脉及其分支的前方看到。

参考文献

Chapman VM, Rhea JT, Sacknoff R, et al: CT of non-traumatic abdominal fluid collections after initial fluid resuscitation of patients with major burns, *AJR Am J Roentgenol* 182:1493–1496, 2004.

Shanmuganathan K, Ameroso M, Mirvis SE: Periportal low density on CT in patients with blunt trauma: association with elevated venous pressure, *AJR Am J Roentgenol* 160:279–283, 1993.

点　评

　　门静脉及其分支周围的低密度区继发于很多情况，已在医学文献中有很好的描述。非创伤性的原因包括急性肝移植排斥反应、充血性心力衰竭、恶性的门脉周围或腹膜后淋巴结肿大以及肝炎。创伤后门脉周围水肿通常提示严重的中心静脉压升高，这可能是由于大量快速静脉补液，心包填塞，或张力性气胸所致。

　　不像肝内胆管在门静脉前方，肝内淋巴系统是在叶间结缔组织内围绕门静脉、肝动脉和胆管的。当淋巴管阻塞或流量增加导致液体积累时，肝内淋巴管可见。静脉复苏期间血容量的快速扩张导致中心静脉压升高是造成创伤后门脉周围低密度的最常见原因，张力性气胸和心包填塞也是重要的原因。

　　中心静脉压升高相关的其他CT表现包括下腔静脉扩张，在无呼吸变化的图像上表现为直径大于相邻的主动脉。弥漫性肠水肿伴小肠壁增厚是中心静脉压升高的第二个CT征象。长期严重的中心静脉高压的患者，水肿也可能发展至大肠和胃壁以及整个后腹腔。这些异常的消退需要恢复到等液量状况。

　　局灶性门脉周围低密度见于邻近的肝裂伤出血延伸到门静脉周围的空间。弥漫性小肠壁水肿也见于继发于低血容量的缺血综合征（肠休克）的创伤患者，重要的是鉴别此类患者和中心静脉压升高的患者。低血容量的CT征象包括下腔静脉扁平，腹主动脉缩小，由于肾实质灌注减慢表现为高密度。通常表现为肠管扩张，液体充满异常强化的肠壁。腹痛患者需要在4～6小时后复查CT检查以诊断并发的部分或全层小肠损伤，因为损伤可能被容量超负荷引起的弥漫性肠壁水肿所掩盖。

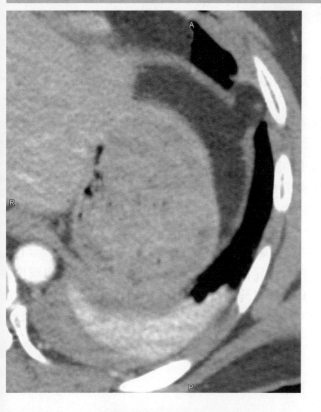

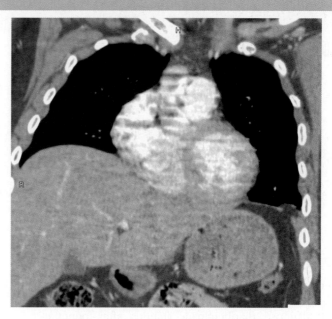

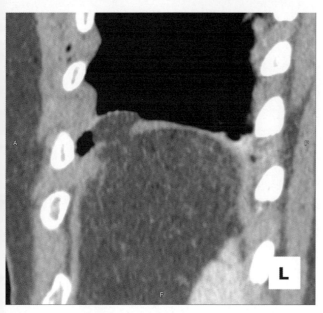

你看到的是左侧胸腹部被刺伤的患者的图像。

1．与正确的诊断相关的异常表现是什么？

2．什么部位的穿透性伤口与膈肌损伤相关？

3．隐匿性膈肌损伤会导致哪些延迟并发症？

4．说出 3 种用于诊断穿透性膈肌损伤的微创外科技术。

左侧膈肌损伤

1. 左侧膈肌损伤，腹部脂肪通过一个小的膈肌缺损进入胸腔。
2. 胸腹部，下胸部，上腹部，季肋部。
3. 嵌顿或绞窄的腹腔器官疝入膈缺损部位。
4. 诊断性腹腔灌洗（diagnostic peritoneal lavage，DPL），电视胸腔镜手术（video-assisted thoracoscopic，VATS），腹腔镜手术。

参考文献

Freeman RK, Al-Dossari G, Hutcheson KA, et al: Indications for using video-assisted thoracoscopic surgery to diagnose diaphragmatic injuries after penetrating chest trauma, *Ann Thorac Surg* 72:342–347, 2001.

Murray JA, Demetriades D, Cornwell EE 3rd, et al: Penetrating left thoracoabdominal trauma: the incidence and clinical presentation of diaphragm injuries, *J Trauma* 43:624–626, 1997.

点　评

根据刺伤或枪伤的位置，穿透性躯干创伤造成膈肌损伤的发病率有所不同。进入部位在下胸部或胸腹部的伤口，通常定义为在乳头连线至肋弓下缘之间的前、后胸部伤口，发病率最高达26%～45%。其他造成膈损伤的伤口进入部位包括上腹部和两侧季肋部。

对血流动力学稳定且没有出现明显的临床或CT脏器损伤证据的患者可选择非手术治疗，但这样增加了漏诊无症状的膈肌损伤的风险。

虽然大部分膈肌损伤患者可能有相关的上腹部或下胸部器官损伤，高达26%的左胸腹创伤患者是没有临床症状的。32%的患者因膈肌破裂口小而胸片可能表现正常，相反，钝挫伤造成的膈肌撕裂较大，其穿透性膈肌损伤的长度平均值为1～4cm。

诊断穿透性膈肌损伤的常用微创手术技术包括诊断性腹腔灌洗（DPL）、电视胸腔镜手术（VATS）、腹腔镜手术。DPL已被认为是诊断膈肌损伤的诊断标准。DPL诊断膈肌损伤依赖于腹腔灌洗液红细胞的异常计数，然而，这并不是一个标准化的测量。微创外科技术，例如电视胸腔镜手术和腹腔镜手术，已被证明对诊断和修复无症状或X线隐匿性膈肌损伤是安全的方法。

同侧气胸或血胸是穿透性膈肌损伤患者入院时片看到的一个共同的表现。其他影像学表现包括膈面抬高和出血或腹部器官疝入胸部而掩盖膈肌的轮廓。值得注意的是，高达32%的左胸腹贯通伤和膈肌损伤的患者入院时胸片显示正常。

高分辨率的轴向和多平面多层螺旋CT图像能提示小的膈肌损伤。没有研究指出多层螺旋CT诊断膈肌损伤的敏感性。诊断穿透性膈肌损伤的特殊CT表现包括"CT环"征（在膈肌裂口看到疝入的内脏缝痕），腹腔脏器通过膈缺损疝入胸腔，单一刀刺伤的患者，其邻近组织的损伤可在任意一侧膈面。膈肌损伤的非特异性CT表现包括伤道延伸至膈，膈增厚，没有相邻血肿的局灶孤立性的膈缺损。有非特异性CT表现的患者需要CT复查随访、腹腔镜或胸腔镜进一步观察。

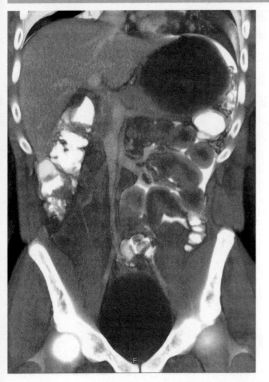

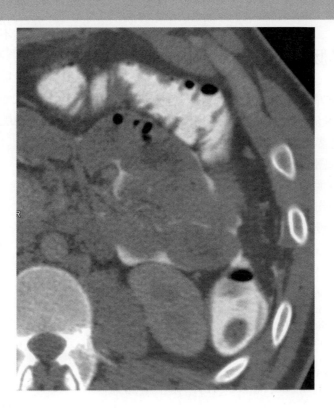

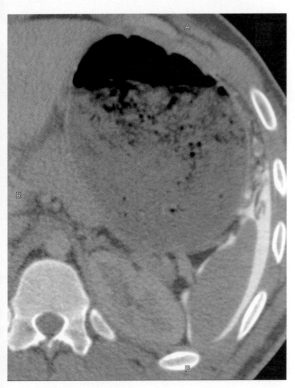

你看到的是左上腹被刺伤的患者的图像。

1. 穿透性创伤造成肠道全层损伤的 CT 表现是什么？

2. 本例患者，哪些 CT 表现提示全层结肠损伤？

3. CT 提示其他哪些损伤需要外科修复？

4. 穿透性创伤后 CT 显示腹腔游离气体的意义是什么？

病例 75

穿透性结肠和膈肌损伤

1. 肠壁增厚，肠壁不连续，口服或直肠内造影剂外漏到肠腔外。
2. 结肠造影剂外漏到腹膜腔。
3. 右边的图像看到左侧膈肌小的损伤。
4. 腹膜腔游离气体代表腹膜受到侵犯。这并不是肠道损伤的特异性 CT 表现，因为它可以由子弹或刀具侵犯腹膜引起。

参考文献

Múnera F, Morales C, Soto JA, et al: Gunshot wounds of abdomen: evaluation of stable patients with triple-contrast helical CT, *Radiology* 231:399–405, 2004.

Shanmuganathan K, Mirvis SE, Chiu WC, et al: Penetrating torso trauma: triple-contrast helical CT in peritoneal violation and organ injury—A prospective study in 200 patients, *Radiology* 231:775–784, 2004.

点 评

肠道损伤在躯干穿透伤患者中很常见，在腹部穿透伤患者中发生率可能高达 35%。这些损伤可能会隐匿数小时。多层螺旋 CT 已被证明是检查腹膜和腹腔内损伤的准确且可靠的方法，包括肠系膜和肠道损伤。

穿透伤行多层螺旋 CT 检查的禁忌证包括血流动力学不稳定、腹膜炎、B 超检查显示腹腔游离液体、上腹部或胸部 X 线片显示腹腔游离气体、直肠出鲜血、通过鼻饲管吸出血液。

三重对比多层螺旋 CT 应常规用以评估腹膜受累，显示腹腔内和腹膜后损伤程度。静脉注射、口服和直肠内造影剂灌注对诊断腹腔损伤是必不可少的。口服和直肠灌注阳性造影剂使肠腔显影和扩张，有助于提高检查肠和肠系膜损伤的能力。延迟扫描图像也能获得肾排泄期的图像以评价肾集合系统尿漏的征象。

肠道损伤的多层螺旋 CT 表现包括胃肠道造影剂外渗、肠壁增厚、肠壁不连续或有缺损、创伤通道延伸到空腔脏器的壁。腹腔游离血液可能是由腹膜本身或腹壁损伤造成，腹膜外损伤的血液也可能通过伤口通道流入腹腔。腹腔内的气体可能是由子弹或刀具在侵犯腹膜时进入腹腔。因此，腹腔游离血液和腹腔内气体不被考虑为肠道损伤的表现。上述 CT 征象强烈提示穿透性创伤部位的肠道损伤。相反，CT 上表现肠壁增厚被认为是严重的肠道钝挫伤的非特异性征象。大多数穿透性腹部损伤患者 CT 显示肠壁增厚，提示全层肠道损伤，需要手术修复。

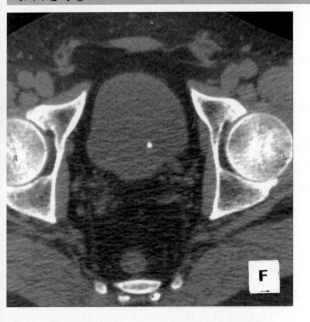
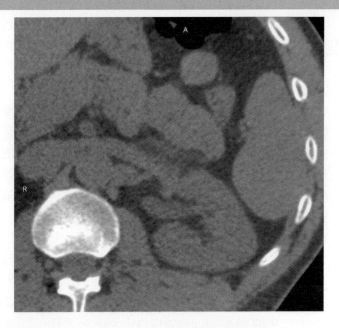
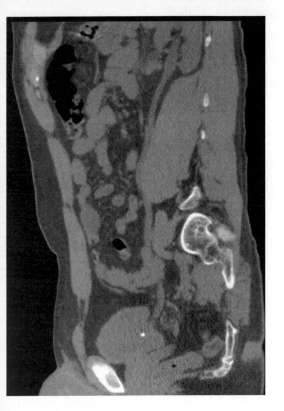
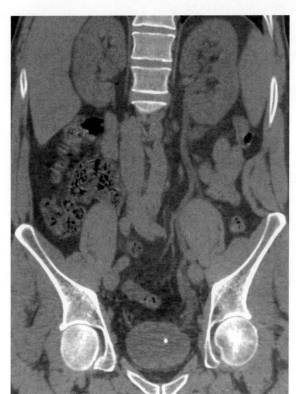

你看到的是左侧季肋部疼痛患者的图像。

1. 最佳诊断是什么？

2. 为什么患者会出现左侧肾盂及输尿管积水？

3. 当泌尿系未见结石而发生梗阻的原因是什么？

4. 结石可能引起输尿管梗阻的 3 个最常见的部位是什么？

病例 76

左侧输尿管结石最近排入膀胱

1. 左侧输尿管结石最近排入膀胱伴左侧输尿管及肾盂积水。
2. 输尿管膀胱连接处结石嵌顿引起黏膜水肿，继而造成梗阻。
3. 结石通过造成黏膜水肿、血凝块、肾乳头坏死脱落、移行细胞癌、输尿管狭窄。
4. 肾盂输尿管移行处、输尿管越过骨盆边缘处和输尿管膀胱连接处。

参考文献

Rucker CM, Menias CM, Bhalla S: Mimics of renal colic: alternative diagnoses at unenhanced helical CT, *Radiographics* 24(Suppl):S11–S28, 2004.

Tamm EP, Silverman PM, Shuman WP: Evaluation of the patient with flank pain and possible ureteral calculus, *Radiology* 228:319–329, 2003.

相关参考文献

Emergency Radiology: THE REQUISITES, p 299.

点 评

多层螺旋 CT 平扫是评估季肋部痛患者的首选成像方式，它对发现肾结石有很高的敏感性（95% ~ 98%）和特异性（98% ~ 99%）。33% ~ 55% 的季肋部痛患者有肾或输尿管结石。CT 平扫，可以看出9% ~ 30% 的患者有其他非结石病变。与 CT 的准确性相比，腹部 X 线片发现结石的敏感性只有 45%，特异性为 77%。

90% 的尿路结石是钙化的。大部分（67%）肾结石的化学成分含有草酸钙（混合或纯的）。其他结石可能包含磷酸钙（6%）成分，混合有鸟粪石和磷灰石（15%）、尿酸（8%）和胱氨酸（3%）等成分。接受蛋白酶抑制剂治疗艾滋病的患者，药物可能会在尿液中结晶，形成阴性结石而 CT 无法显示。不论结石的化学成分，大部分的肾结石在 CT 上可以显示，因为结石的固有密度高于周围的软组织。

在肾盂输尿管移行处、骨盆边缘和输尿管膀胱连接处输尿管管腔较狭窄，使得结石更容易嵌顿在这些位置并造成阻塞。输尿管管腔内看到结石是输尿管结石最直接的征象。不对称的肾周炎性改变、同侧肾肿大、肾积水、输尿管积水、输尿管壁增厚、输尿管周围脂肪条索等间接征象有助于提高诊断的确定性。

有时很难鉴别输尿管结石和输尿管外钙化灶（如静脉石）。有一个征象可以帮助确定结石，软组织环征，即出现于结石周围的输尿管壁水肿。50% ~ 77% 的输尿管结石患者可以看到软组织环征。彗星尾征，即静脉延伸到静脉石的中心，是另一个可以帮助鉴别输尿管结石和静脉石的征象。

没有结石而发生肾盂和输尿管积水，可能是由于结石通过输尿管膀胱连接处造成的黏膜水肿所致。其他原因包括血凝块、移行细胞癌或肾乳头坏死脱落阻塞输尿管。如果怀疑是后面的原因，静脉注射造影CT 成像可以用于进一步评估。

最初在输尿管膀胱连接处看到的 4mm 或更小的结石有 80% 可以自行排出。4mm 或更大的嵌顿结石在输尿管膀胱连接处附近，需要同时进行仰卧位和俯卧位成像以确定结石在输尿管还是在膀胱内。患者俯卧时，膀胱内的结石会掉向膀胱前壁。

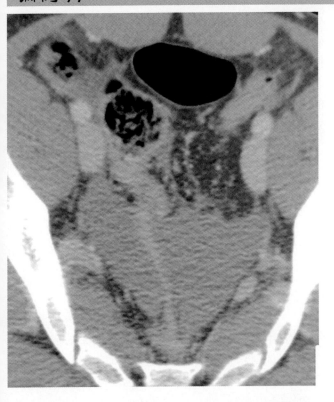

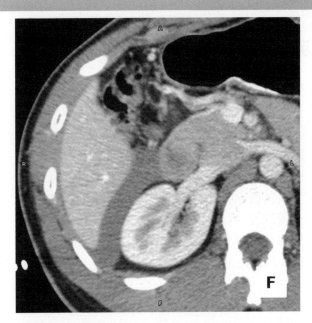

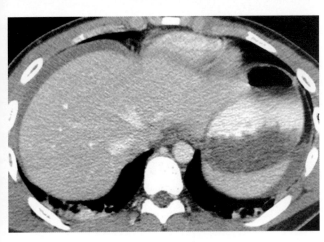

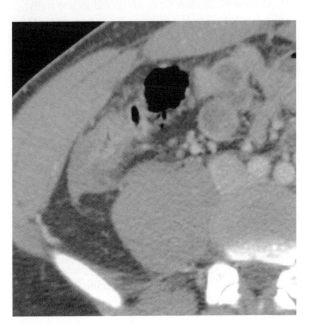

你看到的是一个严重钝性外伤主诉腹痛患者的影像。CT 图像显示腹腔和盆腔器官正常。

1．游离液体在哪些解剖部位？

2．最佳诊断是什么？

3．钝性外伤后导致孤立的腹腔积液的原因是什么？

4．在这种情况下，最好的处理方法是什么？

病例 77

创伤后无来源的孤立性游离积液

1. 肝周、脾周、肝肾隐窝（莫里森囊）、右结肠旁沟和盆腔。
2. 无实质器官损伤的孤立性腹腔游离积液。
3. 肠或肠系膜损伤，肝或脾表面的细微裂伤，腹腔内膀胱损伤，腹膜外血肿血浆渗出，与外伤无关的腹水。在女性，少量的游离积液可以是生理性的。
4. 放射科医师和创伤外科医师应该就放射学和临床表现讨论出最好的处理方法。

参考文献

Lubner M, Menias M, Rucker C, et al: Blood in the belly: CT findings of hemoperitoneum, *Radiographics* 27: 109–125, 2007.

Sirlin CB, Casola G, Brown MA, et al: US of blunt abdominal trauma: importance of free pelvic fluid in women of reproductive age, *Radiology* 219:229–235, 2001.

相关参考文献

Emergency Radiology: THE REQUISITES, p 95.

点 评

腹部钝挫伤后腹腔游离积液作为 CT 发现的唯一征象可能提示重要的隐匿性损伤。对这些患者应如何设法找出隐匿性损伤，各创伤中心并没有明确的共识。对 CT 提示有孤立的游离腹腔积液的患者的处理计划中应当考虑的重要因素包括游离腹腔积液的量和部位，患者性别、体检结果、发热和白细胞增多的情况。有些人认为孤立的腹腔积液是肠或肠系膜损伤的标志，有剖腹手术的适应证。游离液体的其他病因包括已经存在的腹水、实质器官表面的隐匿裂伤、腹腔内膀胱损伤、减压或腹膜外血肿使血浆渗入腹腔。育龄女性患者在月经期可以有少量的生理性积液存在于后穹隆。

有少量盆腔游离积液的无症状的女性患者不需要常规 CT 随访。没有骨盆骨折而有孤立的腹腔游离液体（不论量多少）的男性患者，女性患者有中等或大量盆腔积液，游离液体在多个部位或肠系膜间的患者都需要进一步、系列、仔细地进行体格检查、4～6

小时内的 CT 复查、诊断性腹腔灌洗或腹腔镜检查以确定液体的病因。患者有中等至大量的孤立的游离液体、少量的多部位的液体或肠系膜间的积液需要剖腹手术积极处理。对创伤外科和创伤放射科医师最重要的是讨论这些患者的放射学和临床表现，以制订出针对个体的更好的处理方法。

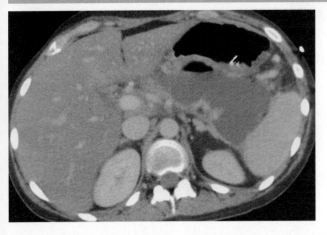
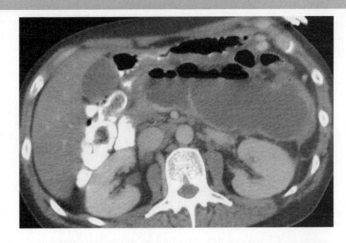

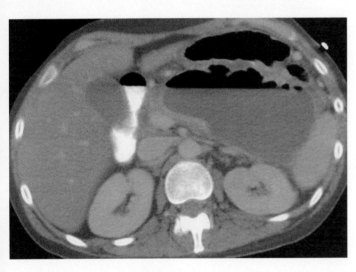
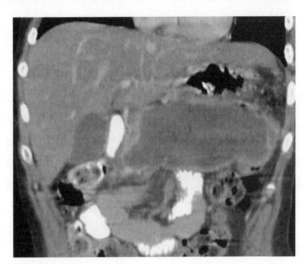

你看到的是一个腹痛和糖尿病酮症酸中毒的 37 岁女性患者的多层螺旋 CT 图像。

1．病变位于哪个解剖部位？

2．最佳诊断是什么？

3．确诊的最佳技术是什么？

4．病变处见到气体的可能病因是什么？

病例 78

胰腺脓肿

1. 肾旁前间隙。
2. 胰腺脓肿。
3. 影像引导下细针穿刺抽吸。
4. 产气细菌的感染、胃肠道瘘、医源性介入（放置引流管或导尿管）和胰腺感染性坏死。

参考文献

Messiou C, Charmers AG: Imaging in acute pancreatitis, *Imaging* 16:314–322, 2004.

VanSonnenberg E, Wittich GR, Chon KS, et al: Percutaneous radiologic drainage of pancreatic abscesses, *AJR Am J Roentgenol* 168:979–984, 1997.

点　评

胰腺脓肿的死亡率为 14% ~ 54%。患者的症状可以是轻微的或者严重的。脓肿形成于胰腺炎或胰腺损伤后 4 周以上。为了最佳地选择管理策略和治疗方法，重要的是不能混淆脓肿与单纯的胰周积液、胰腺蜂窝织炎、假性囊肿、胰腺坏死或感染性胰腺坏死。

多层螺旋 CT 显示，胰腺脓肿无论在胰周还是胰腺内都表现为轮廓清楚的低密度或混合密度占位。边缘可能是光滑的或界限不清的，周边强化，可以看到复杂分叶和分隔，坏死组织可能很少或没有。通常情况下，脓液可以在影像引导下经皮抽吸收集。

感染通常由来自消化道的革兰阴性菌引起，如大肠杆菌、克雷伯杆菌、变形杆菌、铜绿假单胞菌和肠杆菌。自发性胃肠道瘘可以发生于约 17% 的患者。看到的积气可能来自于产气病原体的感染、胃肠道瘘或医源性介入。除非最近有医源性介入史，否则有积气时应该高度怀疑脓肿。

制订最佳的治疗方法时，需要鉴别胰腺脓肿与胰腺炎的常见并发症，如胰腺内和胰周积液、胰腺假性囊肿、坏死和感染性坏死。胰腺或邻近部位积液，约半数可以自行吸收。胰腺坏死在对比增强 CT 上表现为弥漫性或局灶性无强化的实质密度（组织）。重症胰腺炎患者中约 20% 发生坏死，在临床症状出现后 48 ~ 72 小时可以看到。感染性坏死与多器官功能衰竭有关，发生于 40% ~ 70% 的胰腺坏死患者，当没有强化的胰腺混合有气泡时就可以怀疑。假性囊肿通常需要至少 4 周的进展，并有明确的囊壁。

经皮引流和抗生素治疗可以治愈大部分胰腺脓肿。经皮引流失败的患者具有手术治疗指征。

提高篇

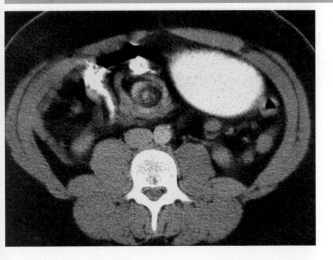
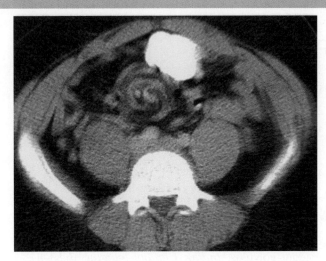
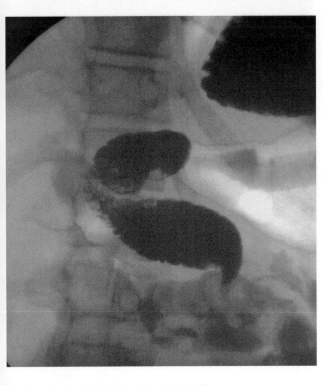

你看到的是中腹部疼痛患者的图像。

1．诊断是什么？

2．确定诊断的典型 CT 表现是什么？

3．引起病变的原因是什么？

4．两种主要的并发症是什么？

中肠扭转

1．中肠扭转。
2．"漩涡"征或"涡流"征。
3．由于肠系膜的附着处狭窄，围绕着肠系膜上动脉的肠道有顺时针旋转。
4．肠道缺血和穿孔。

参考文献

Magu S, Ratan KN, Agrawal K: Images: CT whirl sign—midgut volvulus, *Indian J Radiol Imaging* 16:83–84, 2006.

Pickhardt PJ, Bhalla S: Intestinal malrotation in adolescents and adults: spectrum of clinical and imaging features, *AJR Am J Roentgenol* 179:1429–1435, 2002.

相关参考文献

Emergency Radiology: THE REQUISITES, pp 191, 278.

点　评

中肠旋转不良在活胎产中发生率大概为 1/500，据报道有 64% ~ 80% 患者在出生后第一个月发病，但是一些患者直到童年后都未诊断出来。中肠扭转是中肠旋转不良的并发症，由于肠系膜的附着处狭窄，围绕着肠系膜上动脉（superior mesenteric artery, SMA）的肠道顺时针旋转。反复发作、持续数月至数年的、伴随呕吐的疝气样腹痛是典型症状，常导致最后进行影像学检查。放射科医师在几种不同的临床情况下能遇到这种病例，诸如偶然的影像发现、查找引起急腹症的原因或 / 和腹部位置异常等。

患者有急性腹痛症状时 CT 是常用的影像检查技术。CT 的"漩涡"征或"涡流"征描述了漩涡——肠道和肠系膜围绕 SMA 扭转的现象。低密度的脂肪性的肠系膜伴充血血管从扭曲的肠管放射状发出。在漩涡的中心，一个软组织密度可提示漩涡的源头。其他的 CT 表现包括十二指肠梗阻、肠系膜血管的淤血和潜在的旋转不良的迹象。伴随着肠系膜上血管的受挤压（先是静脉，随后是动脉）可导致危及生命的小肠缺血和坏疽性坏死。与中肠扭转相关的死亡率至少约为 15%。CT 可提示扭转的存在和部位，而且能够早期确定潜在的致命的并发症，如缺血和穿孔。在上消化道造影时，旋转不良伴有中肠扭转的表现，包括扩张的充满积液的十二指肠、近端小肠梗阻、"螺丝锥"样改变（在右上或中上腹部近端空肠螺旋状向下）以及伴有增厚皱襞的肠壁水肿。

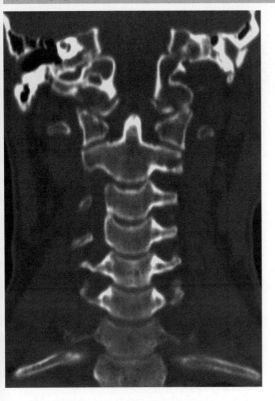 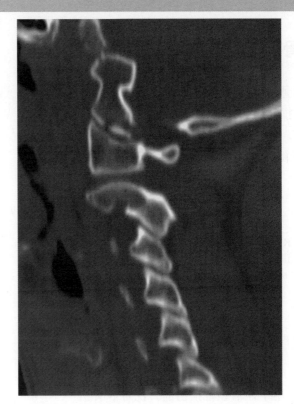

你看到的是钝性外伤患者的图像。

1．这些图像显示哪种损伤?

2．这是一种稳定性损伤吗?

3．损伤的机制是什么?

4．发生这种损伤时,除了颈部疼痛外还有什么临床症状?

Ⅲ 型枕骨髁骨折

1．Ⅲ型枕骨髁骨折。
2．是不稳定性损伤。
3．分散的暴力。
4．颅骨活动受限，斜颈，吞咽困难，脑干及下部
　脑神经损害。

参考文献

Aulino JM, Tutt LK, Kaye JJ, et al: Occipital condyle
　fractures: clinical presentation and imaging findings
　in 76 patients, *Emerg Radiol* 11:342–347, 2005.

相关参考文献

Emergency Radiology: THE REQUISITES, p 217.

点　评

　　在 CT 广泛应用于评估颈椎损伤前，枕骨髁骨折
很少被诊断出来。由于颅颈联合处的结构重叠，这种
损伤很难在 X 线片上被检测出来。椎前软组织肿胀
可能是平片唯一可见的异常。现在这些病变都能被普
遍诊断了，16% ～ 19% 的颅颈联合处损伤的患者可
发生此病，外伤后有解释不清的上颈部疼痛应该被怀
疑。通常 CT 能够直接诊断。

　　最常见的损伤类型（Ⅰ型）是一个内侧髁的稳定
性骨折，通常单侧发生，由轴向负荷造成一个通过髁
状突的垂直撕裂，损伤幅度最小，没有移位。其他轴
向负荷的损伤也应该注意查找。第二种类型（Ⅱ型），
是由于颅底骨折延伸到髁状突，也是稳定的。Ⅲ型损
伤是由于高能量的分散的暴力导致髁状突有小骨片撕
脱，这种是不稳定的，很有可能和神经系统损伤、特
别是下部颅神经或下延髓和上颈髓的损伤相关。在这
种情况下，其他一些分散暴力损伤，比如寰枕部和
寰枢椎分离也可以见到。这种分类方法叫 Anderson-
Montesano 分类法，正在被 Tuli 系统分类法取代，即
损伤包括Ⅰ型（没有移位，稳定型）和Ⅱa型（稳
定，伴有移位）以及Ⅱb型（不稳定，有移位的碎骨
片）损伤。

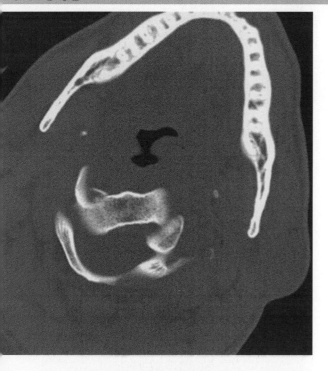
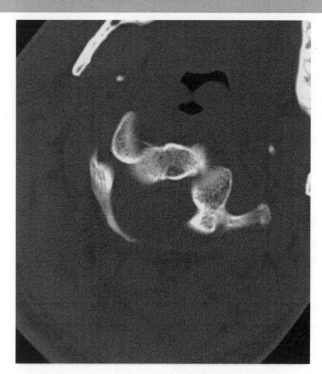
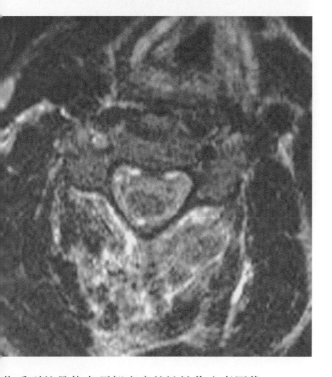
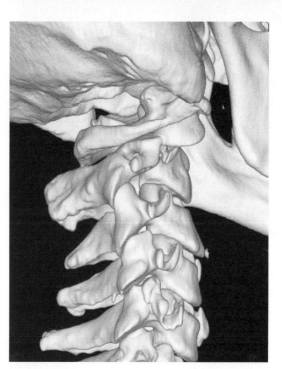

你看到的是伴有颈部疼痛的钝性伤患者图像。

1. 发生了哪种骨损伤？
2. 发生了哪种非骨性损伤？
3. 这个患者能向另一个方向转动头颅吗？
4. 在这种损伤中，哪一个韧带是维持稳定的主要结构？

病例 81

寰枢椎旋转脱位

1. 两侧寰枢椎旋转脱位。
2. 右侧椎动脉闭塞。
3. 不能，这种损伤位置被固定，需要牵引和用旋转法复位。
4. 横韧带。

参考文献

Hecht AC, Silcox DH, Whitesides TE: Injuries of the cervicocranium. In Browner BD, Jupiter JB, Levine AM, Trafton PG eds: *Skeletal Trauma*, 3rd ed, Philadelphia, WB Saunders, 2003, pp 777–813.

相关参考文献

Emergency Radiology: THE REQUISITES, p 219.

点　评

寰枢椎的旋转半脱位和脱位罕见。大部分病例是非外伤性的，发生于儿童或青少年早期，与斜颈有关。（椎体）排列异常通常和上呼吸道急性感染有关，偶尔和轻型创伤有关。这种异常通常可自行缓解。第二种方式是在大龄青少年或成人，主要在车辆碰撞或运动损伤中产生，头部向一个方向倾斜，向相反的方向旋转。损伤造成防止过旋的翼状韧带、寰枢椎关节囊、强有力的 C1-C2 关节的主要支持韧带——横韧带的撕裂。

在前后位 X 线片上，最典型的征象是两侧环枢椎间隙的不对称。C1 一侧侧块的前向旋转造成 C1-C2 的一侧关节间隙的狭窄，C1 侧块按透视角度观察延伸和同侧的关节间隙的狭窄。随着对侧侧块向后方移位，对侧侧块按透视角度观察缩短，C1-C2 对侧关节间隙增宽。在侧位平片上 C1 环由于倾斜显示为椭圆形，而前弓显示为特殊的轮廓。在 CT 上，诊断更加容易，尽管由于头颅位置的关系，对于半脱位的显示可能更为轻微。如果有所怀疑，可让患者头颅自行最大旋转到两侧的张力成像，可发现异常的排列。在一个被"锁住"旋转的病例，C1 的侧块完全陷于枢椎外侧体部的前方或后方，而不能自行复位。利用三维图像能够显示小关节表面对应的程度，可以将正常的侧块同半脱位及脱位的侧块区别开来。由于旋转致使

在 C1 和 C2 横突孔之间固定的血管受到拉伸，这种损伤还和椎动脉损伤有关。

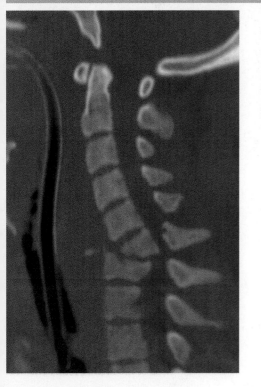

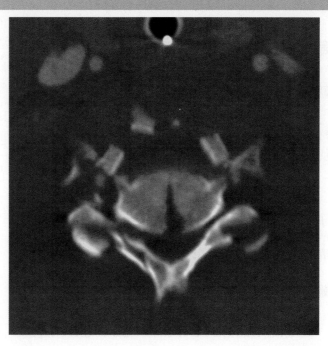

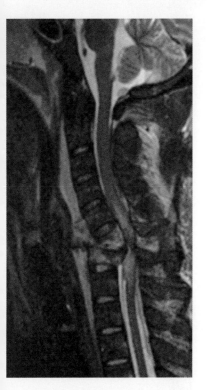

你看到的是钝性创伤患者的图像。

1. 诊断是什么？

2. 损伤是稳定的还是不稳定的？

3. 损伤的机制是什么？

4. 常见的临床结果是什么？

屈曲 – 泪滴状骨折 – 脱位

1．过屈泪滴状骨折。
2．不稳定。
3．对屈曲脊柱的轴向负荷力。
4．丧失痛觉、触觉、温度觉的四肢瘫痪。

参考文献

Kim KS, Chen HH, Russell EJ, Rogers LF: Flexion tear-drop fracture of the cervical spine: radiographic characteristics, *AJR Am J Roentgenol* 152:319–326, 1989.

相关参考文献

Emergency Radiology: THE REQUISITES, p 220.

点　评

　　过屈泪滴状骨折是一个对屈曲的颈椎椎体施加轴向负荷力的高能量的损伤。通常累及下颈椎 C4 ～ C6 椎体。损伤造成椎体前方高度减低，椎体前下方三角形小骨片的撕脱、前移位。这种小骨片在侧位平片上显示为泪滴状而因此命名。碎骨片停留在前方而椎体后部向椎管方向移位而损伤脊髓，由于损伤可造成以病灶部位为中心的脊椎后突畸形及椎管狭窄，加重了椎体后移冲击的影响。因为后方分散牵拉的力量，通常伴有骨折椎体及其上方椎体之间的椎板上下间隙和椎小关节间隙的增宽。过屈损伤也可能存在于相邻水平的椎体。在轴位 CT 图像上通过受累椎体的矢状正中骨折也很常见，同一椎体前上终板的多发骨折也能见到。椎板和棘突骨折也很常见，但 CT 比平片更容易诊断。

　　大多数患者（85% ～ 90%）主要表现为四肢的神经损害，伴有痛觉、触觉和温度觉的丧失。MR 图像对显示损伤的范围有帮助，但主要是检测其他平面的韧带损伤，评估脊髓损伤的性质和程度。CT 血管成像和 MR 血管成像都对排除由显著移位的椎体骨折造成的椎动脉损伤很有帮助。

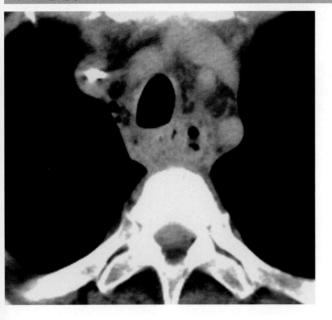

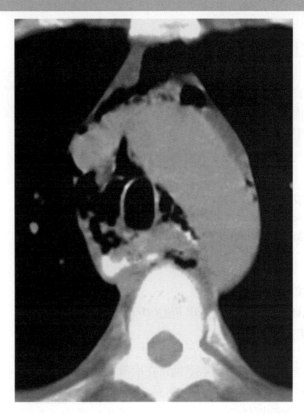

你看到的是钝性创伤患者的图像。

1. 诊断是什么?

2. 什么检查用来证实该诊断?

3. 损伤多数是钝性伤还是贯通伤所致?

4. 需要除外其他什么主要结构损伤?

钝性伤，食管破裂

1．食管破裂（钝性伤）。
2．内镜检查或食管 X 线造影。
3．贯通伤更常见。
4．气管和纵隔主要血管结构。

参考文献

Mirvis SE: Imaging of acute thoracic injury: the advent of MDCT screening, *Semin Ultrasound CT MR* 26: 305–331, 2005.

相关参考文献

Emergency Radiology: THE REQUISITES, p 242.

点　评

　　食管钝性损伤非常罕见，在所有非医源性食管创伤的病例中不到 10%。损伤最常见于颈部和食管上端以及食管胃结合处上方。损伤的机制可能和气管与脊柱之间的挤压、纵向牵拉过度、颈椎骨折碎片直接穿透有关。重要的是需除外气管和纵隔主要血管的损伤，这些结构同时发生损伤也很常见。

　　食管壁完全破裂时，胸片表现包括持续存在的纵隔积气以及颈部软组织积气、左侧胸腔积液，伴随损伤部位周围积液或伴随纵隔出血而出现的非正常的纵隔轮廓。与气管损伤不同，食管气体渗漏更倾向于保持在相对局限的撕裂口附近，因为在食管里气体正压比较小，不能迫使气体移向更远处。CT 对少量食管周围气体更加敏感，能够显示对比剂的少量外渗。通过食管 X 线造影或内镜检查确诊。在食管 X 线造影显示阴性后，胸部 CT 检查可能能检测到少量对比剂外渗。

　　由于缺乏特殊的临床症状、这类损伤很罕见以及被其他更明显的损伤所转移视线，这类损伤通常会被延误诊断，从而增加了纵隔炎、脓胸、败血症以及死亡发生的机会。

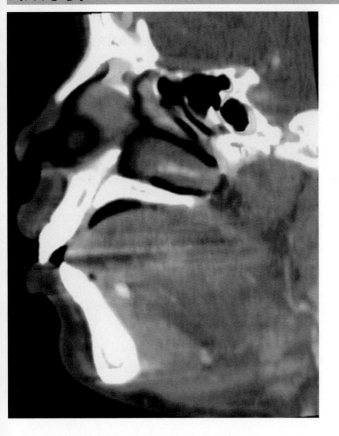 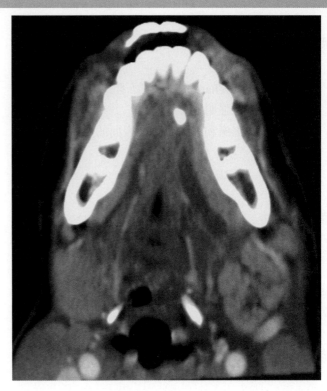

你看到的是非创伤性面部疼痛患者的图像。

1. 病变表现是什么?
2. 患者有可能诉说的是什么症状?
3. 这种病变最常见的部位是什么?
4. 其他推断或确定这个诊断的影像学方法是什么?

梗阻性涎腺炎

1. 颌下腺管（Wharton 管）涎石阻塞伴扩张，颌下腺增大，增强明显。
2. 唾液腺的疼痛和肿胀，腺体表面的发热发红。
3. 颌下腺。
4. X 线片，MRI 和超声检查。

参考文献

Yousem DM, Kraut MA, Chalian AA: Major salivary gland imaging, *Radiology* 216:19–29, 2000.

相关参考文献

Emergency Radiology: THE REQUISITES, p 47.

点　评

涎石病是继腮腺炎后的涎腺第二常见的疾病。大多数涎石病患者的主要体征是疼痛和腺体肿胀。在颌下腺导管近端的涎石可导致腺体弥漫性或局限性增大。涎石病主要位于下颌下腺，有 80% ~ 82% 的涎石发生于此。涎石更多在下颌下腺发生主要是因为下颌下腺比其他涎腺分泌的液体碱性更大、更浓稠、分泌的黏液更多。另外一些引起颌下腺管（Wharton 管）阻塞的因素包括向上走行的导管、下坠的腺体、宽大的管腔和更紧的孔口，这些因素都会起到作用。结石有可能是多发性的（25%），可能发生在腺体间导管内分支或总导管内。当在腺体内时，症状可能相对较轻，而如果在腺体总导管内则症状更重。

影像有助于孤立性、触诊不到的涎石或多发涎石的定位。大多数显像模式对结石都敏感，包括常规 X 线摄影、CT 和超声，都能高度准确地找到结石。有报道超声检查能准确地定位出 94% 的导管内和腺体内的结石。然而，超声在鉴别多发的成簇的结石和单一结石的准确性方面较 CT 准确性低。通常 CT 平扫是最好的诊断方法，CT 增强可能将小血管和小结石混淆。如果怀疑有脓肿或炎症性过程，另外做增强是很有价值的。

最近的研究显示快速 T2 加权薄层 MRI 能非侵袭性评价导管结构和识别结石，也使显示结石对导管系统的影响成为可能。很小的结石有可能因为没有信号而在 MRI 图像上被忽略。涎腺造影术在涎腺炎急性期是禁忌的，因为有可能加重感染症状。

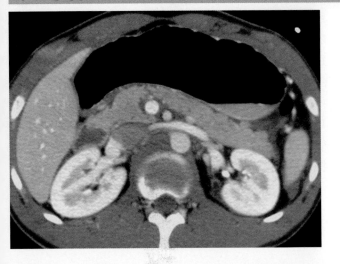
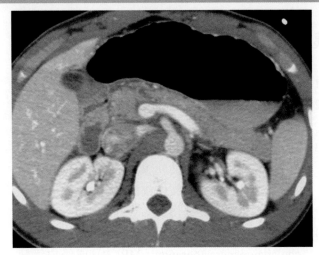

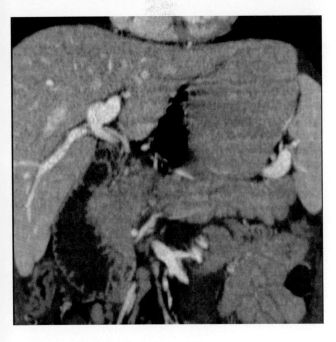

你看到的是钝性损伤患者的图像。

1．显示的是什么主要损伤?

2．还有哪些可能的 CT 表现能支持这个诊断?

3．这个损伤的分级系统是什么?

4．需要完成其他什么检查才能完善诊断?

病例 85

胰腺横断伤

1. 胰体横断伤。
2. 胰周脂肪模糊，胰周血肿，胰腺和脾静脉间积液，积液沿肾前筋膜漫延。
3. 1级：胰管完整的胰腺挫伤或撕裂伤。
   2级：伴有胰管损伤的胰腺深度撕裂或横断伤。
   3级：胰头的严重撕裂伤或挤压伤。
   4级：胰十二指肠损伤。
4. 磁共振胰胆管造影术（magnetic resonance cholangiopancreatography，MRCP）或经内镜胰胆管造影术（endoscopic retrograde cholangiopancreatography，ERCP）。

参考文献

Gupta A, Stuhfaut JW, Fleming KW, et al: Blunt trauma of the pancreas and biliary tract: a multimodality imaging approach to diagnosis, *Radiographics* 24: 1381–1395, 2004.

相关参考文献

Emergency Radiology: THE REQUISITES, pp 91–93.

点 评

在美国，穿透伤导致的胰腺损伤的发生率常常较钝性暴力伤高两倍。车祸中腹部碰撞到方向盘是钝性伤最常见的原因。因其位于腹膜后，胰腺损伤在临床上可无症状或在伤后几天有很轻的症状。由于胰腺位于中心的位置，伴随其他的内脏损伤非常常见，通常包括肝、脾及肠道损伤。这些其他部位的损伤可造成主要的临床症状，而延误了胰腺损伤的识别。持续的胰腺酶的增高可作为胰腺损伤的指标，但一般不会被观察到，特别是入院后不久，因为其他结构的损伤，如十二指肠、胃、小肠或涎腺也可导致酶升高。

CT成为胰腺损伤主要的诊断方法，常常能显示胰腺的水肿、胰周或邻近肠系膜积液，而且，有可能显示胰管断裂。胰头部的损伤死亡率是体尾部损伤的2倍。撕裂伤表现为跨越实质的不规则的低密度线样影。如果撕裂口小于胰腺前后径的50%，胰腺导管通常都是完整的，但如果大于50%，导管就可能断裂。如果从裂伤处有碎片分离，就更加能确定诊断。需要

经内镜胰胆管造影术（ERCP）和磁共振胰胆管造影术（MRCP）来评估胰管的完整性。胰腺损伤的并发症包括瘘管形成、假囊肿和感染，引起这些并发症的主要原因是主胰管的损伤、胰头十二指肠损伤、引流不畅以及胰远端切除。胰腺损伤可以进行如下分级：1级：胰管完整的胰腺挫伤或撕裂伤。2级：伴有胰管损伤的胰腺深度撕裂或横断伤。3级：胰头的严重撕裂伤或挤压伤。4级：胰十二指肠损伤。

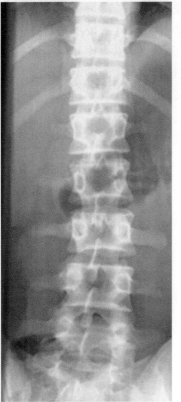
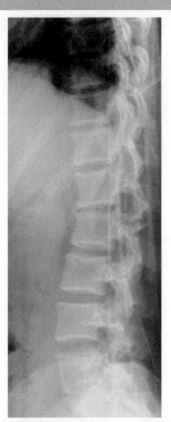
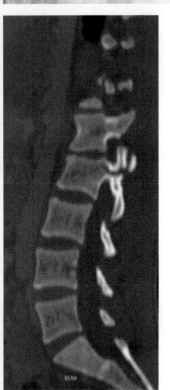
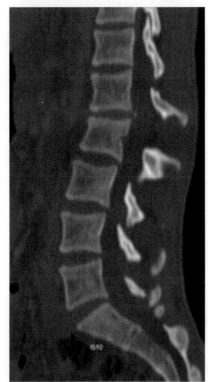

你看到的是钝性损伤患者的图像。

1. 病变表现是什么?

2. 损伤的机制是什么?

3. 常伴有哪些其他病变?

4. 这种损伤是否经常导致神经损害?

屈曲 – 牵张性骨折（Chance 骨折）

1．胸椎屈曲 - 牵张性骨折。
2．（胸椎）过度屈曲 - 牵张。
3．腹腔内损伤。
4．不经常。

参考文献

Bernstein MP, Mirvis SE, Shanmuganathan K: Chance-type fractures of the thoracolumbar spine: imaging analysis in 53 patients, *AJR Am J Roentgenol* 187: 859–868, 2006.

相关参考文献

Emergency Radiology: THE REQUISITES, p 223.

点　评

脊柱的屈曲 - 牵张性骨折，由 G.Q. Chance 在 1948 年描述，是一个通过脊柱的后半部分结构（椎弓根、椎体），或通过椎间韧带的水平方向的损伤过程。损伤也可以斜行通过脊柱的骨和韧带结构。这种损伤随着汽车安全带的使用变得越来越常见。到 1970 年，脊柱过度屈曲损伤和腹腔脏器损伤之间的关系被确认，都被认为是由于快速减速后固定的安全带对抗的力量导致的。以"安全带综合征"命名，它包括特有的胸腰椎横向骨折和腹部损伤。

腹腔内损伤最常见的包括小肠穿孔或断裂和肠系膜撕裂，但结肠穿孔、脾破裂、胰腺破裂、肾破裂、肝破裂以及妊娠子宫破裂都有报道。Chance 骨折的患者有 40% ~ 45% 合并腹内损伤。腹部损伤和 Chance 骨折方式之间的联系是避免二者延误诊断的关键。

屈曲 - 牵张损伤占所有胸腰椎脊柱损伤的 5% ~ 15%，主要发生在胸腰椎交界处或其邻近位置。损伤通常在 X 线片和 CT 上显示很轻微，但是是不稳定的，并且在早期通常不引起神经损害。影像学表现包括在前后位 X 线片或 CT 冠状位 / 矢状位 MPR 图像上的"分裂椎弓根"征，在横轴位图像上的"溶解椎弓根"征，后者是由于椎弓根骨折、"裸露"（无包被的）小关节面、分离或通过棘突的骨折、跨过椎间盘后方的垂直距离增大造成的，通常还有上一节椎体

的压缩骨折。文献报道的常见骨折变异类型是典型的 Chance 骨折和粉碎性骨折并存。CT 较平片对这种骨折的诊断更为敏感，因为平片上常常由于骨折移位轻微并且骨结构重叠而被掩盖。MR 能确定韧带损伤的范围，通常包括脊柱后、中柱的损伤，以及评价脊髓的损伤或血肿。

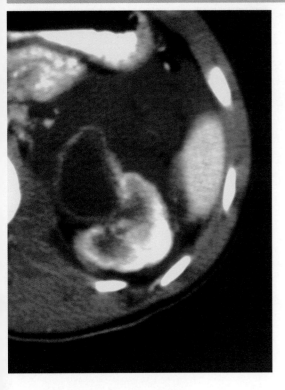 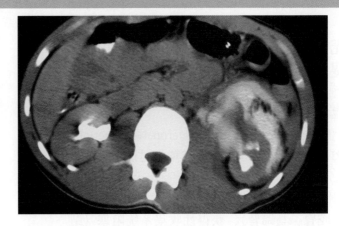

你看到的是钝性伤患者的图像。

1．这是什么外伤性损伤？

2．其最有可能导致的病变是什么？

3．有哪些其他预先存在的情况更容易发生肾或肾盂损伤？

4．这种情况下最恰当的处理是什么？

病例 87

伴有先天性肾盂输尿管连接部梗阻的肾盂破裂

1. 肾盂破裂。
2. 肾盂输尿管连接部（ureteropelvic junction，UPJ）梗阻，在冲击压力突然增加时诱发肾盂破裂。
3. 肾肿瘤（良性或恶性）、肾囊肿、肾位置异常（盆腔肾、马蹄肾）、获得性收集系统阻塞（结石、腹膜后纤维化）。
4. 手术修复肾盂和肾盂成形术。肾造瘘术可作为短期处理措施。

参考文献

Sebastia MC, Rodriguez-Dobao M, Quiroga S, et al: Renal trauma in occult uretero-pelvic junction obstruction: CT findings, *Eur J Radiol* 9:611–615, 1999.

相关参考文献

Emergency Radiology: THE REQUISITES, p 196.

点 评

　　钝挫伤引起的肾集合系统损伤通常累及肾盂输尿管结合部。尿液往往渗出到近端输尿管的前、内侧。在 CT 的肾实质期图像上，没有明显的对比剂外渗不能排除主要集合系统损伤。当 CT 动脉期确定有肾损伤或肾周积液时，进行排泄期延迟 CT 成像（注射对比剂后 5 ～ 8 分钟）很重要。如果损伤水平以下的输尿管显影，通常可能会在损伤部位放置支架；但如果在远端没有看到对比剂，这意味着输尿管完全中断，则需要手术修复。在笔者工作单位的大多数临床情况下，在肾盂输尿管结合部损伤时肾实质本身是完整的。肾周内侧对比剂外渗高度提示肾盂输尿管结合部损伤，当肾筋膜（Gerota 筋膜）被破坏时，如同现在这例，尿液也有可能进入肾前间隙。

　　已经存在一些病变（如肿瘤、囊肿、先天或后天的顺行尿流梗阻以及异位肾等）的肾，如果在冲击力的作用下，较正常肾更容易引起损伤。在这种情况下，应该非常小心地检查肾。

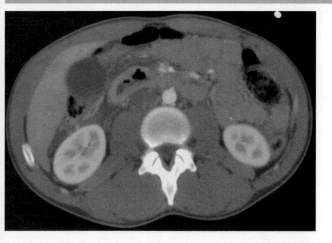
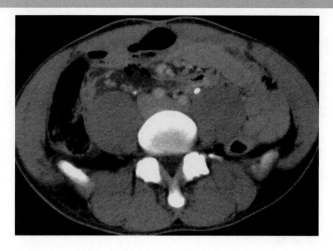
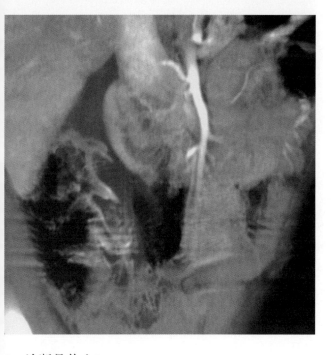

1．诊断是什么？

2．损伤的机制是什么？

3．在图像上哪些明显表现能确立诊断？

4．CT能否准确地预测需要手术还是非手术治疗？

肠壁水肿或血肿、胰周脂肪模糊和胰腺横断都没有特异性。

十二指肠全层破裂（钝性伤）

1. 十二指肠破裂。
2. 物体碰撞（安全带、自行车车把）导致上腹和脊柱之间的挤压伤。
3. 腹膜后积气和直接显示肠壁的破裂。
4. 能，CT扫描在大多数情况下可以区分十二指肠挫伤或血肿以及全层损伤

参考文献

Ballard RB, Badellino MM, Eynon CA, et al: Blunt duodenal rupture: a 6-year statewide experience, *J Trauma* 43:229–233, 1997.

Brofman N, Atri M, Epid D, et al: Evaluation of bowel and mesenteric blunt trauma with multidetector CT, *Radiographics* 26:1119–1131, 2006.

相关参考文献

Emergency Radiology: THE REQUISITES, pp 93–97.

点　评

在进行剖腹探查的创伤患者中，钝挫伤导致的肠破裂约占5%。肠道损伤是继肝、脾后第三大最常见的腹部脏器损伤。损伤可以由挤压或剪切伤所致，或者是由于肠腔内压力突然增加导致。损伤最常见于在屈氏韧带附近的近端空肠和回盲瓣附近的远端回肠。在一般情况下，相对固定和可活动肠管之间的临界点容易导致剪切伤。十二指肠破裂的发生是由于上腹部受到冲击或高位安全带对腹部的压迫。它通常发生在脊柱和方向盘、车把或其他一些腹部前方的力量之间的挤压。约40%的十二指肠损伤患者伴发其他需要手术的明显的损伤，包括肝（28%）及胰腺（38%）。

在6年多时间里，一个全州范围内登记的超过103 000例创伤患者中，确定为钝性十二指肠损伤的为206例（0.2%）。十二指肠第二部分是最常见的受伤段。大多数钝性十二指肠损伤不会导致全层损伤，但会引起不需要手术治疗的肠壁挫伤或血肿。CT提示全层损伤的征象包括可见的直接撕裂、气体外渗，或者口服对比剂进入到十二指肠相邻的腹膜后腔（通常右侧肾前间隙）。其他征象如腹膜后积液、十二指

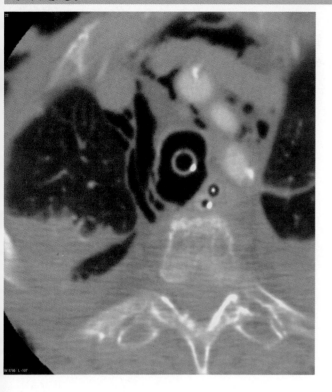
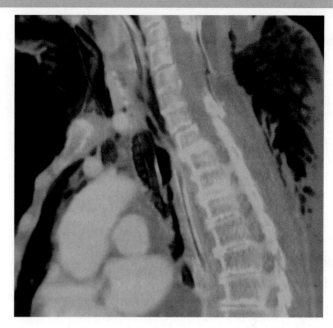

你看到的是钝性伤患者的图像。

1. 该图显示的什么损伤？

2. 什么是"坠落肺（fallen lung）"征？

3. 气管内插管如何辅助放射学诊断？

4. 这个部位主要的损伤机制是什么？

气管破裂——钝性伤

1. 胸部气管破裂。
2. 由于主支气管完全撕裂，塌陷的肺坠落在胸膜腔的最低位置。
3. 损伤的气道阻力的下降可导致球囊过度扩张或相对位置的异常。
4. 压缩的气道腔对抗闭合的声门增加了管腔内的压力或直接压迫了胸骨和脊柱之间的气道。

参考文献

Chen JD, Shanmuganathan K, Mirvis SE, et al: Using CT to diagnose tracheal rupture, *AJR Am J Roentgenol* 176:1273–1280, 2001.

相关参考文献

Emergency Radiology: THE REQUISITES, pp 66–69.

点 评

气管支气管损伤（tracheobronchial injury，TBI）并不常见，发生率为临床严重钝性伤的 0.4% ～ 1.5%，在钝性伤受害者尸检中占 2.8% ～ 5.4%。伴有这种损伤的大多数患者（80%）在入院前即死亡，表明 TBI 及其相关的损伤的严重性。TBI 常见的位置是接近隆凸部位的近端。胸段气管累及较颈段气管累及更为常见。横向作用力比纵向（牵引）力量更可能会导致气管破裂，大多数撕裂伤发生在横向平面。

影像学表现包括纵隔和软组织的积气（常很严重且迅速进展），气管内插管（endotracheal tube，ETT）球囊的过度膨胀，气管内插管的位置异常，CT 可直接观察到从气管到纵隔的气体通道、气管环骨折、主支气管形状异常（截断或刺刀畸形）、肺不张及气胸。一种罕见的气道损伤的征象——"坠落肺"征，指的是由于主支气管完全撕裂，塌陷的肺坠落在胸膜腔内最低的位置。

ETT 球囊的过度膨胀是由于损伤的气管壁抵抗膨胀的抵抗力消失。球囊的直径男性不超过 2.8 cm，女性不超过 2.1 cm。ETT 球囊的过度膨胀引起的人为的气管破裂的可能性是极低的，因其需要 75 ～ 80ml 的空气且需要费力充气。

薄层 CT 和仿真"CT 气管成像"有助于建立气管断裂的诊断。早期诊断对于提高一期修复成功率和满意的长期治疗效果是至关重要的。

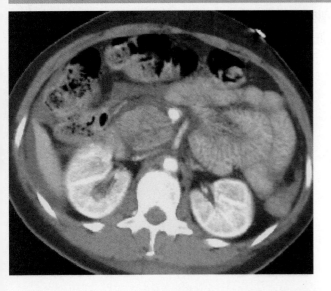
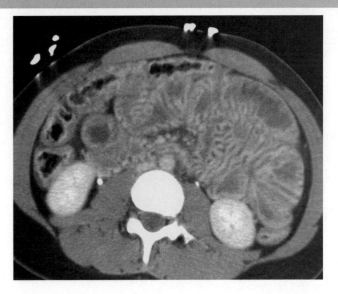

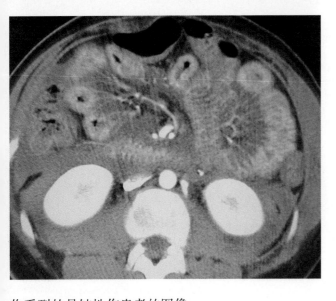

你看到的是钝性伤患者的图像。

1．发现了什么病变？

2．这个病变的病因是什么？

3．在这种情况下，在这些 CT 图像上没有显示出来的其他表现是什么？

4．在这种情况下，采取一些妥善处理通常是否能使肠道恢复到正常功能？

低血容量性休克综合征

1. 增厚的小肠壁和过度强化的肠黏膜；扩张和充满液体的小肠，扁平下腔静脉和小的腹主动脉，胰腺肿胀，少量的腹膜后积液；肝周的游离积液。

2. 长期低血压（心脏骤停后的状态和 / 或持续的血流动力学休克）。

3. 肾、肾上腺和主要的血管的过度强化，围绕下腔静脉的低密度液体，低灌注或无灌注的脾 / 胰腺；肠系膜水肿；胆囊黏膜的过度强化。

4. 是的。

参考文献

Mirvis SE, Shanmuganathan K, Erb R: Diffuse small-bowel ischemia in hypotensive adults after blunt trauma (shock bowel): CT findings and clinical significance, *AJR Am J Roentgenol* 163:1375–1379, 1994.

Ryan MF, Hamilton PA, Sarrazin J, et al: The halo sign and peripancreatic fluid: useful CT signs of hypovolemic shock complex in adults, *Clin Radiol* 60: 599–607, 2005.

相关参考文献

Emergency Radiology: THE REQUISITES, p 99.

点　评

低灌注综合征的最初描述是在严重受伤儿童，典型的在 2 岁以下，通常伴有较高的发病率。这种表现提示血容量不足的复苏和可能的持续出血。其后认识到年龄较大的儿童和成人也可发生。一个肠低灌注的犬模型表明，在血流量降低到某一个临界点，耗氧量低于正常的 50% 或更低时，肠黏膜白蛋白渗透性持续增加。在缺血后 1 ~ 4 小时，对大分子渗透性逐渐增加。尽管灌注不足，但机体可通过毛细血管床的扩张和氧气的弥散摄取补充来维持氧气的消耗量。血流量的减少在 2 小时内不影响耗氧量，所以通常没有永久的黏膜损伤的发生。

毛细血管通透性的增加加上开始复苏时伴随的晶状液体和低血容量可能能解释黏膜密度（反映对比剂渗漏和缓慢灌注）广泛的增加，血管的高密度和广泛的低密度液体丢失进入肠腔、肠系膜、腹膜后腔和腹膜腔。通常随着血管内容量的逐渐恢复和氧气供给，低灌注的腹部内脏器不会发生永久性损伤。

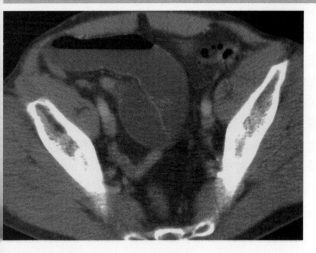
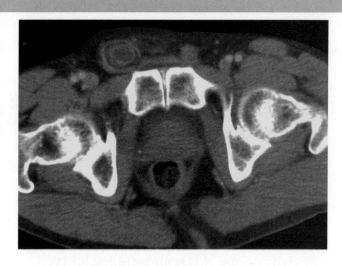

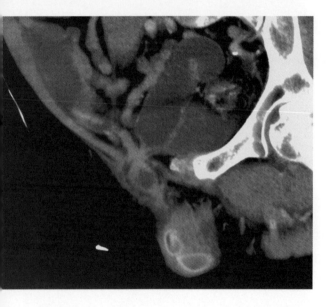

你看到的是伴有下腹痛和呕吐的非外伤性患者的图像。

1. 诊断是什么？

2. 说出几个肠缺血的 CT 征象。

3. 造成这例病变最主要原因是什么？

4. 确立诊断常需要使用肠对比剂吗？

病例 91

小肠梗阻 / 嵌顿性腹股沟斜疝

1. 由于腹股沟斜疝嵌顿引起的小肠梗阻。
2. 肠壁增厚、腹水、"靶"征（静脉对比增强后肠壁三层的表现：黏膜层和肌层强化，再加上黏膜下层的水肿），对比增强扫描肠壁的低强化或不强化，肠壁囊样积气征和肠系膜或门静脉积气，"旋转"征（肠系膜脉管系统扭曲提示肠扭转）、扭曲的肠系膜血管充血，肠系膜出血以及CT平扫肠壁密度增加。
3. 至少60% ~ 70% 小肠梗阻的病例由粘连引起。
4. 不需要，液体保留在小肠内作为管腔内对比剂。完全阻塞时对比剂被小肠液稀释、延长了通过时间，患者很难排出。

参考文献

Furukawa A, Yamasak M, Furuich K, et al: Helical CT in the diagnosis of small bowel obstruction, *Radiographics* 21:341–355, 2001.

Nicolaou S, Kai B, Ho S, et al: Imaging of acute small-bowel obstruction, *AJR Am J Roentgenol* 185: 1036–1044, 2005.

相关参考文献

Emergency Radiology: THE REQUISITES, pp 276–279.

点 评

通常，有肠梗阻可能性时第一个影像学检查手段采用X线摄影。这种方法诊断梗阻的准确性只有46% ~ 80%，而诊断梗阻部位、原因，以及绞窄性肠梗阻的准确性更低。CT能够明确地显示病变过程，包括肠壁、肠系膜、肠系膜血管和腹膜腔。CT确诊小肠梗阻（部位和程度）以及原因的敏感性为94% ~ 100%，准确性为90% ~ 95%。小肠梗阻的原因包括外在病变、内在病变、肠套叠及管腔内病变。最常见的梗阻原因是粘连（多达75%的病例），其次是疝和肿瘤。外部疝是由内脏通过腹部或盆腔壁缺损下垂。这通常涉及某一特定部位，如先天性薄弱或以前做过手术（的部位）。虽然可以看到或摸到的疝占了阻塞性疝的95%，CT对于检测未预料到的及肥胖患者的疝仍然非常有用。

识别近端肠管的扩张和远端肠管的塌陷可诊断肠梗阻，小肠直径大于3cm被认为是肠扩张。肠扩张本身并不是一个可靠的标准来区别肠梗阻和动力缺失引起的肠扩张。如果能发现近端扩张和远端塌陷的转换区域，那么诊断就更明确了。转换点通常酷似鸟嘴。"小肠粪便征"是小肠梗阻另一个不常见但可靠指标，这个征象是由于小肠内容物淤积和混合的结果，存在于82%的小肠梗阻。"串珠征"也是特征性的，可能是由于管腔内气体吸收缓慢，气体存于环状襞之间引起的。

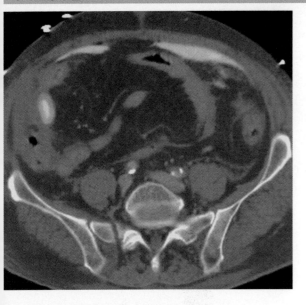 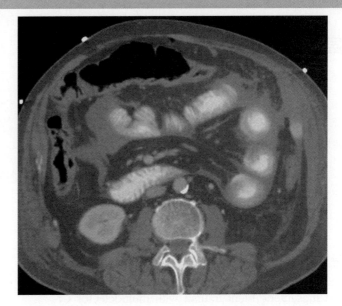

你看到的是钝性腹部创伤患者的图像。

1. 这个患者腹部有何发现？

2. 该患者需要手术吗？

3. 对于没有骨折的患者，最有可能损伤的部位是什么？

4. 在钝性伤病例中哪两种常见的其他病变可能与该患者CT表现相似？

全层肠穿孔

1. 气腹，肠壁增厚，口服对比剂外渗，腹腔游离液体，环绕肠道周围的肠系膜积液，右侧骶骨骨折。
2. 是的。
3. 近端空肠。
4. 复苏导致的血容量超负荷和过长时间的休克产生的 CT 表现都可以和全层肠损伤相似。

参考文献

Brofman N, Atri M, Epid D, et al: Evaluation of bowel and mesenteric blunt trauma with multidetector CT, *Radiographics* 26:1119–1131, 2006.

相关参考文献

Emergency Radiology: THE REQUISITES, pp 93–97.

点 评

在遭受腹部钝器伤的患者中，肠和肠系膜损伤发生率大约为 5%。超过 24 小时的延误诊断和治疗将使预后恶化，常常导致腹膜炎、败血症、难控制的出血以及潜在的死亡。严重肠道损伤的体格检查结果经常延误，不到 1/3 的患者有典型的三联征症状，即腹部僵硬、局部触痛、肠鸣音降低或缺失。CT 已成为诊断肠损伤的主要方法，全层肠撕裂伤灵敏度为 84% ~ 94%，准确性为 84% ~ 99%。在可靠地排除实质性脏器损伤选择保守处理之前，肠损伤必须进行紧急外科修补，这已逐渐成为常规做法。

钝性伤引起的肠全层损伤的 CT 表现包括气腹（没有腹外来源），口服对比剂外渗，还可直接显示肠壁的缺损。可疑肠道损伤的表现包括腹腔游离液体、肠壁增厚、肠系膜挫伤和血肿。在腹部外伤 CT 扫描前，使用口服对比剂是否能提高诊断准确性是有争议的。然而，它能帮助辨别肠袢和肠壁血肿，清楚地见到胃、十二指肠和胰腺的轮廓，并且它对全层肠损伤很有特异性，但是不敏感。在腹部 CT 图像上，将"CT 窗"调为肺窗可提高少量气腹的检测，这是至关重要的。气腹的位置通常是在肠穿孔部位的附近，如十二指肠穿孔导致肝门区积气。气体在肠壁、肠系膜及门静脉系统也提示肠壁破裂。

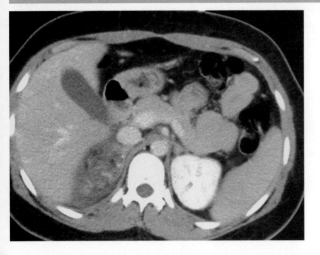 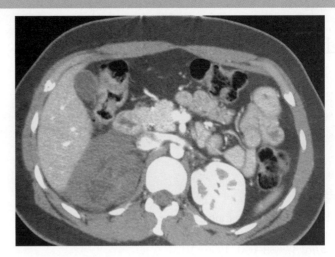

你看到的是非创伤性季肋部疼痛患者的图像。

1. 诊断是什么？

2. 有效的治疗是什么？

3. 潜在的病变有典型的症状吗？

4. 还有哪些其他的典型病变特点是常出现的，但没有出现在这个病例中？

肾上腺髓脂瘤出血

1. 右侧肾上腺髓脂瘤自发性出血。
2. 观察，血管造影栓塞术，手术切除。
3. 没有，它通常是偶然诊断。
4. 钙化。

参考文献

Catalano O: Retroperitoneal hemorrhage due to a ruptured adrenal myelolipoma. A case report, *Acta Radiol* 37:688–690, 1996.

Rao P, Kenney PJ, Wagner BJ, Davidson AJ: Imaging and pathologic features of myelolipoma, *Radiographics* 17:1373–1385, 1997.

相关参考文献

Emergency Radiology: THE REQUISITES, p 345.

点 评

肾上腺髓脂瘤是一种肾上腺的良性肿瘤，由脂肪和骨髓组织组成，通常偶然发现。自发破裂出血是常见的并发症，可导致血肿或由于巨大的腹膜后出血压迫邻近结构，如下腔静脉，此情况较少见。罕见情况下，出血性肿瘤可能会产生危及生命的休克。通常，患者出现突发季肋部痛。镜下观察肿瘤主要由成熟脂肪组织间以岛状分布的造血细胞构成。通常单侧发病，但也有可能是双侧（10%），也可以在肾上腺外部位发生，如腹膜后腔、胸腔和盆腔。在较大病变中（直径 > 10cm）出血更常见。血管栓塞可能是有用的治疗或用来稳定术前病情的手段。

这些病变通常在 CT 检查时偶然发现。特征性的肿块在平片上表现为半透明，超声上有回声，CT 上显示为脂肪密度，在血管造影显示无血管，磁共振 T1 加权图像上和脂肪的信号强度相似，在 T2 加权像上髓脂瘤呈现较高信号或信号强度高于或者等于肝。CT 或超声（US）检测到的髓脂瘤通常含有肉眼可见的脂肪。在有些情况下，髓脂瘤含有大量的非脂性物质（血液、钙质和骨髓组织），包含其间的脂肪被它们所掩盖，可产生非特异性 CT/US 表现。缺乏脂肪的髓脂瘤影像学表现是非特异性的，需要经皮针刺活检。其他肾上腺病变的鉴别诊断包括肾血管平滑肌脂肪瘤、囊性畸胎瘤及脂肪肉瘤。

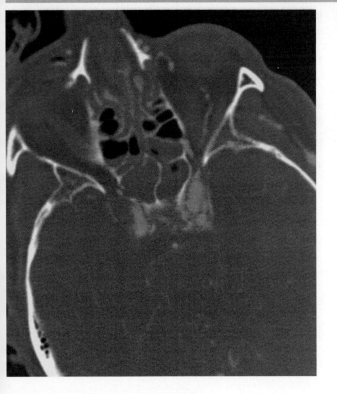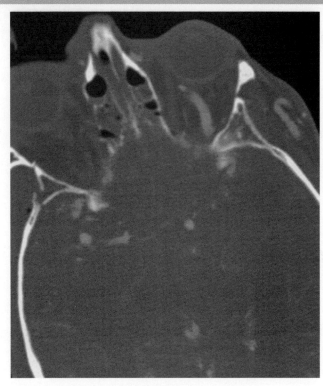

你看到的是钝性创伤患者的图像。

1．诊断是什么？

2．该病临床症状和体征的表现是什么？

3．对于这种损伤紧急处理包括哪些？

4．对于这种损伤最常用的治疗是什么？

外伤性颈动脉海绵窦瘘

1. 外伤性颈动脉海绵窦瘘。
2. 结膜水肿、眼球突出、头痛、视力障碍、复视、眼压增大和经海绵窦颅神经麻痹。
3. 颅内压升高、皮质静脉压力过高、视力恶化、眼压增大和严重眼球突出。
4. 通过动脉或静脉入路的气囊或线圈栓塞海绵窦瘘管。

参考文献

Halbach VV, Hieshima GB, Higashida RT, Reicher M: Carotid cavernous fistulae, *AJR Am J Roentgenol* 149:587–593, 1987.

Stallmeyer MJB: Vascular injury of the head and neck. In Mirvis SE, Shanmuganathan K, eds: *Imaging in Trauma and Critical Care*, Philadelphia, WB Saunders, 2003, pp 119–126.

相关参考文献

Emergency Radiology: THE REQUISITES, p 20.

点 评

外伤性颈动脉 - 海绵窦瘘（traumatic cavernous fistula，TCCF）是一种罕见的头面部损伤的血管并发症。颈内动脉和海绵窦的直接连接，也可以是海绵窦内颈动脉瘤破裂、胶原蛋白缺陷综合征、动脉夹层、肌纤维发育障碍和直接手术创伤的结果。损伤的机制被认为是一种海绵窦内的颈内动脉撕裂伤，或由相应骨骨折或穿透伤的骨片或位于破裂孔和前床突之间的硬脑膜的撕裂而引起的颈内动脉颅内分支的撕裂伤。在颅中窝骨折的外伤患者中，发生 TCCF 的概率相对较高，特别是横向或斜向骨折者。临床症状和体征包括头痛、结膜水肿、眼球突出、颅神经麻痹、眼压升高、复视和视力受损。TCCF 导致的正常静脉流出道的阻塞或缺失，阻碍了皮质静脉引流，引起了颅内压增高的相关症状和体征，增加了脑实质出血的危险。

CT 及经导管血管造影的结果包括海绵窦段颈内动脉及海绵窦几乎同时显影，静脉引流到同侧的眼上静脉和岩下窦，通过窦腔到对侧静脉窦。罕见情况下，动脉化的静脉引流可导致双侧眼上静脉的扩张。

同时，虽然罕见，静脉血流可反流到大脑皮质静脉，主要是蝶顶静脉窦或钩状静脉，会产生脑静脉高压和皮质静脉性脑缺血或梗死。可通过手术和血管造影技术进行颈动脉海绵窦瘘闭合，包括颈动脉闭塞，分离过程，直接手术暴露和关闭，用肌肉、明胶、血栓、导丝和最近才采用的分离式气囊栓塞。经静脉的线圈闭塞眼上、下静脉和海绵窦也是一个高效且安全的治疗方法。

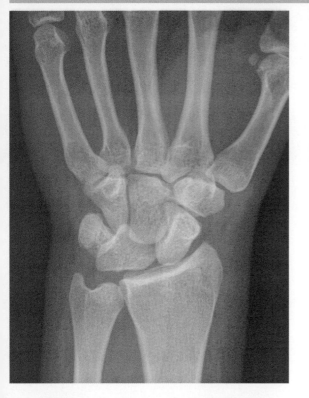

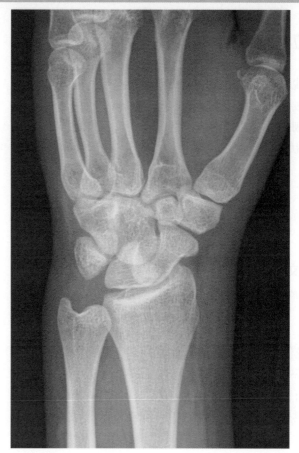

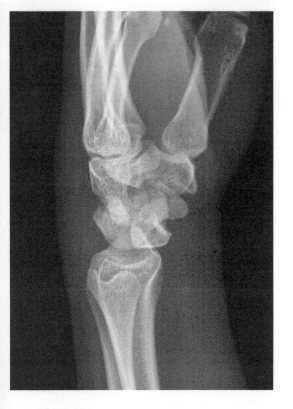

1．诊断是什么？

2．损伤的机制是什么？

3．说出 3 种潜在的并发症。

4．通常伴有哪种骨折？

月骨脱位

1．月骨脱位。

2．伸展过度（伸手跌伤）。

3．后遗韧带不稳，月骨缺血性坏死，骨关节病。

4．经舟状骨骨折。

参考文献

Barron D, Branfoot T: Imaging trauma of the appendic-
    ular skeleton, *Imaging* 15:324–340, 2003.

相关参考文献

Emergency Radiology: THE REQUISITES, pp 131–133.

点 评

月骨脱位是一个非常罕见的损伤，但是在腕部不稳定性疾病中是最为严重的。它包括所有的腕骨间关节破坏伴随着大部分腕部韧带的断裂。当这种损伤被误诊时，预后极差。损伤最常见伴有经舟状骨骨折。脱位通常由于伸展过度性急性损伤引起，典型的是从高处落下所致。

手腕部 X 线片可诊断。确定这些损伤的关键是仔细检视侧位片。在一个完全正中掌骨侧位平片上，头状骨、月骨和桡骨在一条线上。这个模式的任何破坏都有可能是脱位。完全月骨脱位则显示月骨在手掌平面旋转 90°（对前方），因而桡-月和头-月关节脱位，月骨脱离了桡-月-头线性关系而向前移位。所有月骨脱位在前后位平片上都可显示，但却更难以识别，通常月骨失去正常的形状，形成一种"馅饼"状或三角形形状。损伤需要外科复位、韧带修补和钢丝固定。并发症包括后遗不稳定、骨关节病和月骨缺血性坏死。

在月骨周围脱位中，有头状骨脱位，通常在月骨的背侧，和桡骨的关系正常。中腕骨间脱位是一种月骨和月骨周围之间的伴随着月骨的掌侧倾斜和头状骨的轻微背侧脱位的居中脱位；相对于桡骨远端而言月骨没有脱位。

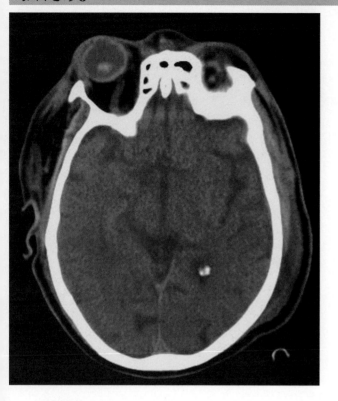

1．诊断是什么？

2．这个患者的症状是什么？

3．损伤的机制是什么？

4．这种损伤的 3 种潜在并发症是什么？

晶状体脱位

1. 晶状体脱位。
2. 患者可以无症状，可有视力扭曲的或模糊，或单侧盲。
3. 晶状体相对悬韧带加速的结果是韧带撕裂和晶状体脱位。
4. 视网膜脱离，继发性青光眼和葡萄膜炎。

参考文献

Asbury CC, Castillo M, Mukherji SK: Review of computed tomographic imaging in acute orbital trauma, *Emerg Radiol* 2:367–375, 1995.

相关参考文献

Emergency Radiology: THE REQUISITES, p 39.

点　评

在所有晶状体脱位中，创伤因素约占50%。脱位的发生是由于晶状体相对悬韧带加速的结果。晶状体通常向后移位进入玻璃体。更少见的情况是晶状体脱位进入前房。

临床上，患者可能无症状，或有视力模糊，或是单侧盲。头面部CT平扫在低密度玻璃体中高密度的双凸镜样晶状体很容易看到。晶状体通常在眼球内自由下落，如果部分依然连接在悬韧带上，也可能漂浮在玻璃体中。如果有直接的眼眶创伤病史，眼眶周围软组织肿胀、眶壁骨折或眶内或球内出血都可以看到。晶状体的明确的轻度后退或前房的"加深"通常表明后方的巩膜破裂而不是真正的晶状体脱位。可能的并发症，包括视网膜脱离、青光眼、葡萄膜炎。这些并发症是由于晶状体囊破裂和泄漏具有刺激性的物质进入玻璃体而导致。治疗晶状体脱位需要手术复位，或摘除晶状体来挽救视力。

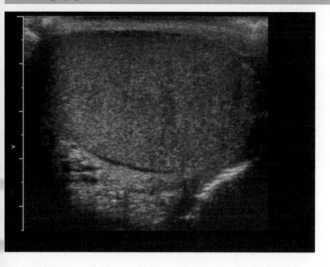 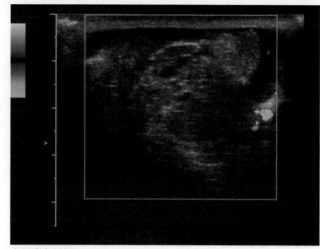

亦见彩色插图

1．28 岁男性左侧睾丸急性疼痛患者，其睾丸超声表现是什么？

2．可以用什么其他放射学检查来诊断？

3．如果症状出现 6 小时内正确诊断，外科手术成功率是多少？

4．如果不能及时正确地诊断，会出现哪两种睾丸超声表现？

睾丸扭转

1. 左睾丸无血流，提示睾丸扭转。
2. ^{99m}Tc 放射性核素显像。
3. 100%。
4. 多普勒血流完全缺失和睾丸内不均质。

参考文献

Dogra VS, Gottlieb RH, Oka M, et al: Sonography of the scrotum, *Radiology* 227:18–36, 2003.

相关参考文献

Emergency Radiology: THE REQUISITES, pp 310–311.

点 评

睾丸扭转最常出现在青春期的男孩，但可发生在任何年龄段。在青少年和成年人，扭转发生在鞘膜内。扭转的一个易发因素是睾丸钟摆畸形（bell-clapper 畸形），一种解剖学变异，即鞘膜完全包封睾丸、远端精索和附睾，而不是附着在睾丸的后上方，睾丸就可以在鞘膜内自由扭转。一旦睾丸发生扭转，首先是静脉，然后是动脉发生阻塞，导致睾丸缺血。

睾丸缺血症状包括受累侧阴囊的急性疼痛和肿胀，恶心、呕吐、低热。临床检查结果包括一侧阴囊肿胀、触痛和发热。这些体征和症状与急性附睾睾丸炎表现类似，需要与之鉴别。睾丸超声可区分二者避免不必要的手术探查。

彩色超声和功率超声多普勒都对探测血管流信号非常敏感。在早期病例中，灰阶图像可以正常或只有回声增强的轻度水肿，没有特异性的发现。缺乏血流的睾丸可诊断睾丸缺血。然而，当一个患者症状和体征都高度怀疑睾丸扭转时，由于间歇或暂时的扭转，睾丸扭转不能完全在彩色超声和功率超声多普勒上排除。漏诊扭转的超声表现包括多普勒血流的缺失和睾丸内回声不均质，提示出血和梗死。

及时准确的诊断睾丸扭转是必要的。如果在症状开始 6 小时之内正确地诊断，手术的拯救率为 100%，但是如症状持续了 12 ~ 24 小时则下降至 20%。

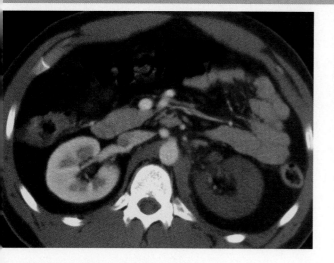 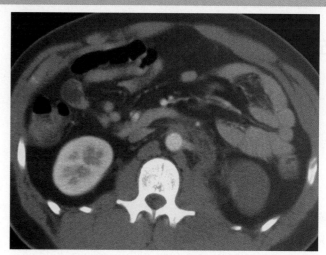

1. 高速车祸患者，该病诊断是什么？

2. 什么是 CT 的"边缘"征？

3. 肾损伤后多长时间能发生不可逆的缺血？

4. 说出该损伤的 3 种治疗方法。

病例 98

左肾梗死

1. 由于肾血管损伤引起的全左肾梗死。
2. 肾梗死的外周皮质增强。
3. 1 小时。
4. 外科血管再通术、血管造影支架植入术以及保守治疗。

参考文献

Dowing JM, Lube MW, Smith CP, et al: Traumatic renal artery occlusion in a patient with a solitary kidney: case report of treatment with endovascular stent and review of the literature, *J Am Surg* 73:351–353, 2007.

Nunez D Jr, Becerra JL, Fuentes D, et al: Traumatic occlusion of the renal artery: helical CT diagnosis, *AJR Am J Roentgenol* 167:777–780, 1996.

相关参考文献

Emergency Radiology: THE REQUISITES, pp 100–102, 344.

点 评

肾血管性损伤是一种罕见而重要的肾损伤，在所有腹部钝性外伤患者中发生率不到1％。损伤的机制通常是突然减速的相对缺乏弹性的内膜伸缩导致动脉内血栓或夹层形成。腹部的直接打击也会使脊柱压迫肾动脉引起肾血管损伤。

临床检查可能会有季肋部挫伤或腹部／季肋部触痛。近25%的患者没有血尿，因此不能很好地提示肾损伤。

静脉注射对比剂 CT 是评价肾钝性损伤的很好的选择。在 CT 上梗死的肾可能是完整的，但由于缺乏血流灌注而较对侧小。根据是否有副肾动脉的存在而表现为没有或轻度强化。次全肾梗死灶表现为直线边缘的、累及皮质和髓质的楔形病灶。可以见到"边缘"征，指的是一种在肾实质不强化的情况下，皮质边缘薄环状强化。边缘征是由于患者的皮质动脉来源于接近损伤的肾动脉近端所造成的。动脉损伤或夹层通常发生在近端1/3的肾动脉，确切的损伤部位常可以在轴位或 MPR 上看到。

及时的放射诊断肾血管性损伤可以减少热缺血时间，是挽救肾的一个重要因素。肾损伤1小时后可发生不可逆的缺血性改变。治疗一般应该在损伤发生4小时内进行。因为这种损伤很罕见，最佳的治疗方法还不清楚。常用外科血管成形术、血管造影支架植入术以及保守治疗，效果并不统一。在绝大多数情况下不能完整地恢复肾功能。孤立肾或双侧肾动脉损伤的患者常常采用手术或血管造影支架植入术。

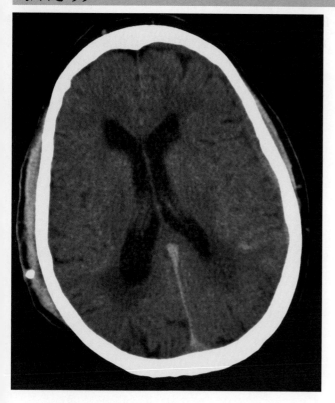

1. 图中显示的是哪种脑外积液？

2. 根据图像中病变在 CT 上的密度，该次头部创伤大约发生在多久之前？

3. 说出另外 3 种积液与脑实质密度相等的情况。

4. 这种积液在脑内最常发生于哪 3 个部位？

病例 99

亚急性左侧硬膜下血肿

1. 左侧硬膜下血肿。
2. 1 ~ 3 周前。
3. 贫血，血液与脑脊液的混合物，几小时之内的超急性期脑出血。超急性期脑出血之所以表现为等密度是因为是不凝血。
4. 脑凸面、大脑镰和小脑幕。

参考文献

Provenzale J: CT and MR imaging of acute cranial trauma, *Emerg Radiol* 14:1–12, 2007.

相关参考文献

Emergency Radiology: THE REQUISITES, pp 2–5.

点 评

硬膜下血肿（subdural hematomas，SDH）是指血液聚集在硬脑膜和蛛网膜之间。常因为创伤时皮质桥静脉撕裂所致，也可能因为邻近脑实质内血肿破入硬膜下间隙。硬膜下出血可以沿着脑的凸面分布，也可以沿着小脑幕和大脑镰走行。CT 上，急性硬膜下出血（创伤后 1 周以内）较其下方的脑组织密度高，平均 CT 值为 50 ~ 100HU。血肿持续至创伤后 1 ~ 3 周称为亚急性硬膜下血肿，其密度与脑实质相等，平均 CT 值为 25 ~ 45HU。血肿持续至创伤 3 周以后称为慢性 SDH，因为其内所含红细胞溶解，呈低密度（0 ~ 25HU）。

CT 是检查是否有 SDH 的最佳选择。SDH 最常见的 3 个部位是大脑凸面、大脑镰和小脑幕。沿着脑凸面的 SDH 典型的表现为新月形，不跨过脑正中线。与硬膜外血肿相反的是硬膜下血肿可跨过颅缝。CT 上，我们要特别注意颅骨内板与脑皮质之间的区域，特别要注意观察是否存在小的等密度的 SDH。其表现为脑表面的脑沟可能消失或明显与颅骨内板分离。其他的一些征象还包括无明显原因的中线移位，增强头颅 CT 出现皮质静脉向内侧移位。对于一些有疑问的病例，MRI 有很大的优势，特别是非常小的或等密度的硬膜下血肿，因为 MRI 具有显著的多维成像的能力。MRI 的 T1WI 像上 SDH 信号比脑实质高，T2WI 像上与脑实质信号相比，其信号是多变的。

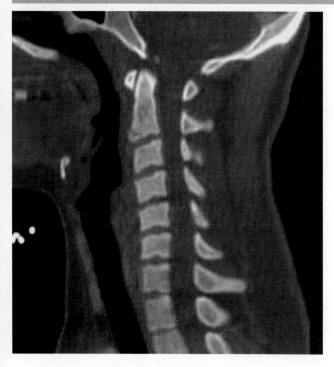

1. 这种颈椎损伤的机制是什么？

2. 这种损伤发生于年轻人和老年人时，在典型受累颈椎层面及发生神经功能损伤的可能性方面有何差异？

3. 说出使得患者易于发生颈椎过伸性损伤的 3 种颈椎基础病。

4. 何谓急性脊髓中央损伤综合征？

病例 100

完整性及确定是否存在脊髓损伤及损伤的范围很有帮助。

C2 过伸泪滴状骨折

1. 过伸。
2. 这种损伤若发生于老年人，最常累及 C2 椎体，几乎不会出现椎前软组织肿胀或神经功能受损。若发生于年轻人，较常累及下段颈椎，常伴有广泛的椎前软组织肿胀，发生脊髓损伤的概率很高。
3. 强直性脊柱炎，广泛性特发性骨质增生（diffuse idiopathic skeletal hyperostosis，DISH），严重的椎间盘退变。
4. 急性脊髓中央损伤综合征特征性表现为运动功能丧失，上肢比下肢明显，上肢远端痛觉和温觉丧失。

参考文献

Rao SK, Wasyliw C, Nunez DB Jr: Spectrum of findings in hyperextension injuries of the neck, *Radiographics* 25:1239–1254, 2005.

相关参考文献

Emergency Radiology: THE REQUISITES, pp 220–221.

点　评

　　颈椎过伸性损伤在颈椎损伤中所占比例高达26%，它由一前后方向的暴力撞击头部或面部引起。过伸泪滴状骨折是指椎体终板的前下部撕脱骨折，前纵韧带保持完整，但前纵韧带附着处骨折，形成特征性的泪滴状骨折碎片。

　　这种骨折最常见于老年人的 C2 段，多数病例为稳定型骨折。这种骨折如果发生于年轻人，常累及下段颈椎，并且伴发脊髓损伤的概率很高。因为脊髓损伤引起神经功能缺损的患者出现急性脊髓中央损伤综合征的概率高达 80%。

　　颈椎侧位平片可见三角形的骨折碎片，与受伤椎体终板邻近。骨折碎片的高度大于它的宽度为其特异性的表现。还可以见到前方的椎间隙增宽及椎前软组织肿胀。同时合并一些常见的其他的过伸性损伤，如 hangman 骨折或 C1 后弓骨折。颈椎 CT 对于年轻患者尤其有用，能够更好地显示骨折的特征，同时还可以评估合并的其他骨折。MRI 对于评估颈椎韧带的

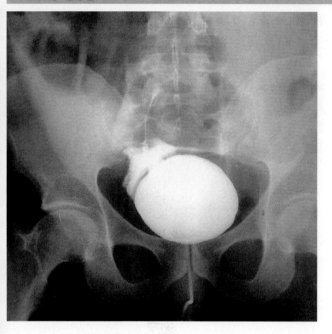

1. 图中所示有何异常？
2. 说出用于诊断膀胱破裂的两种影像学检查方法。
3. 腹膜内型膀胱破裂如何治疗？腹膜外型膀胱破裂呢？
4. 为了排除膀胱破裂，至少需要向膀胱内注入多少造影剂？

病例 101

腹膜内型膀胱破裂

1. 造影剂从膀胱右上部漏出，下腹部肠祥周围出现造影剂。
2. 常规膀胱造影术和 CT 膀胱造影术。
3. 腹膜内型膀胱破裂主要采用手术治疗，腹膜外型膀胱破裂主要采用 Foley 管植入术。
4. 250 ~ 300ml。

参考文献

Chan DP, Abujudeh HH, Cushing GL Jr, et al: CT cystography with mulitplanar reformation for suspected bladder rupture: experience in 234 cases, *AJR Am J Roentgenol* 187:1296–1302, 2006.

Mirvis SE: Trauma. In Advances in Uroradiology II, *Radiol Clin North Am* 34:1225–1257, 1996.

相关参考文献

Emergency Radiology: THE REQUISITES, pp 103–105.

点　评

骨盆骨折的患者膀胱破裂的发生率高达 10%。膀胱破裂可分为腹膜内、腹膜外、腹膜内 - 外混合型。在膀胱破裂中，腹膜内型占 15% ~ 45%。通常情况下，是由于膀胱充盈后遭受钝性暴力致膀胱顶破裂，尿外漏进入腹膜腔。可伴有或不伴有肉眼血尿。

膀胱破裂的诊断可采用膀胱造影或 CT 膀胱造影。常规膀胱造影方法：经 Foley 导管向膀胱内注入至少 250ml 30% 含碘造影剂。男性患者，必须首先排除尿道损伤后方可执行此项操作。需要有定位像以及在膀胱充盈及排空后分别拍摄骨盆前后位平片。如果要治疗盆腔活动性出血，需行骨盆血管造影，膀胱造影检查应在骨盆血管造影检查之后进行。这就可避免在血管造影时，由于膀胱造影检查致软组织或腹膜腔内造影剂残留而使得图像显示不清晰。

在诊断膀胱破裂方面，CT 膀胱造影比常规膀胱造影要敏感得多。尽管检查方法有差异，在笔者的工作单位，评价腹腔内创伤时，先行腹部 + 盆腔标准 CT，后立即行 CT 膀胱造影。将 40ml 非离子型静脉用造影剂注入 500ml 静脉用生理盐水中制成混合液，经 Foley 导管向膀胱内注入至少 250ml 上述混合液。将 Foley 导管夹闭后行盆腔 CT 扫描。膀胱内液体引流后（排空后）再次行 CT 扫描。

腹膜内型膀胱破裂在常规膀胱造影术及 CT 膀胱造影中均表现为腹膜腔内出现造影剂。造影剂可沿着肠祥周围分布，也可在腹膜隐窝内呈分层样改变。腹膜内膀胱破裂多采用手术治疗。延误诊断及治疗可导致酸中毒、尿毒症或者腹膜炎。

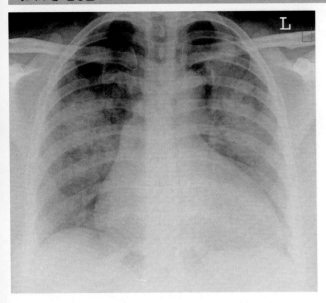
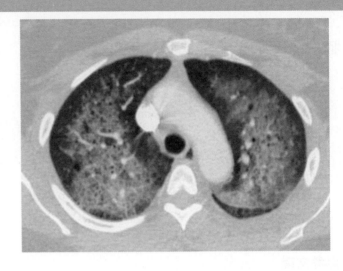

1. 这是一个 49 岁 HIV 阳性同时伴有咳嗽及缺氧症状的患者，其胸片及胸部 CT 有什么异常？

2. 最可能的诊断是什么？

3. 鉴别诊断是什么？

4. 正确还是错误：在过去的 10 年内 AIDS 患者该病的发病率在稳定的增长。

肺孢子菌肺炎（卡氏肺囊虫性肺炎）

1. 双侧肺门周围肺实质呈毛玻璃样改变。
2. 卡氏肺囊虫性肺炎（pneumocystis pneumonia, PCP）。
3. 社区获得性或细菌性肺炎，隐球菌肺炎或曲霉菌感染。
4. 错，由于预防性抗生素的广泛应用，PCP 的发病率有所下降。

参考文献

Boiselle PM, Crans CA Jr, Kaplan MA: The changing face of *Pneumocystis carinii* pneumonia in AIDS patients, *AJR Am J Roentgenol* 172:1301–1309, 1999.

Waite S, Jeudy J, White CS: Acute lung infections in normal and immunocompromised hosts, *Radiol Clin North Am* 44:295–315, 2006.

相关参考文献

Emergency Radiology: THE REQUISITES, p 236.

点 评

卡氏肺囊虫性肺炎（PCP）是由于金罗维肺孢子虫（以前称为卡氏肺囊虫）感染所致，以前肺囊虫被认为是一种真菌而不是一种原生动物。PCP 在正常人群中很罕见，它主要侵犯免疫缺陷的患者，如 AIDS 患者、接受器官移植的患者或者长期接受类固醇治疗的患者。PCP 被认为是 AIDS 相关疾病。据估计高达 60% 的 AIDS 患者会出现 PCP。总的来说，由于预防性抗生素的广泛使用，PCP 的发病率已经有所下降。

其典型临床表现为：免疫缺陷患者，CD4 细胞计数 < 200/μl，逐渐出现低氧所引起的不适，体重下降，发热，干咳，还可以出现呼吸困难。胸部平片显示两侧肺门周围肺病变或网状结构增加。在显示肺实质的改变方面 CT 比平片更敏感。除了肺门周围磨玻璃样改变外，还可见由于小叶间隔增厚所致的"铺路石"征。上叶肺气囊很常见，易导致患者出现自发性气胸，比较具有特征性的是一般不伴有胸腔积液。PCP 的确诊应采用痰液或支气管镜取样进行显微镜下观察或培养。

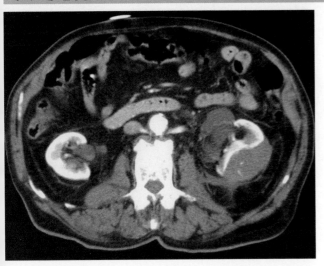

1. 诊断是什么？

2. 说出可见到这种损伤的其他两个实质性脏器。

3. 正确还是错误：与正常肾相比，原先已经存在异常的肾，如马蹄肾、肾细胞癌或血管平滑肌脂肪瘤，发生肾损伤的危险性更高。

4. 何谓 Page 肾？

左肾包膜下血肿合并活动性出血

1. 肾包膜下血肿合并局灶性活动性出血。
2. 肝和脾。
3. 正确。
4. Page 肾是指肾包膜下血肿引起高血压，是肾包膜下血肿的一种罕见并发症。

参考文献

Al-Qudah HS, Santucci RA: Complications of renal trauma, *Radiol Clin North Am* 41:1019–1035, 2003.

Miller LA, Shanmuganathan K: Multidetector CT evaluation of abdominal trauma, *Radiol Clin North Am* 43:1079–1095, 2005.

相关参考文献

Emergency Radiology: THE REQUISITES, pp 99–100.

点　评

　　肾包膜下血肿比较罕见，因为在肾包膜和其下方的肾实质之间存在很强的黏附力。病因有钝伤、穿通伤或肾活检、碎石术等造成的医源性损伤。患者有季肋部疼痛或触痛、血尿等症状，当然也可以不伴有任何症状。增强 CT 示包膜下血肿呈新月形，其下方的肾实质呈受压改变，常常合并有肾裂伤和肾周血肿。因为肾动脉灌注阻力增加，导致肾灌注延迟。包膜下血肿合并有活动性出血很罕见，需要采用在血管造影指导下行栓塞术或者手术等方法控制出血。

　　Page 肾是血肿压迫肾所致，是肾包膜下血肿的一个比较罕见的并发症。局灶性缺血造成肾素血管紧张素醛固酮系统活跃，水钠潴留，从而导致高血压。大多数包膜下血肿不需治疗，可自行吸收。Page 肾引起的高血压，其治疗方法的选择与血肿形成时间长短有关。急性血肿，在等待血肿吸收的过程中使用血管紧张素转化酶抑制剂来控制血压。对于那些血肿不能自行吸收而高血压持续存在的患者，如果血肿仍为液态，可行经皮引流术。当慢性包膜下血肿钙化时，可能需要行部分或全肾切除术以控制血压。

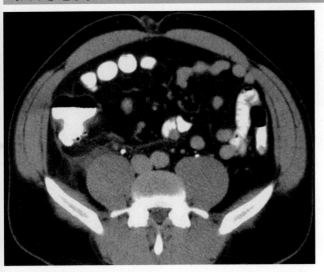

1. 该病的 CT 表现有哪些?

2. 该病的发病机制是什么?

3. "晕征" 指的是什么?

4. 正确还是错误:该病绝大多数为自限性。

病例 104

盲肠憩室炎

1. 可见盲肠憩室周围脂肪间隙内索条状影及渗出，符合盲肠憩室炎的诊断。

2. 盲肠憩室为盲肠黏膜通过固有肌层疝出，憩室颈堵塞（往往为粪石）导致憩室炎。

3. 此 CT 征象提示盲肠憩室炎，而非恶性征象。"晕征"指的是尽管存在炎症改变，结肠壁各层结构仍然保留。在恶性病变，结肠壁各层中断或模糊。

4. 正确。治疗一般为保守治疗。

参考文献

Jhaveri KS, Harisinghani MG, Wittenberg J, et al: Right-sided colonic diverticulitis: CT findings, *J Comput Assist Tomogr* 26:84–89, 2002.

Junge K, Marx A, Peiper C, et al: Caecal diverticulitis: a rare differential diagnosis for right-sided lower abdominal pain, *Colorectal Dis* 5:241–245, 2003.

相关参考文献

Emergency Radiology: THE REQUISITES, p 285.

点 评

与阑尾炎或肠炎相比，盲肠憩室炎虽然非常少见，但仍然为急性右下腹痛的可能病因之一。多达 14% 的结肠憩室炎发生于右半结肠，往往靠近回盲瓣。和乙状结肠憩室炎不同，盲肠憩室炎常常由孤立的憩室引起且更常见于年龄较轻患者，约 50% 见于 30 岁以下患者。右半结肠憩室炎好发于亚洲人。

尽管不可能完全做到，但由于治疗方法不同，在 CT 上鉴别盲肠憩室炎、盲肠恶性肿瘤及急性阑尾炎非常重要。排除急性阑尾炎最好的方法是了解正常阑尾的表现。盲肠憩室炎在增强 CT 上特征性地表现为有炎症的憩室强化程度超过邻近正常结肠壁。结肠周围脂肪间隙内索条状影及结肠壁增厚常常可见。憩室微小穿孔时，可见脓肿或肠腔外气体。这些表现也可见于盲肠恶性病变。CT 上的"晕征"有助于鉴别憩室炎和恶性病变。在 CT 上这种征象提示尽管存在炎性改变，但保留有正常肠壁各层结构。而在恶性病变时，正常的结肠壁各层会中断或破坏。

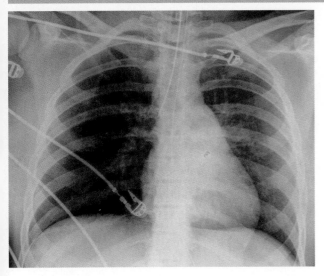 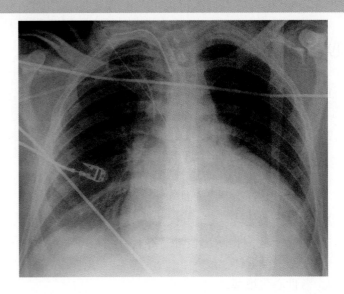

1. 第2张胸部平片上有什么发现？这是一位19岁外伤患者于入院16天出现心功能低下时所摄，第1张胸片摄于入院时。

2. 该病的3个病因是什么？

3. 在CT上，如何通过测量CT值来缩小鉴别诊断范围？

4. 如果该患者表现出心动过速、心音低沉及颈静脉扩张，应该考虑什么临床诊断？

心包积液

1. 因为心包积液，心影呈"烧瓶"样增大。这种情况也见于扩张性心肌病。

2. 造成单纯性心包积液的原因包括心功能衰竭、肾功能不全、心包炎、胶原血管性疾病。心包积血可由穿通性外伤、主动脉壁夹层及心肌梗死引起。

3. 单纯性或浆液性积液的 CT 值为 0 ～ 15HU。CT 值高于此则提示出血性、脓性或恶性肿瘤所致复杂成分液体。

4. 急性心包填塞。

参考文献

Goldstein L, Mirvis SE, Kostrubiak IS, et al: CT diagnosis of acute pericardial tamponade after blunt chest trauma, *AJR Am J Roentgenol* 152:739–741, 1989.

Wang ZJ, Reddy GP, Gotway MB, et al: CT and MRI imaging of pericardial disease, *Radiographics* 23: S167–S180, 2003.

相关参考文献

Emergency Radiology: THE REQUISITES, p 244.

点 评

心包积液指的是心包壁层和脏层之间的液体积聚，此腔隙正常可有 50ml 浆液。心脏的静脉或淋巴管回流阻塞可致心包异常积液。心包积液的常见原因包括心功能衰竭、肾功能不全、心包炎以及胶原血管病。心包积血的病因有穿通性及胸部钝性伤、主动脉壁夹层及心肌梗死。心包积液的典型胸片表现为"烧瓶"状心影。此术语是指心影均匀性增大。胸部 CT 常常在急诊 / 外伤中用来评估胸片上的可疑心包液。单纯性或浆液性积液的 CT 值为 0 ～ 15HU。CT 值高于此则提示出血性、脓性或恶性肿瘤所致复杂成分液体。

一般来说，如果心包积液量超过 150 ～ 200ml，会产生急性心包填塞，从而导致心输出量急剧下降。临床表现包括心动过速、心音低沉及颈静脉扩张。急性心包填塞的 CT 征象包括心包大量积液伴随下方心肌受压变扁、腔静脉及肾静脉扩张及门静脉周围水肿。

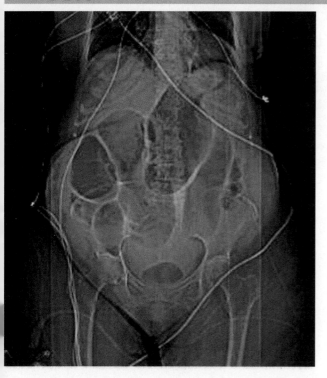
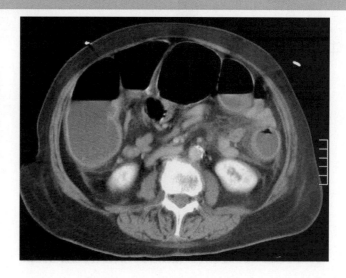

1. 一位 50 岁妇女在使用抗生素治疗肺炎的 48 小时后出现腹痛、腹泻及腹胀，从影像表现看，该病最可能的病因是什么？
2. 什么是"手风琴"征？
3. 什么是"靶"征？
4. 说出该病进程中腹盆腔 CT 的另外 3 种影像表现。

病例 106

中毒性巨结肠

1. 与伪膜性结肠炎相关的中毒性巨结肠。
2. "手风琴"是指 CT 上口服对比剂在增厚的结肠皱襞之间淤积。
3. "靶"征指的是增厚的两层结肠壁具有不同密度。黏膜层因为充血强化程度高于因水肿呈低密度的黏膜下层。
4. 结肠管径扩张超过 6cm，结肠周围索条影、腹水以及节段性或全程结肠壁增厚。

参考文献

Imbriaco M, Balthazar EJ: Toxic megacolon: role of CT in evaluation and detection of complications, *Clin Imaging* 25:349–354, 2001.

Kawamoto S, Horton KM, Fishman EK: Pseudomembraneous colitis: spectrum of imaging findings with clinical and pathologic correlation, *Radiographics* 19: 887–897, 1999.

相关参考文献

Emergency Radiology: THE REQUISITES, p 279.

点 评

中毒性巨结肠是结肠炎的严重并发症，有可能危及生命。典型表现为弥漫性非梗阻性结肠扩张，伴随结肠炎及全身性败血症。中毒性巨结肠虽然一般认为是溃疡性结肠炎的并发症，但是它可以来自于结肠的任何一种炎症性及传染性疾病。近年来，随着广谱抗生素的广泛应用，与伪膜性结肠炎相关的中毒性巨结肠发病率稳步增长。死亡率可高达 64%。

腹部平片上最常见表现为结肠扩张超过 6cm，通常累及降结肠及横结肠。有时可见结肠"拇指纹"征，是指增厚的结肠袋皱襞。腹部影像表现包括结肠气 - 液平及胃或小肠扩张。发生结肠穿孔时可见气腹。

和 X 线片相比，CT 在发现结肠穿孔时少量游离气体方面更加敏感，同时更好显示结肠炎的范围及严重程度。中毒性巨结肠其他 CT 表现包括腹水、结肠周围索条影及结肠壁增厚。"手风琴"征是指口服对比剂在增厚的结肠皱襞内淤积。"靶"征用来描述增厚的两层结肠壁具有不同密度：高密度强化充血黏膜层及水肿性低密度的黏膜下层。

一旦粪检检出艰难梭状芽胞杆菌毒素，即可确定伪膜性结肠炎所致中毒性巨结肠的诊断。治疗包括口服甲硝唑或万古霉素。

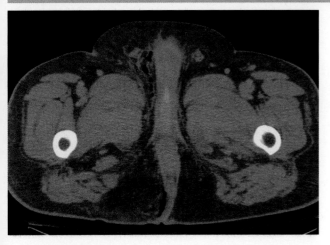

1. 该病影像表现是什么?

2. 在排除穿通性外伤的情况下,该病最可能的诊断是什么?

3. 正确还是错误:CT 可以精确地判断此种疾病累及的组织学解剖范围。

4. 该病的危险因素有哪些?

Fournier 坏疽

1. 右侧臀部内侧脂肪内索条影、皮肤增厚及软组织积气。阴茎右侧亦见软组织积气。

2. Fournier 坏疽。

3. 错误。应该是肉眼所见，包括腐烂或明显的坏死组织、缺乏血供及无收缩功能的肌肉，往往用来指导外科清创术的手术范围。

4. 风险因素为药物注射、糖尿病、肥胖症及免疫抑制，但是多达 50% 的病例发生在原来健康的人群。

参考文献

Anaya DA, Dellinger EP: Necrotizing soft tissue infection: diagnosis and management, *Clin Infect Dis* 44:705–710, 2007.

Cainzos M, Gonzalez-Rodriguez FJ: Necrotizing soft tissue infection, *Curr Opin Crit Care* 13:433–439, 2007.

相关参考文献

Emergency Radiology: THE REQUISITES, pp 174–175.

点 评

坏死性软组织感染（necrotizing soft tissue infection, NSTI）是指包括真皮、皮下脂肪、筋膜或肌肉在内的任何软组织感染。感染的特点为软组织广泛坏死及进展迅速。Fournier 坏疽为 NSTI 的一种，可累及阴茎、阴囊或会阴。

尽管非常少见，NSTI 可危及生命，死亡率达 24%，并且是放射科及外科急诊病例。患者往往有近期轻微外伤，可表现为软组织肿胀、红斑及疼痛范围与受累部位不成比例。感染可迅速进展，出现水疱、瘀斑、皮下积气所致捻发音以及败血症征象。

明确诊断具有挑战性，因为其早期表现与软组织蜂窝织炎及脓肿相似。平片皮下积气为特异性表现，但它是 NSTI 晚期征象，并且不是存在于所有病例。增强扫描 CT 能更好地显示皮下积气范围、增厚的强化浆膜及脂肪内索条影。阴囊超声可用于 Fournier 坏疽诊断，能显示阴囊壁增厚及软组织水肿，皮下软组织积气为强回声。NSTI 须采取积极外科清创术治疗。

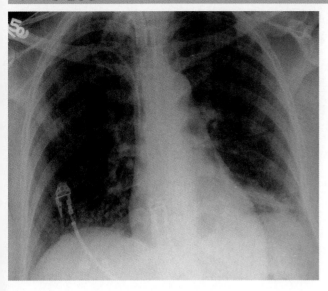

1. 这是一位 69 岁慢性咳嗽患者的胸片，该病有什么影像表现？

2. 该病最常见的异物是什么？

3. 在成人中异物最容易卡在哪个气道？

4. 正确还是错误：如果怀疑异物吸入而放射学检查正常就没有必要做进一步检查。

必须进一步行支气管镜检查来明确该疾病诊断以及进行最终的治疗。

异物吸入

1. 左下肺野斑片状影及左心缘处斑点状不透光异物。这些影像表现说明存在吸入性异物伴随左肺下叶膨胀不全。
2. 食物。花生是儿童最常见吸入性异物。成人还要考虑到药丸、牙齿及牙科工具。
3. 右肺下叶支气管以及右侧中间段支气管，因为右侧气道呈垂直走形。
4. 错误。如果怀疑异物吸入而无明确放射学表现，必须进行支气管镜检查来排除该诊断。

参考文献

Kavanaugh PV, Mason AC, Muller NL: Thoracic foreign bodies in adults, *Clin Radiol* 54:353–360, 1999.
Patel S, Kazerooni EA: Case 31: foreign body aspiration—chicken bone, *Radiology* 218:523–525, 2001.

相关参考文献

Emergency Radiology: THE REQUISITES, pp 202–203.

点 评

在美国，每年有 500 ～ 2000 人死于异物吸入。75% 的异物吸入发生于 3 岁以下儿童。在这些人群中，异物主要卡在中央气道，并且常常是 X 线可穿透的有机物质，最常见的是花生。在成人，最容易发生异物吸入的年龄段为 60 ～ 70 岁。成人异物吸入的风险因素包括神经性功能不良、面部创伤、气管插管及饮酒。成人吸入异物往往卡在非中心气道，最常见异物为食物、牙齿及药丸。由于做出诊断时可能距离发生异物吸入的时间较久或数周或数年没有进行检查，此疾病可误诊为支气管炎或哮喘。

所有怀疑异物吸入的病例需行颈部侧位及胸部正侧位平片检查。急性发作的病例 X 线片可见肺充气过度、肺膨胀不全及异物。但是平片也可能表现正常。慢性病例胸片可见肺不张、阻塞性肺炎、支气管扩张、肺脓肿或脓胸。在发现可透 X 线异物方面 CT 远较 X 线片敏感。CT 在儿童检查异物吸入方面则作用有限，因为经常需要使用镇静剂，可能使儿童气道受到损害。如果怀疑异物吸入而无明确放射学表现，

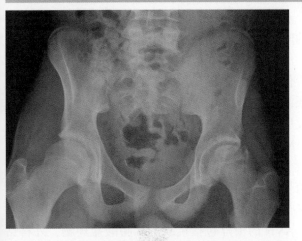
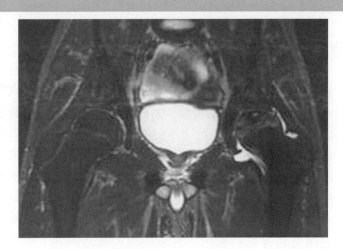
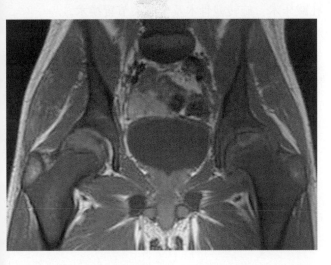

1．这是一位镰状细胞贫血病病例，伴有逐渐加重的左侧髋关节疼痛，该病有哪些影像表现？

2．该病的病因是什么？

3．什么是"新月"征？

4．该病的 FICAT 分级是什么？

病例 109

两侧股骨头缺血性坏死

1. 骨盆前后位片示右侧股骨头硬化及软骨下囊变。左侧髋关节可见类似表现，同时存在股骨头变扁、皮质碎裂。骨盆 T1 及 T2 加权成像示左侧股骨头变扁伴左髋关节少量积液。T1 加权示左侧股骨头软骨下病灶周围可见低信号带，符合缺血性坏死（avascular necrosis, AVN）诊断。随着疾病进展，右侧股骨头变扁同样会变得明显。

2. 创伤为最常见的病因。其他病因包括血红蛋白病、皮质激素的使用、怀孕、胶原血管病及酗酒。

3. "新月"征指的是平片上股骨头上部软骨下薄的线样透亮影。此征象表明股骨头软骨下轻微骨折的存在，它是 AVN 较晚期的改变。

4. FICAT 用来对 AVN 平片表现进行分级。简单来说，Ⅰ级为有症状而平片无异常；Ⅱ级可见骨质疏松、软骨下硬化及囊变形成；Ⅲ级影像表现包括"新月"征，可伴有或不伴股骨头变扁；Ⅳ级，股骨头变扁及变形，伴有髋关节间隙变窄。

参考文献

Imhof H, Breitenseher M, Trattnig S, et al: Imaging of avascular necrosis of bone, *Eur J Radiol* 7:180–186, 1997.

Watson RM, Roach NA, Dalinka MK: Avascular necrosis and bone marrow edema syndrome, *Radiol Clin North Am* 42:207–219, 2004.

相关参考文献

Emergency Radiology: THE REQUISITES, pp 170–172.

点 评

缺血性坏死最常见于股骨头，患者多有移位性股骨颈骨折及髋关节脱位。AVN 也见于舟状骨、头状骨、肱骨头、椎体、距骨及膝关节。骨骺由于缺乏动脉供血及引流静脉，易于发生 AVN。由于血流减少或血管闭塞造成的多发微梗死可引起水肿、硬化、软骨下微骨折，最后导致股骨头变扁。不完全的愈合导致不均匀的关节间隙骨质快速磨损及进一步骨质结构破坏。

非创伤性髋关节 AVN 的症状往往表现为逐渐发生的间歇性腹股沟区疼痛。影像学检查首选髋关节片。股骨头上部由于和髋臼重叠不易清楚显示，"蛙式"侧位可较好显示这一部位。AVN 平片表现包括骨质疏松、软骨下骨质硬化、囊变形成、"新月"征以及股骨头变扁及关节间隙变窄。平片也可能表现正常。MRI 对于早期 AVN 更加敏感，早期 AVN 表现为股骨头前上部软骨下地图样病灶，T1 加权上边缘低信号带。亦可见"双边"征，表现为股骨头病灶边缘平行存在的外低内高异常信号带。

AVN 的治疗包括抗凝、二膦酸盐药物、外科钻孔减压术、旋转截骨术及全髋关节置换术。

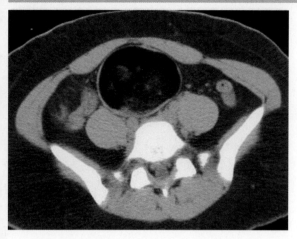 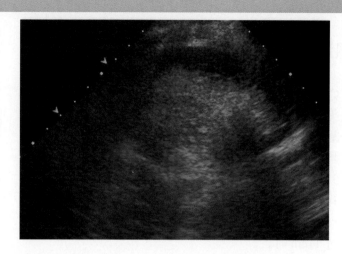

1．29 岁女性患者，临床表现中腹部隐痛，该病影像表现有哪些？

2．该肿瘤含有牙齿的比例占多少？

3．该肿瘤两侧同时发生的概率有多大？

4．该病最常见的并发症是什么？

病例 110

成熟囊性畸胎瘤

1. CT 可见中腹部中线部位边缘清楚圆形病灶，内见部分软组织密度影及大量脂肪密度影。超声显示肿块内部软组织回声成分。这些影像表现均提示成熟性畸胎瘤诊断。

2. 31%。

3. 10%。

4. 畸胎瘤扭转。这种情况常发生于畸胎瘤直径超过 11cm 时。

参考文献

Foshager MC, Hood LL, Walsh JW: Masses simulating gynecological diseases at CT and MR imaging, *Radiographics* 16:1085–1099, 1996.

Outwater EK, Siegelman ES, Hunt JH: Ovarian teratomas; tumor types and imaging characteristics, *Radiographics* 21:475–490, 2001.

点 评

　　畸胎瘤占成人卵巢肿瘤的 20% 及儿童卵巢肿瘤的 50%。卵巢畸胎瘤包括成熟囊性畸胎瘤，即皮样囊肿，以及未成熟畸胎瘤、单胚层畸胎瘤，如卵巢甲状腺肿样瘤。成熟囊性畸胎瘤成分至少为 3 个胚层生殖细胞中的 2 个胚层分化形成。大多数成熟畸胎瘤充满了液性脂样物质。肿瘤壁内衬鳞状上皮，瘤壁还可见毛囊、皮肤腺体及肌肉。Rokitansky 结节为含有骨及牙齿成分突入腔内的结节。

　　在超声上，成熟囊性畸胎瘤各种成分具有不同影像表现，如囊性肿块内可见回声结节（即 Rokitansky 结节），团块由于含有脂肪及毛发表现为后方回声衰减，或由于含毛发表现为肿块内弥漫性带状回声。由于肿瘤内部脂肪的存在，CT 及 MRI 脂肪饱和序列可直接做出诊断。然而，仅 65% ~ 75% 的成熟囊性畸胎瘤含有脂肪，使诊断变得不那么简单。

　　成熟囊性畸胎瘤生长缓慢，每年增大不会超过 2mm，大部分不会引起症状。仅少数不伴并发症的患者表现为腹痛及盆腔痛。肿瘤并发症非常少见，包括扭转、恶变或肿瘤破裂致脂样物质溢出进入腹膜腔。

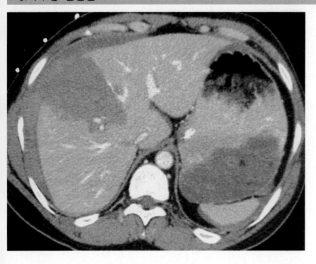 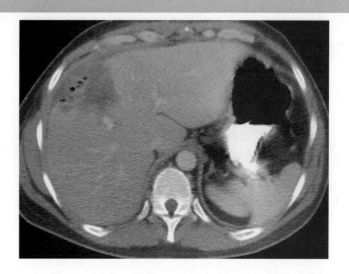

1. 图为一位机动车事故患者刚入院（左图）及入院 13 天（右图）的 CT 图像，现右上腹疼痛加重，该病影像上有什么表现？
2. 何为"双边"征？
3. 该病 MRI 有什么典型影像表现？
4. 该病首选的治疗方法是什么？

肝损伤并创伤后肝脓肿

1. 入院时腹部 CT 示局限性肝挫伤、撕裂伤、肝周及脾周少量积血。复查 CT 示肝损伤范围减小，而损伤肝实质内气体的出现符合肝脓肿诊断。
2. "双边"征见于增强 CT，为化脓性肝脓肿的强化壁及脓肿周围低密度水肿带。
3. 早期强化显著、持续强化的脓肿壁及病灶周围强化。
4. 抗生素及经皮穿刺抽吸和 / 或引流。

参考文献

Doyle DJ, Hanbidge AE, O'Malley ME: Imaging of hepatic infections, *Clin Radiol* 61:737–748, 2006.

Mortele KJ, Segatto E, Ros PR: The infected liver: radiologic-pathologic correlation, *Radiographics* 24: 937–955, 2004.

相关参考文献

Emergency Radiology: THE REQUISITES, pp 297–298.

点　评

化脓性肝脓肿最常见原因为上行性胆管炎。其他原因包括血源性播散、穿透性创伤、经导管化疗栓塞、经皮射频消融，以及如本例为坏死组织的重复感染。超过 50% 的化脓性肝脓肿为多种微生物复合感染。大肠杆菌是肝脓肿中分离出来的最常见微生物。症状从腹部不适到高热、腹壁强直及严重的右上腹痛。

化脓性肝脓肿在 CT 及超声上影像表现多种多样。因为内部不同程度的碎屑及气体，肝脓肿超声上可表现为低回声至强回声及境界不清的壁，后方回声增强的存在为肝脓肿最可靠的征象。增强 CT 上，化脓性肝脓肿常常表现为境界清楚、低密度单房性或内含多个分隔的病灶，还可见气体、边缘强化或"双边"征。化脓性肝脓肿的 MRI 表现各异，但通常表现为 T1 加权低信号及 T2 加权高信号，可见无信号的气体及病灶周边水肿。钆增强成像上，早期、脓肿壁持续显著强化以及病灶周围强化为化脓性肝脓肿特征性表现。

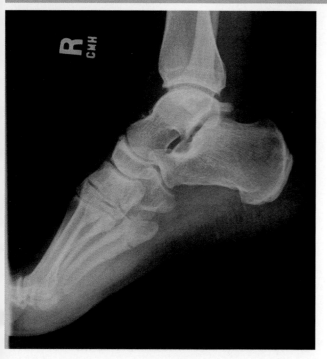

1. 病史为踝关节扭伤后足外侧痛，该病平片有什么异常发现？
2. 第 5 跖骨基底部骨折分哪 3 种类型？
3. 什么年龄可见第 5 跖骨基底部正常粗隆？
4. 骨折延迟或不愈合平片有什么表现？

第 5 跖骨基底部轻微移位的撕脱性骨折

1．第 5 跖骨基底部轻微移位的撕脱性骨折。
2．撕脱性骨折、Jones 骨折及应力骨折。
3．9 ～ 14 岁。第 5 跖骨基底部正常粗隆经常被误诊为骨折。正常情况下粗隆和跖骨干保持平行，而骨折为骨质横向中断，有时可延伸至骰 - 跖关节间隙。
4．骨折端间隙增宽，骨膜反应或骨痂形成，骨髓腔硬化。

参考文献

Fetzer GB, Wright RW: Metatarsal shaft fractures and fractures of the proximal fifth metatarsal, *Clin Sports Med* 25:139–150, 2006.

Nunley JA: Fractures of the base of the fifth metatarsal, *Orthop Clin North Am* 32:171–180, 2001.

相关参考文献

Emergency Radiology: THE REQUISITES, pp 158–159.

点　评

撕脱性骨折、Jones 骨折及应力骨折是累及第 5 跖骨基底部的 3 种不同类型的骨折。尽管平片表现相似，但这 3 种骨折发生在第 5 跖骨基底部的位置有轻微差异，有不同的损伤机制，并且治疗和预后有明显不同。

撕脱性骨折发生于第 5 跖骨基底部腓骨短肌附着的突起处。通常患者有急性扭伤病史。此类骨折治疗常规采用保守治疗，不需要外科固定。

Jones 骨折为干骺端与骨干结合部的横断骨折，距离粗隆 1.5cm 以内。损伤机制被认为是踝关节跖屈时前足强大的内收作用所致。患者可表现为突发疼痛或有足外侧缘慢性疼痛病史。因为骨折部位缺乏血供，Jones 骨折通常愈合缓慢且常常需要外科手术治疗。

应力骨折发生于基底部邻近骨干的位置，由于短时间内正常负荷叠加所致。应力骨折可表现为急性疼痛，或伴有延迟愈合或不愈合的慢性骨折。对于后者，通常需采取外科固定治疗。

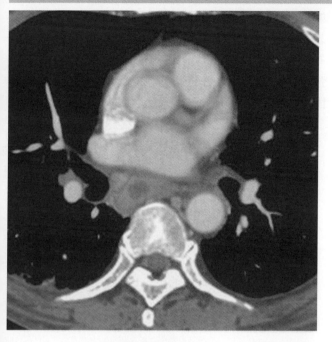
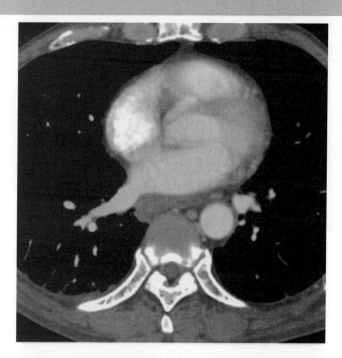
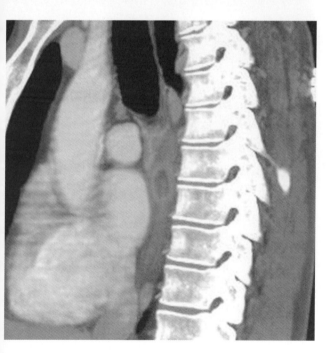
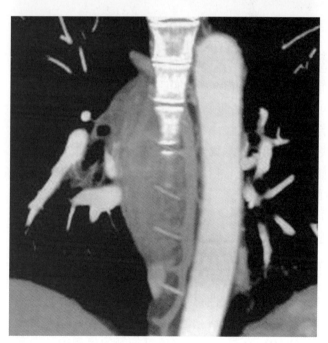

你看到的是一位 55 岁的 HIV 感染者的 CT 图像，因急性胸痛急诊就医。

1．该病有什么影像表现？

2．该病如何诊断？

3．根据患者的病史，该病最可能病因是什么？

4．在因急性胸痛急诊就医的患者中，非心源性胸痛的最常见病因是什么？

病例 113

侵袭性（念珠菌属）食管炎

1．食管壁环形增厚、黏膜强化、黏膜下水肿及腔内块影或嵌塞食物团块。
2．食管炎。
3．食管反流性疾病和感染，特别是念珠菌属所致。
4．食管反流性疾病。

参考文献

Pace F, Pallotta S, Antinori S: Nongastroesophageal reflux disease-related infectious, inflammatory and injurious disorders of the esophagus, *Curr Opin Gastroenterol* 23:446–451, 2007.

Young CA, Menias CO, Bhalla S, Prasad SR: CT features of esophageal emergencies, *Radiographics* 28: 1541–1553, 2008.

点　评

　　因急性胸痛急诊就医的患者中，最常见并可能危及生命的病因为急性心肌梗死和不稳定心绞痛。然而，非心源性胸痛亦较常见，约占到总数的55%。有可能或不一定立即危及生命的非心源性胸痛病因包括急性主动脉夹层、肺动脉栓塞、气胸、肺炎、食管炎及心包炎。根据详细病史、体格检查、心电图、验血和或胸片，通常情况下就可以得出正确诊断。当怀疑诸如肺动脉栓塞或主动脉夹层等其他疾病诊断时，需要做进一步影像检查评估（如多层螺旋CT、MRI等）。

　　伴有反流性胃食管疾病的食管炎为非心源性胸痛的常见病因，约占到总数的60%。其他类型的食管炎包括感染性、嗜酸性粒细胞性、化学药品诱发（摄食化疗药或腐蚀性物质）性食管炎也并非罕见。尤其在因感染HIV或器官移植致免疫抑制的患者中，侵袭性食管炎很常见，特别是念珠菌属感染。尽管念珠菌感染性食管炎可表现为胸痛，但患者可能没有吞咽困难或口腔念珠菌病表现，因此临床可能不会考虑到该病诊断。

　　诊断食管炎的常规手段包括食管X线摄影及内镜检查。然而，基于临床表现可能不容易得出疾病的最初诊断，最初有可能是在为了评估其他可能产生严重临床后果疾病所做MDCT检查时发现。因此，放射科医师使用MDCT评估急性胸痛患者时，对影像表现必须保持高度的警觉性。食管炎的MDCT征象有弥漫性食管壁环形增厚、低密度黏膜下水肿及黏膜强化。有时，可见继发于食物嵌塞所致食管腔内位置固定的食物块影。

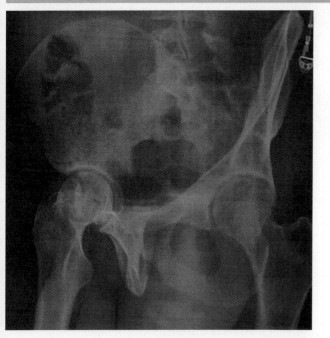

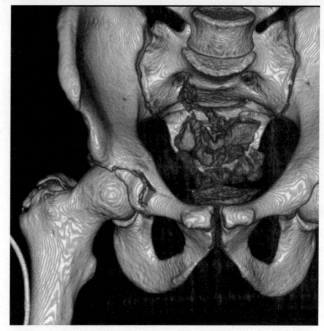

亦见彩色插图

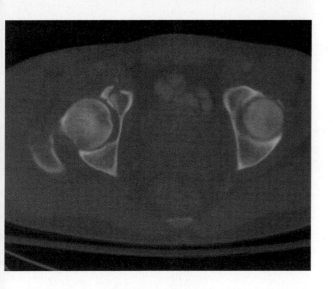

1. 该骨折发生在髋臼的什么部位?

2. 在 Letournel 分类系统中, 该骨折是这个部位常见的单发性骨折吗?

3. 髋臼骨折分类系统所表达的重要意义是什么?

4. 使用 Letournel 系统对髋臼骨折进行分类需要做什么影像检查?

病例 114

髋臼前壁骨折

1. 髋臼前壁。
2. 不是。它是髋臼骨折中最少见的类型。
3. 髋臼承重结构的完整性。
4. 前后位及两侧的 Judet 位 X 线片，尽管多层螺旋 CT 的三维重建可取代 X 线片。

参考文献

Ohashi K, El-Khoury GY, Abu-Zahra KW, Berbaum KS: Interobserver agreement for Letournel acetabular fracture classification with multidetector CT: are standard Judet radiographs necessary? *Radiology* 241: 386–391, 2006.

Potok PS, Hopper KD, Umlauf MJ: Fractures of the acetabulum: imaging, classification, and understanding, *Radiographics* 15:7–23, 1995; discussion 23–24.

相关参考文献

Emergency Radiology: THE REQUISITES, pp 140–141.

点 评

髋臼骨折为骨盆骨折中重要的亚型，因为髋臼具有承重及运动的重要功能。结构上，承重的髋臼顶由前柱及后柱在髋臼顶上方以倒置的角度结合而得到支持。髋臼骨折治疗的目的主要是保护承重功能。髋臼骨折的分类表明了髋臼承重功能完整性的重要意义，因此促进了外科手术规划的实施。在髋臼骨折分类系统中 Letournel 系统最为广泛认可。在 Letournel 系统中，"单发骨折"是指髋臼的一部分从髋臼分离出来，而"联合骨折"为数个单发骨折组合形成的一种骨折方式。单发骨折包括后壁、横断、前柱及前壁骨折。联合骨折包括横断加后壁骨折、双柱骨折、T-形骨折、前壁加后面的半横断骨折、后柱加后壁骨折。最常见的骨折类型为后壁骨折、横断加后壁骨折、双柱骨折及横断骨折。最少见的骨折类型为单发性前壁骨折。

Letournel 分类系统是基于前后位及后斜位（即 Judet 位）X 线片。然而，由于疼痛原因急性创伤患者很难获得高质量的 Judet 位 X 线片。过去通常认为在评价髋臼骨折方面 CT 是重要的、但只是补充性的影像检查手段。然而，现在在多层 CT 多维及三维重建基础上对髋臼骨折进行分类，这种方法比使用平片分类更加准确，CT 已经成为髋臼骨折分类的重要手段，现在 Judet 位 X 线片在急性骨折诊断及分类应用方面显示出局限性。

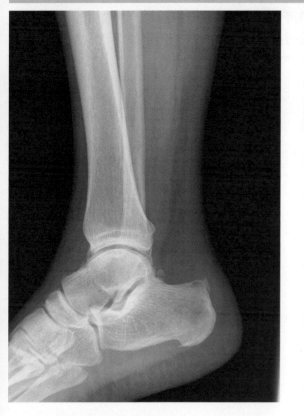

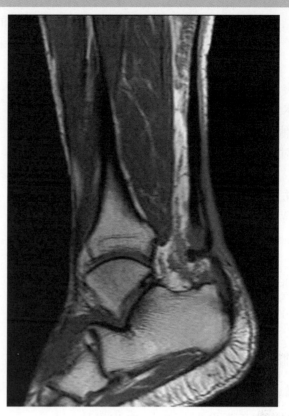

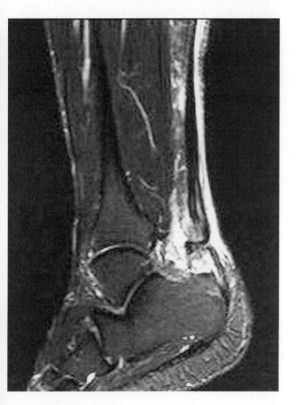

1．该病的损伤机制是什么？

2．该病如何治疗？

3．影像在评价这种损伤方面起到什么作用？

4．MRI 有什么表现？

病例 115

缩的可能或位于肌腹与肌腱结合部位置较高的撕裂，应采用扩大扫描野的矢状位成像。

跟腱撕裂

1. 踝关节突然地强力背屈。
2. 外科手术或踝关节固定于跖屈位。
3. 排除其他损伤并证实临床上可疑的跟腱撕裂病例；对患者施行固定治疗时评价跟腱末端附着处。
4. 跟腱失去正常低信号，T2加权示撕裂跟腱内部及周围高信号，跟腱形态异常。

参考文献

Kaplan PA, Helms CA, Dussault R, et al: Foot and ankle. In *Musculoskeletal MRI*, Philadelphia, WB Saunders, 2001, pp 395–397.

Schweitzer ME, Karasick D: MR imaging of disorders of the Achilles tendon, *AJR Am J Roentgenol* 175: 613–625, 2000.

点 评

急性跟腱撕裂通常发生于30 ~ 50岁男性，由于踝关节突然地强力背屈所致。撕裂一般位于跟腱距跟骨附着处2 ~ 3cm，尽管有时可发生于肌腹与肌腱结合部。通常情况下，撕裂是由于运动时踝关节突然地强力背屈所致，有时可因为跟腱本身直接创伤引起（如本例病例）。治疗包括外科手术或固定踝关节于跖屈位。

跟腱撕裂的临床诊断并不复杂。然而，对于临床可疑病例，影像检查可以排除其他损伤并证实临床上可疑的跟腱撕裂病例。另外，由于MRI能完整显示跟腱的情况，可用来评估开放性跟腱修补，以及评价患者固定时跟腱的位置情况。

通常情况下，侧位X线片可显示增厚的、边界不清的撕裂跟腱。Kager脂肪垫由于水肿及出血变得浑浊。完全撕裂时正常的跟腱后缘轮廓消失，有时可见一小的切迹。

由于水肿及出血导致T2加权上跟腱正常低信号被高信号取代，MRI可显示部分性纵向撕裂（裂隙样）、部分性横断撕裂或完全性撕裂，腱周软组织同样可见异常信号。跟腱失去正常形态。偶然可见由于邻近肌腱收缩致断端分离的完全撕裂。考虑到跟腱收

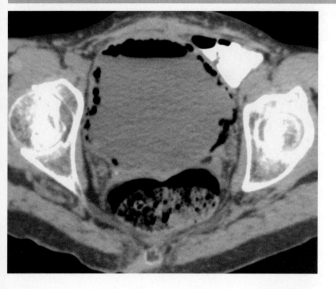
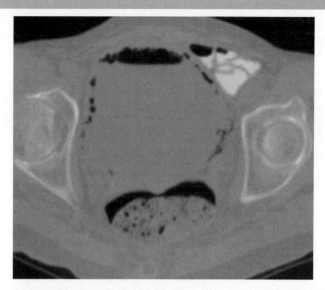
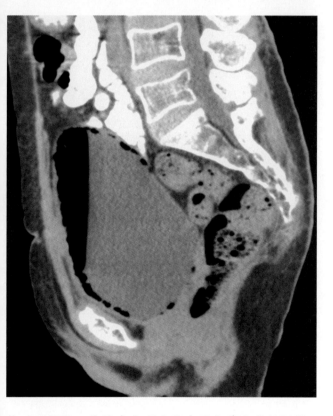
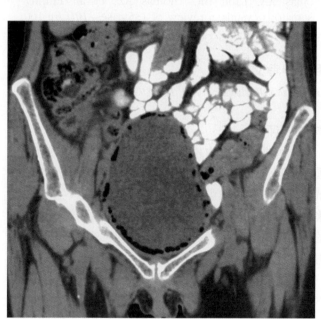

你看到的是一位临床表现为腹痛及发热患者的图像。

1．该病 CT 影像表现有哪些？

2．该病正确诊断是什么？

3．该病有哪些鉴别诊断？

4．该病有哪些诱发因素？

病例 116

出道梗阻时适当引流。如及时诊断及治疗，该病死亡率为7%。

气肿性膀胱炎

1. 膀胱壁及膀胱腔内积气。
2. 气肿性膀胱炎。
3. 近期膀胱器械检查、膀胱结肠瘘或膀胱阴道瘘。
4. 年长妇女伴有控制较差的糖尿病、慢性尿路感染、膀胱流出道梗阻及神经源性膀胱。

参考文献

Grayson DE, Abbott RM, Levy AD, et al: Emphysematous infections of the abdomen and pelvis: a pictorial review, *Radiographics* 22:543–561, 2002.

Thomas AA, Lane BR, Thomas AZ, et al: Emphysematous cystitis: a review of 135 cases, *BJU Int* 100: 17–20, 2007.

相关参考文献

Emergency Radiology: THE REQUISITES, pp 302–303.

点 评

气肿性膀胱炎为相当少见但可危及生命的膀胱黏膜及黏膜下肌层急性炎症。特征性表现为膀胱壁及膀胱腔内积气。气体由细菌性发酵的葡萄糖产生。绝大多数患者为中年女性（平均年龄66岁），伴有控制差的糖尿病。其他诱发因素包括慢性尿路感染、膀胱流出道梗阻及神经源性膀胱。

最常见分离出来的病原体为大肠埃希杆菌，其他产气病原体包括产气肠杆菌、梭菌属，偶尔可见真菌属。非感染性病因也可导致膀胱壁内积气，如最近行膀胱内器械检查、创伤、膀胱直肠瘘或膀胱阴道瘘及气肿性类膀胱样肠化生。临床症状为非特异性，患者常常表现为排尿困难、尿频及血尿。气尿少见。

腹部平片上气肿性膀胱炎表现为膀胱区弧形及成群的斑点状透亮影。膀胱腔内积气表现为盆腔内气液平。子宫干性坏疽及阴道壁积气可有类似影像表现，因此需要更精确的解剖定位。CT对气体的敏感性很高，可显示膀胱壁及腔内少量气体。利用肺窗或骨窗观察图像有助于将膀胱壁内少量气体与膀胱腔内或腹腔游离气体区分开来。

大部分气肿性膀胱炎患者仅仅需要保守治疗即可。治疗包括使用广谱抗生素、控制高血糖，膀胱流

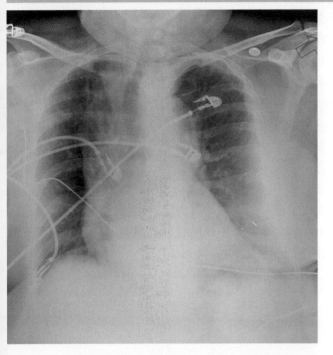

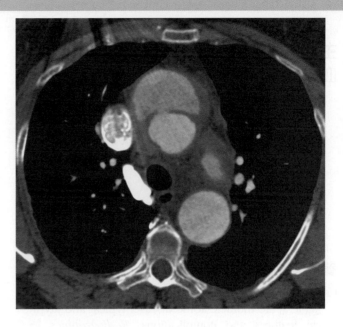

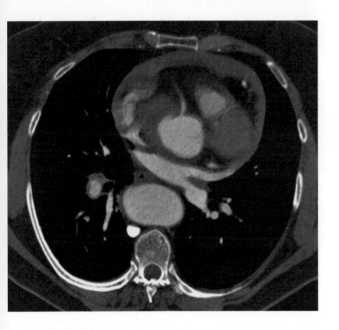

1. 该病诊断是什么？

2. 该病可能致命的并发症是什么？

3. 心包积液说明了什么？

4. 该病不治疗的情况下死亡率是多少？

病例 117

主动脉夹层（Stanford A 型）伴心包积血

1. Stanford A 型主动脉夹层。
2. 破入纵隔或胸腔，破入心包致心包压塞，急性主动脉瓣反流，主动脉分支血管受累致终末器官缺血。
3. 破入心包腔。
4. 7 天内死亡率为 70%。

参考文献

Castaner E, Andreu M, Gallardo X, et al: CT in nontraumatic acute thoracic aortic disease: typical and atypical features and complications, *Radiographics* 23 (Suppl):S93–S110, 2003.

Yoshida S, Akiba H, Tamakawa M, et al: Thoracic involvement of type A aortic dissection and intramural hematoma: diagnostic accuracy—comparison of emergency helical CT and surgical findings, *Radiology* 228:430–435 2003.

相关参考文献

Emergency Radiology: THE REQUISITES, pp 240–242.

点　评

主动脉夹层发生于血液通过撕裂的内膜进入主动脉壁中层时，因此形成真腔及假腔。主动脉夹层患者往往有高血压，其他诱发因素包括马方综合征及其他结缔组织疾病、主动脉缩窄、主动脉炎、妊娠及使用可卡因。患者往往表现为胸痛和 / 或背痛。主动脉夹层所致死亡大部分发生于初发症状 2 周之内。

主动脉夹层分型是基于所累及的主动脉节段进行。如 Stanford 分型系统，A 型夹层累及升主动脉或主动脉弓。Stanford B 型夹层累及左侧锁骨下动脉远侧的主动脉。准确分型对于指导治疗至关重要，一般没有并发症的 B 型控制血压即可，而 A 型夹层由于致命性并发症发生率很高，通常需要立即行外科修补术。未经治疗的 A 型夹层动脉瘤 7 天内死亡率可高达 70%。

A 型夹层致命性并发症包括破入纵隔、胸腔、心包，分支血管闭塞伴脏器缺血（如冠状动脉及大血管）或急性主动脉瓣反流。高达 90% 的 A 型夹层并发破裂。当破入心包，心包积血常常造成致命性心包压塞（如本例病例）。尽管心包积液为非特异性表现，但是当发现心包渗出液，尤其呈高密度提示为出血时，对于 A 型夹层为不好的征象。

CT、磁共振成像及经食管超声都可以诊断急性主动脉夹层。CT 因为其应用广泛及速度快成为主动脉夹层主要检查方法。虽然平扫 CT 可显示主动脉夹层一些征象或伴随壁内血肿，但是急性主动脉夹层的确诊及特异性征象观察仍须静脉注射对比剂。增强造影 CT 诊断急性主动脉夹层的敏感性及特异性都接近 100%。CT 判断主动脉弓分支血管受累及心包积液的准确性分别达 98% 和 91%。

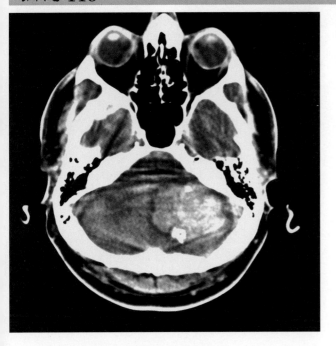 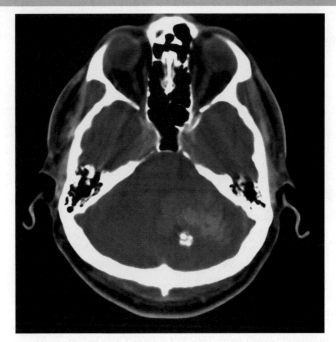

1．该病大多数发生于幕下还是幕上？

2．病灶内出现钙化的比例是多少？

3．这种病变最初的常见表现是什么？

4．这种病变通常伴有动脉瘤吗？

病例 118

继发于动静脉畸形的急性小脑血肿

1. 幕上。
2. 25% ~ 30%。
3. 自发性颅内出血。
4. 是的。

参考文献

Byrne JV: Cerebrovascular malformations, *Eur Radiol* 15:448–452, 2005.

Osborn AG: Arteriovenous malformation. In Osborn AG, ed: *Diagnostic Imaging*, vol 4. Brain. Salt Lake City, UT, Amirsys, 2004, pp 4–6.

相关参考文献

Emergency Radiology: THE REQUISITES, pp 1–2, 6–7, 20.

点 评

　　动静脉畸形（arteriovenous malformation, AVM）为发育异常，由不含中间毛细血管的异常供血动脉及引流静脉聚集而成。病灶存在动静脉分流，几乎都是孤立病灶，大多数（85%）发生于幕上。尽管许多人可以没有症状，但大多数患者一生中会出现症状。多数症状出现在 20 ~ 40 岁年龄段。初诊最常见的临床表现为颅内出血，其他常见体征及症状包括头痛、癫痫、局灶性神经功能缺陷。数字减影血管造影术为诊断参照标准，可显示 10% ~ 20%AVM 患者伴随供血动脉的动脉瘤。

　　除了颅内出血，静脉注射造影剂后 CT 还可以显示迂曲扩张的高密度增强血管。5% ~ 30% 的病例可显示局灶性钙化。如果不发生急性出血，通常没有占位效应。

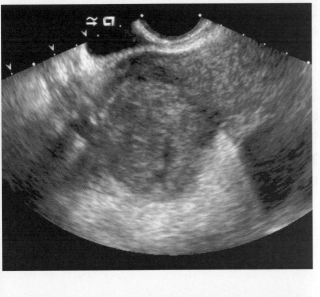
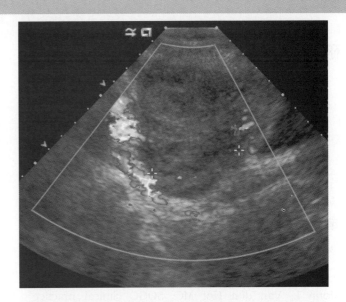
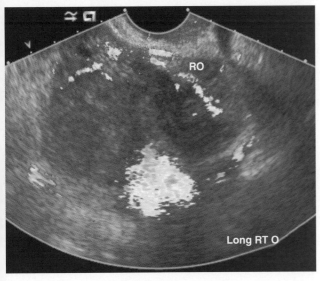
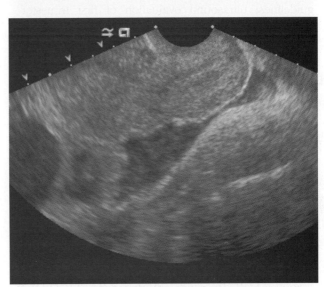

1．25 岁女性，有输卵管结扎史，表现为下腹痛。根据超声结果，重点应该考虑什么诊断？

2．什么样的临床资料支持影像诊断？

3．什么超声表现有助于明确诊断而不是只提示可能性？

4．直肠子宫陷凹内液体回声表明了什么？

病例 119

破裂的异位妊娠

1. 异位妊娠。
2. 产妇血清 β-HCG 水平大于 1500mUI/ml（此患者为 1940 mUI/ml）。
3. 确定的胚胎及异位孕囊。
4. 腹腔积血。

参考文献

Dilbaz S, Caliskan E, Dilbaz B, et al: Predictors of methotrexate treatment failure in ectopic pregnancy, *J Reprod Med* 51:87–93, 2006.

Morin L, Van den Hof MC: SOGC clinical practice guidelines: ultrasound evaluation of first trimester pregnancy complications, *Int J Gynaecol Obstet* 93: 77–81, 2006.

相关参考文献

Emergency Radiology: THE REQUISITES, p 317.

点 评

异位妊娠为孕产妇死亡的常见原因，占早孕死亡病例的 80%。除非排除妊娠，育龄期妇女出现下腹痛都应该考虑到该病诊断。如存在异位妊娠可能且临床出现血压不稳定情况应施行外科手术治疗。然而，很多早期异位妊娠患者临床表现稳定，采取肌注甲氨蝶呤可取得较好疗效。

经阴道超声（transvaginal ultrasound, TV-US）有助于异位妊娠的早期确诊及治疗。异位妊娠经引道超声征象包括单纯性附件囊肿、混杂回声附件包块、输卵管环状回声、宫外胚胎或胎儿或子宫内空无一物。直肠子宫陷凹孤立性游离液体非常少见。结合经阴道超声、末次月经时间及产妇血清 β-HCG 水平有助于明确诊断。通常经阴道超声可显示正常的宫腔内孕囊及蜕膜，直径 2 ~ 3mm 即可显示。孕妇血清 β-HCG 水平达 1500mUI/ml 时同样可见孕囊。如果发现孕妇血清 β-HCG 水平达 2000mUI/ml 而宫内无孕囊，应该考虑到异位妊娠。如果孕妇血清 β-HCG 水平超过 1000mUI/ml，同时超声发现附件混杂回声包块，伴或不伴有输卵管环状回声，提示异位妊娠可能。如果经阴道超声发现附件或附件外孕囊，则可以确立异位妊娠的诊断。以腹腔镜为标准，当诊断标准适当，结合血清妊娠标记物检查，经阴道超声诊断异位妊娠的敏感性为 87% ~ 93%。

经阴道超声除了可以明确异位妊娠诊断以外，对于判断预后亦能提供一定信息。据报道，发现绒毛膜下血肿及 / 或孕囊内成形的胚胎预示甲氨蝶呤治疗失败。尽管直肠子宫陷凹或膀胱子宫陷凹积液提示输卵管妊娠破裂所致腹腔积血可能，但后者积液可由输卵管伞部末端渗漏造成（生理性积液），如果患者血压稳定就没有必要采取不当的治疗措施。

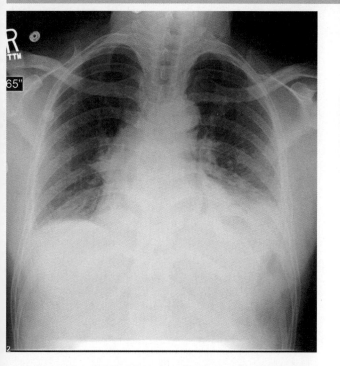

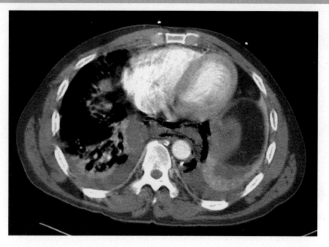

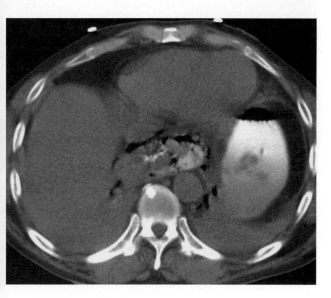

1. 纵隔气体及胸腔积液来自于何处？

2. 该病由剧烈呕吐造成，用什么已知术语来命名？

3. 如果不经治疗，这种呕吐后形成的疾病死亡率有多高？

4. 该病 CT 上有什么典型异常表现？

病例 120

呕吐后食管破裂（Boerhaave 综合征）

1. 食管撕裂。
2. Boerhaave 综合征（特发性食管破裂综合征）。
3. 接近 100%。
4. 食管壁增厚、纵隔积液、胸腔积液及纵隔积气。

参考文献

White CS, Templeton PA, Attar S: Esophageal perfora-
tion: CT findings, *AJR Am J Roentgenol* 160:767–770,
1993.

相关参考文献

Emergency Radiology: THE REQUISITES, pp 60, 62.

点 评

很多原因可造成食管穿孔，而剧烈呕吐所致食
管破裂被称为 Boerhaave 综合征。尽管病因不同，口
腔及胃分泌物通过食管裂口渗漏都可导致暴发性纵
隔炎，Boerhaave 综合征所致炎症尤其严重。病情
往往进展为败血症及多器官功能衰竭。未经治疗的
Boerhaave 综合征死亡率接近 100%，但如果在发病
24 小时之内实施外科修补术，生存率可达 80%。

Boerhaave 综合征病例典型表现为呕吐后胸痛及
发热，临床检查可发现胸腔积液及纵隔积气。然而，
临床表现往往是非特异性，且食管破裂表现可类似肺
炎、心肌梗死、主动脉夹层或急性上腹部病变。

胸片可显示纵隔积气及胸腔积液（通常位于左
侧），但是胸片表现正常并不能排除该病诊断。在疾
病确诊及渗漏定位方面食管 X 线造影术为参照标准，
渗漏位置通常位于左侧且接近食管裂孔处。对于最
初诊断不考虑该病，或未行食管 X 线片检查的病例，
胸部 CT 具有较高诊断价值。食管撕裂区域常常可
见食管穿孔的 CT 征象，包括食管壁增厚、纵隔积液
和 / 或水肿、纵隔积气及胸腔积液。当食管撕裂定位
困难时，口服水溶性对比剂后 CT 扫描有助于定位。

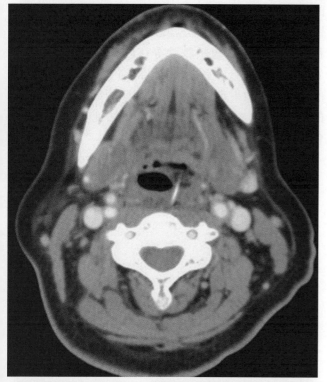

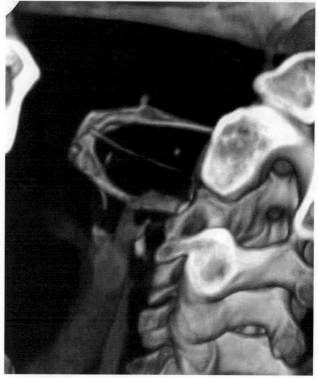

亦见彩色插图

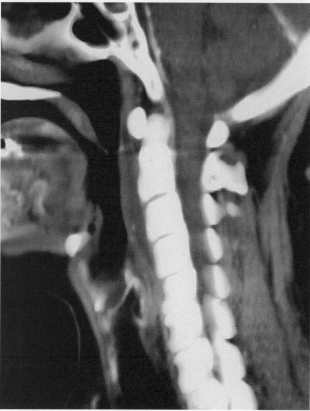

你看到的是一个食用自制寿司后吞咽困难 2 天患者的图像。

1. 该病影像上有什么重要发现？

2. 内镜未能发现该病的主要原因是什么？

3. 该病有什么并发症？

4. 平片诊断该病的敏感性是多少？

异物残留（鱼刺）伴咽壁穿孔

1. 残留鱼刺。
2. 骨头位于黏膜下层。
3. 穿孔导致黏膜下层后部脓肿形成。
4. 平片诊断颈部存留鱼刺的敏感性为 25% ～ 39%。

参考文献

Lue AJ, Fang WD, Manolidis S: Use of plain radiography and computed tomography to identify fish bone foreign bodies, *Otolaryngol Head Neck Surg* 123: 435–438, 2000.

Marco De Lucas E, Sádaba P, Lastra García-Barón P, et al: Value of helical computed tomography in the management of upper esophageal foreign bodies, *Acta Radiol* 45:369–374, 2004.

相关参考文献

Emergency Radiology: THE REQUISITES, pp 202–203.

点　评

吞入异物为急诊科常见病症，常见于幼儿及老年人。成人上消化道最常见异物为鱼刺，装有义齿及快速进食容易导致鱼刺的摄入。吞入异物往往被忽视，且鱼刺可自行通过消化道。虽然并发症非常少见，但是吞入的鱼刺有可能造成消化道穿孔伴脓肿形成或穿通至周围重要结构。常见异物嵌塞部位为会厌、下咽部及颈段食管。全面体检及间接喉镜检查可鉴别多数咽部异物，然而对于颈段食管异物敏感性较差。

颈部平片通常用来寻找上呼吸消化道嵌塞异物，然而平片发现颈部嵌塞鱼刺的敏感性仅为 25% ～ 39%。虽然鱼刺为部分透 X 线异物，并存在一些种间差异，残留鱼刺非常小的直径应该是平片敏感性低的最主要原因。鱼刺常常平行于胶片盒或探测器，令其更加不易被察觉，也是造成平片敏感性低的原因。除此之外，在常见异物嵌塞部位，由于软组织、甲状软骨及舌骨钙化或舌骨相互重叠，造成平片敏感性进一步减低。

CT 检测残留鱼刺的敏感性为 90% ～ 100%，特异性及阴性预测值（negative predictive value, NPV）分别为 91% 和 100%。因为超过一半可疑病例没有发现嵌塞异物，所以 CT 的高 NPV 可用于这部分患者的排除性诊断。CT 优于其他检查手段（如钡餐及内镜）之处在于，更容易检测出穿通至食管外及黏膜下移行异物及显示包括脓肿等在内的穿孔并发症。另外，在大多数急诊室很快可以得到 CT 检查结果。CT 的缺点在于放射剂量。因此，对于可疑吞入异物嵌塞的患者，CT 应该用于那些临床无法证实的可疑嵌塞鱼刺或其他可能透 X 线的异物。

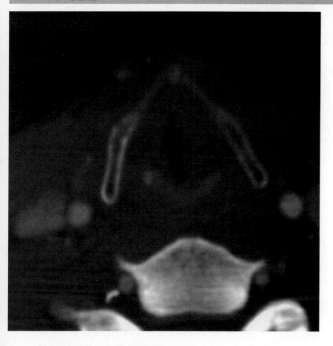

1．受到损伤的是什么结构？

2．该病损伤机制可能是什么？

3．该病可导致何种急性并发症？

4．该病适合使用哪种影像检查方法？

喉部骨折

1. 右侧甲状软骨骨折。
2. 机动车碰撞。其他常见原因为运动损伤、斗殴及枪弹伤。
3. 急性气道压迫。
4. CT。

参考文献

Lee WT, Eliashar R, Eliachar I: Acute external laryngo-tracheal trauma: diagnosis and management, *Ear Nose Throat J* 85:179–184, 2006.

相关参考文献

Emergency Radiology: THE REQUISITES, p 44.

点 评

喉部骨折相当少见,约占急诊病例的1/42 000 ~ 1/5000。常常为咽喉部受到直接打击,例如这个患者,颈部受到撞击导致的颈部钝性伤。钝性伤最常发生于机动车碰撞。其他常见原因包括运动损伤及斗殴。穿通性损伤多见于枪弹伤。喉部损伤可导致急性气道压迫甚至死亡。迟发性并发症包括慢性呼吸困难、慢性发声困难或吞咽困难及误吸。

症状包括呼吸困难、发声困难、声嘶、吞咽困难、吞咽痛、颈痛及咯血。临床检查可见皮下气肿、触痛、水肿、血肿、瘀斑、喉部变形。然而,喉部损伤的临床线索往往被忽视,因为症状不明显或被伴随的其他颅面部损伤所掩盖。

喉部损伤的诊断需结合内镜检查及影像表现。CT为较适合的检查方法,薄层CT可显示喉结构的破坏,虽然年轻人由于喉软骨没有钙化可能诊断困难。一些病例可见软组织积气及黏膜下水肿。对喉部损伤应保持高度警惕性,遇到前颈部和/或颅面部损伤行颈椎CT或颈部CT血管造影时仔细观察喉部情况有助于该病诊断。

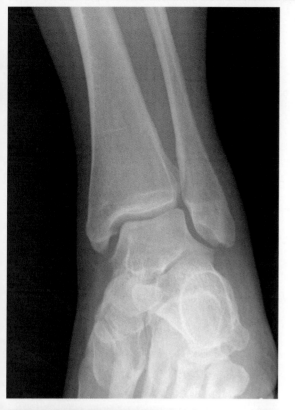
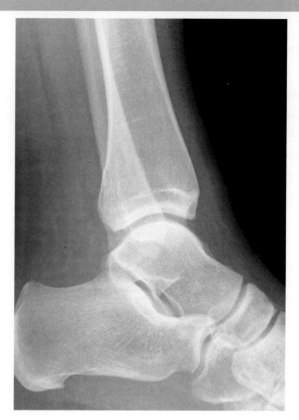
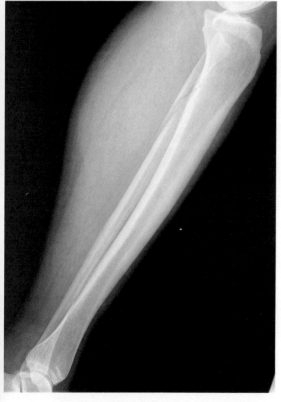

1．近端腓骨骨折如何命名？

2．近端腓骨骨折的临床意义是什么？

3．这种损伤如何治疗？

4．踝关节平片有哪些征象提示需要进一步行下肢平片检查判断下肢骨折状况？

Maisonneuve 骨折

1. Maisonneuve 骨折。
2. 和踝关节韧带广泛损伤有关。
3. 螺钉固定韧带及韧带修补。
4. 孤立的胫骨后缘骨折，孤立的内踝移位性骨折，踝关节内侧或外侧间隙增宽无相关腓骨骨折、或前内侧或韧带联合压痛而平片无异常发现。

参考文献

Babis GC, Papagelopoulos PJ, Tsarouchas J, et al: Operative treatment for Maisonneuve fracture of the proximal fibula, *Orthopedics* 23:687–690, 2000.

Wilson AJ: The ankle. In Rogers LF, ed: *Radiology of Skeletal Trauma*, 3rd ed, Philadelphia, Churchill Livingstone, 2002, p 1270.

相关参考文献

Emergency Radiology: THE REQUISITES, pp 154, 155.

点　评

Maisonneuve 骨折为腓骨近端骨折，发生于足强力外旋时。首先，距腓前、胫腓前下及骨间韧带撕裂伴不同程度骨间膜损伤。其次，距腓后韧带撕裂或胫骨后结节骨折（累及关节面不超过 25%）。第三，前内侧关节囊撕裂。第四，近端腓骨骨折。第五，内踝骨折或内侧副韧带撕裂。由于 Maisonneuve 骨折涉及踝关节韧带损伤，最好作为复合性损伤的一部分来评价，而非孤立性骨折。Maisonneuve 骨折伴广泛踝关节韧带撕裂表明这是不稳定的损伤。通常采取螺钉内固定韧带联合以及修补距腓前下韧带。

虽然因为踝关节损伤疼痛程度往往明显超过腓骨骨折，导致腓骨骨折被临床忽视，但由于腓骨需行外科修补，对这种损伤的认识非常重要。在常规踝关节平片上，提示为 Maisonneuve 骨折的征象包括孤立性的胫骨后缘骨折，孤立性的内踝移位性骨折，踝关节内侧或外侧间隙增宽（超过 3 ~ 4mm）无伴随腓骨骨折，或前内侧或韧带联合压痛而平片无异常发现。如发现上述征象之一，除常规踝关节平片外需加拍下肢全长前后位及侧位来评价近端腓骨骨折，从而明确 Maisonneuve 骨折。

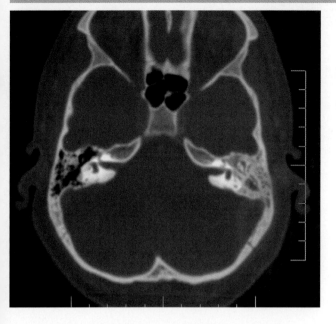 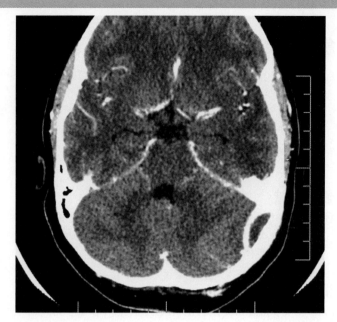

1．急性乳突炎是哪种常见儿童感染的并发症？
2．此例急性乳突炎的颅内并发症是什么？
3．早期乳突炎的 CT 表现有哪些？
4．乳突炎并发骨膜下脓肿常见于哪个年龄段？

急性乳突炎伴硬膜外脓肿

1．中耳炎。
2．硬膜外脓肿。
3．中耳积液及乳突气房密度增高，不伴骨质吸收。
4．11 岁以下儿童。

参考文献

Migirov L: Computed tomographic versus surgical findings in complicated acute otomastoiditis, *Ann Otol Rhinol Laryngol* 112:675–677, 2003.

相关参考文献

Emergency Radiology: THE REQUISITES, pp 27, 54, 56, 208.

点　评

及时充分的抗生素治疗通常对急性中耳炎具有较好的效果，未经治疗或治疗不充分可并发急性乳突炎。即使经充分的抗生素治疗，急性乳突炎的死亡率仍高达 8% ～ 19%。25% ～ 34% 的病例需手术充分清除局灶性病变或颅内感染。经充分抗生素治疗仍出现疼痛、发热和 / 或持续耳漏时，应考虑到乳突炎可能。其他征象包括耳后肿胀、红斑、耳廓隆起。并发乳突炎的症状包括深部面痛、颅神经麻痹、精神状态改变、项强直。

CT 检查急性乳突炎的敏感性为 87% ～ 100%。CT 检查急性乳突炎并发症的敏感性为 97%，阳性预测值为 94%。不伴并发症或早期急性乳突炎的 CT 征象有中耳积液及乳突气房密度增高不伴有骨质吸收。

乳突炎的并发症局限于颞骨，包括融合性乳突炎（伴骨质侵蚀 / 吸收）、岩尖炎、迷路炎、面神经麻痹及听力丧失。感染通过乳头表面皮质扩散形成骨膜下脓肿，大部分发生于 11 岁以下儿童，感染甚至可蔓延至面部、外耳道或颈深部软组织。颅内并发症包括硬膜外积脓（即脓肿）、硬脑膜静脉血栓性静脉炎及硬膜下积脓。

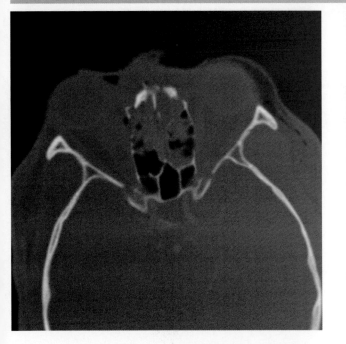

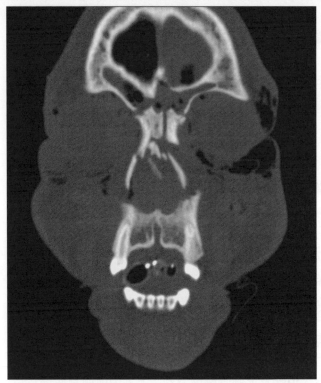

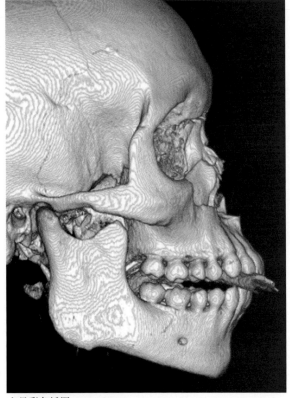

亦见彩色插图

亦见彩色插图

1. 面中部什么部位骨折？

2. 这种损伤往往伴随什么结构的骨折导致颅内积气？

3. 该病常见并发症是什么？

4. 该病三维计算机断层扫描（3D-CT）重建的价值是什么？

病例 125

鼻 – 眶筛骨骨折

1. 鼻 - 眶筛骨复合体骨折。
2. 筛板。
3. 视力损害、脑脊液鼻漏及内眦距过宽。
4. 3D-CT 重建有助于制订外科手术计划。

参考文献

Sargent LA, Rogers GF: Nasoethmoid orbital fractures: diagnosis and management, *J Craniomaxillofac Trauma* 5:19–27, 1999.

相关参考文献

Emergency Radiology: THE REQUISITES, p 39.

点 评

鼻 - 眶筛骨复合体包含眶间面部骨骼，以眶内侧壁、泪骨及上颌骨额突为界，上方为前颅窝底部、后方为筛骨迷路。此区域的直接创伤可破坏这些结构。典型鼻 - 眶筛骨骨折累及鼻骨、上颌骨额突与额骨结合部、上颌骨额突、眶内侧壁、眶下缘及梨状孔（即上颌骨前上内侧壁）。骨碎片可向后方移位或向侧方移位，或同时向两个方向移位；向上移位非常少见。向后移位常并发筛板碎裂、气颅及颅内血肿。向侧方移位可并发眼损伤，累及鼻泪管或鼻额管。

不伴移位的骨折基本上可采取非手术治疗方式；然而，由于解剖复杂，此区域融合了较多面部的细微结构，因此常常发生复合性、粉碎性骨折，通常需要采取切开复位及内固定术，尽量减少面容畸形及保护受损结构的功能。尽管如此，视力受损及脑脊液鼻漏仍为常见并发症。内眦韧带或插入部撕裂可导致内眦过宽。

轴位及冠状位重建 CT 对于确诊及外科手术规划非常重要；薄层重建（1.5 ~ 2.0mm）是关键。除了诊断需要以外，三维重建可以为制订治疗计划提供有价值的信息。

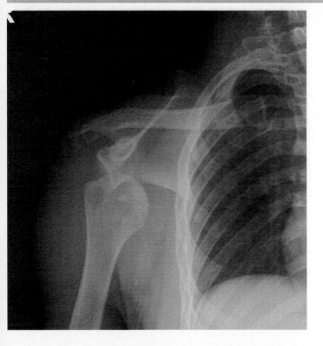
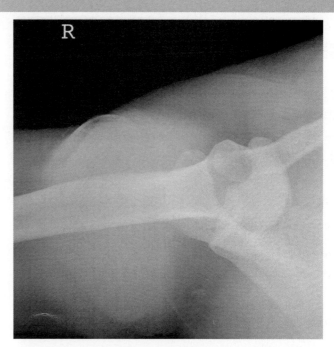
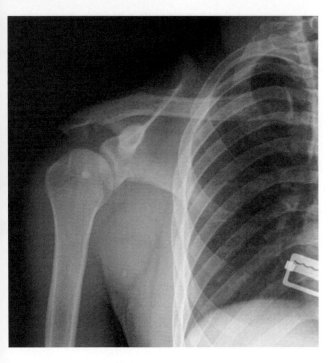
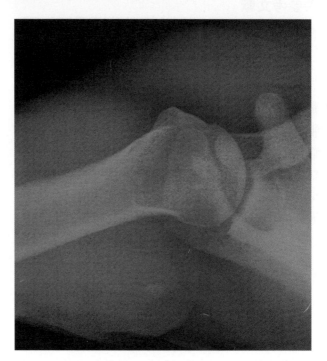

1．这属于肩关节脱位哪种类型？

2．这是不是常见损伤？

3．该病常见合并伤是什么？

4．在评价急性盂肱关节脱位时行经腋位投照有何风险？

肩关节前脱位伴 Bankart 病变

1. 前脱位。
2. 是。
3. 骨性 Bankart 病变。
4. 肩关节脱位复发。

参考文献

Postacchini F, Gumina S, Cinotti G: Anterior shoulder dislocation in adolescents, *J Shoulder Elbow Surg* 9:470–474, 2000.

Rogers LF, Lenchik L: The shoulder and humeral shaft. In Rogers LF, ed: *Radiology of Skeletal Trauma*, 3rd ed, Philadelphia, Churchill Livingstone, 2002, pp 650–658.

相关参考文献

Emergency Radiology: THE REQUISITES, pp 116–117.

点 评

盂肱关节是人体最容易发生脱位的关节。肱骨头可向前方、后方、下方或上方移位。95% 脱位为前脱位，肱骨头通常向前内侧移位至喙突下区域。因为临床诊断显而易见，平片主要为了明确临床诊断及评估伴随损伤，如大结节骨折、前盂唇骨折（骨性 Bankart 病变）及后外侧肱骨头嵌入骨折（Hill-sachs 缺损）。

肩关节前脱位容易复发。复发率与患者年龄相反，复发率从青少年的 80% ~ 92% 至 40 岁以上成人的 10% ~ 15%。Hill-sachs 缺损及 Bankart 病变，尤其是较大的损伤，容易诱发再脱位。

拍摄前后位平片时上臂靠近内侧身体并外旋，不仅可诊断脱位，并且可鉴别 Hill-sachs 缺损及大结节骨折。无论是前脱位还是后脱位，经腋位平片均可诊断并评估前盂唇骨性 Bankart 病变。拍摄经腋位投照时须警惕过分调整上臂位置可能诱发再脱位或伴随骨折进一步移位。其他评估脱位方向的体位有肩胛骨 -Y 位及 Grashey 位，后者还能提供关节盂上、下缘的完整信息。

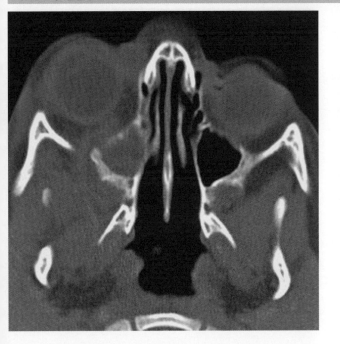
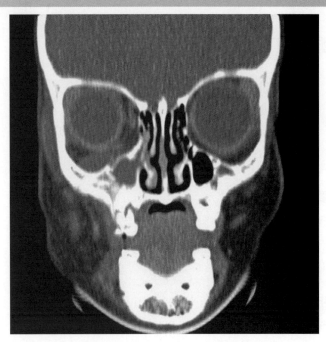

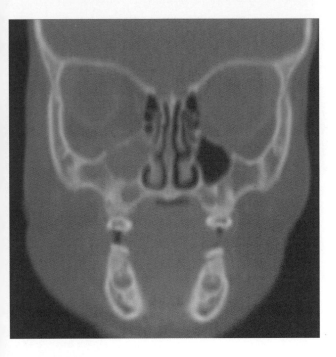

1．诊断是什么？

2．通常是如何治疗的？

3．不适当的治疗会造成什么后果？

4．这通常是哪种鼻窦炎症的并发症？

眶骨膜下脓肿

1. 眶骨膜下脓肿。
2. 静脉内注射抗生素及外科引流。
3. 视觉损害、蔓延至面部深部间隙及颅内扩散。
4. 同侧的筛窦气房。

参考文献

Pereira FJ, Velasco e Cruz AA, Anselmo-Lima WT, Elias J Jr: Computed tomographic patterns of orbital cellulitis due to sinusitis, *Arq Bras Oftalmol* 69: 513–518, 2006.

相关参考文献

Emergency Radiology: THE REQUISITES, p 50.

点　评

　　大部分眼眶感染为急性鼻窦炎的并发症。感染虽然可能起源于任何一个鼻窦，但是最多来自于筛窦。当眶内感染局限于蜂窝组织炎，静脉内注射抗生素治疗即可。但是，眶骨膜下脓肿通常需要加上外科引流及抗生素方可奏效。另外，眶内脓肿导致眶内容物快速增加可能使视力受到损害。眶内感染提示感染可能向颅内延伸或在面部深部腔隙扩散。

　　眼眶感染的临床准确性为81%，而CT准确性为91%。在增强CT上，眼眶蜂窝织炎表现为弥漫性、境界不清眶内脂肪浸润。骨膜下脓肿尽管可能伴有眶内脂肪浸润，但由于隆起的骨膜而表现为边缘清楚的病灶。眼眶脓肿由于眼眶限制表现为境界清楚的积液。CT诊断鼻窦炎或眼眶蜂窝织炎合并颅内感染的敏感性为92%，而MRI准确性接近100%。

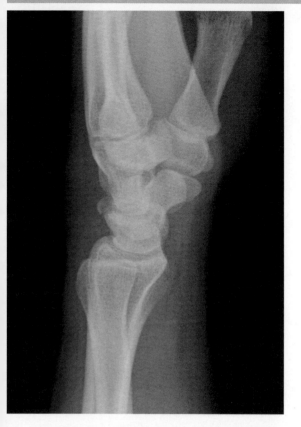

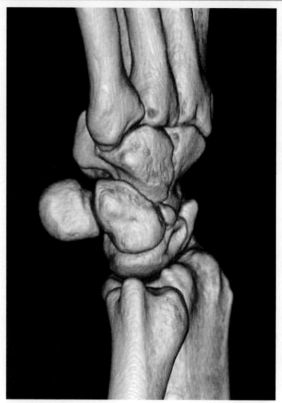

亦见彩色插图

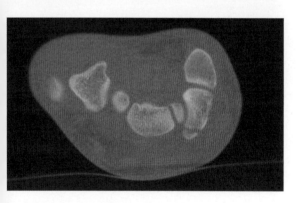

1．这是什么骨折？

2．此骨骨折的损伤机制是什么？

3．此骨骨折有哪两种类型？

4．在腕骨骨折中，这种骨折发生率排在第几位？

三角骨骨折

1. 三角骨骨折。
2. 手掌背屈同时腕尺侧偏斜时向后着地所致。
3. 附着于三角骨背侧桡腕韧带的撕脱可导致三角骨横向或纵向两种贯通性骨折。
4. 三角骨骨折为腕骨骨折中第二位常见骨折。

参考文献

Beer JD, Hudson DA: Fractures of the triquetrum, *J Hand Surg Br* 12:52–53, 1987.

Eustace S, Keogh C, Bergin D: The wrist. In Rogers LF, ed: *Radiology of Skeletal Trauma*, 3rd ed, Philadelphia, Churchill Livingstone, 2002, pp 839, 841.

相关参考文献

Emergency Radiology: THE REQUISITES, pp 129–131.

点　评

　　三角骨骨折为腕骨骨折中第二位常见骨折，仅次于舟骨，发病率为 3.5% ~ 20%。骨折可单独发生，也可伴有其他腕骨损伤。大部分三角骨骨折发生于手背屈、腕尺侧偏斜向后着地时，临床表现为背侧软组织肿胀、腕部尺侧触痛。三角骨骨折往往表示桡腕韧带三角骨背侧附着点撕脱。横向或纵向贯通性三角骨骨折可能为尺骨及钩骨挤压所致。及时采取管型外固定治疗往往有很好的疗效。然而，诊断延误将导致骨折不愈合及腕关节慢性疼痛。

　　腕关节 X 线片常常显示背侧软组织肿胀。压迫性骨折通常在后前位投照显示较佳。撕脱性骨折由于撕脱小骨片位于三角骨背侧边缘，因此只有在侧位投照才能显示。CT 很容易区分 X 线片上不能鉴别的三角骨撕脱骨折及月骨撕脱骨折，尽管这种鉴别通常没有必要，因为这两种骨折治疗上是一样的。

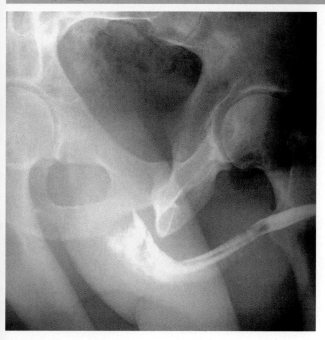

1．哪段尿道受损伤?
2．损伤机制是什么?
3．在尿管插入前，什么样的典型临床征象提示需进行逆行性尿道造影?
4．这种损伤的远期并发症是什么?

前尿道断裂

1．尿道球部。
2．骑跨伤导致尿道受耻骨联合挤压。
3．尿道口滴血和肉眼血尿。
4．尿道狭窄。

参考文献

Park S, McAninch JW: Straddle injuries to the bulbar urethra: management and outcomes in 78 patients, *J Urol* 171:722–725, 2004.

相关参考文献

Emergency Radiology: THE REQUISITES, pp 105–107.

点　评

　　典型的前尿道损伤是发生骑跨伤导致尿道球部受耻骨联合挤压的结果。它们是不常见的创伤，但在会阴或阴茎出现明显损伤时应被考虑到。在女性中由于尿道较短，前尿道损伤更加罕见。与后尿道损伤相比，前尿道损伤很少伴随骨盆骨折。

　　尿道口滴血和肉眼血尿是典型的临床征象，在导尿术完成前应立刻进行一次逆行尿道造影检查以评价损伤情况。损伤能够特征性地分为挫伤、不完全断裂和完全断裂。在手术修补前完全断裂可能需要耻骨上膀胱插管进行尿流改道术来限制炎症发展。即便快速有效的行尿流改道和外科手术，前尿道损伤也可能导致需要外科手术治疗的迟发性尿道狭窄。

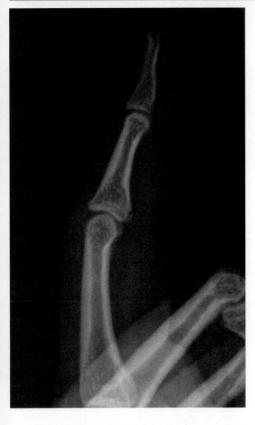

1．从中节指骨基底部被撕下来的是什么结构？

2．这种损伤的典型机制是什么？

3．此损伤小的撕脱性骨片是典型的吗？

4．如果这种损伤不采取治疗，远期可能的结果是什么？

病例 130

掌板撕脱性骨折

1. 掌板。
2. 过度伸展。
3. 是的。
4. 提前退化性骨关节炎，慢性关节不稳，关节畸形。

参考文献

Nance EP Jr, Kaye JJ, Milek MA: Volar plate fractures, *Radiology* 133:61–64, 1979.

相关参考文献

Emergency Radiology: THE REQUISITES, p 137.

点　评

　　掌板是一种致密的纤维韧带形成近端掌侧指间关节囊，很牢固地附着于中节指骨掌侧基底部。掌板断裂是过度伸展损伤的一种常见类型，多见于运动损伤，尤其是足球和篮球运动。通常，临床上都能考虑到这个诊断，尽管高达 20% 以上不能被临床检查准确评价。虽然手法复位通常取得满意的疗效，但是大的骨折片就可能要求切开复位和内固定手术。未做处理的损伤可能导致提前退化性关节炎、慢性关节不稳再发半脱位、屈曲挛缩或"天鹅颈"样畸形。

　　沿着掌板长径，断裂可以发生于任何地方，甚至可以从它附着的中节指骨撕离一个骨片。撕脱性骨折片通常移位轻微，在侧位片或斜位片上最容易被发现。典型的碎片很小，表现为点状或细条状骨片，通常直径小于1mm。

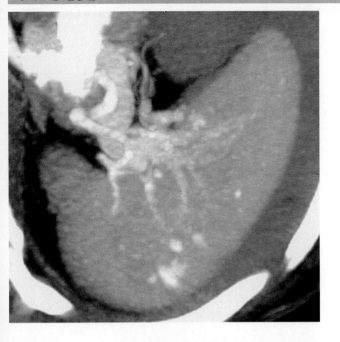

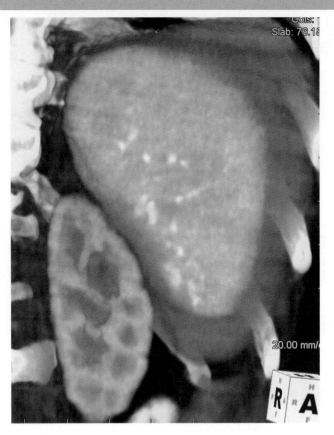

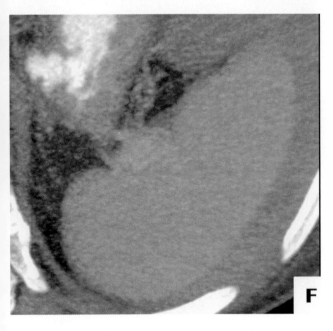

你看到的是一个钝性腹部损伤患者门静脉期和排泄期 MDCT 图像。

1．诊断是什么？

2．脾血管损伤的两种类型是什么？

3．MDCT 能够区别这种损伤和脾活动性出血吗？

4．这种损伤的重要性是什么？

病例 131

脾血管损伤

1. 脾血管损伤。
2. 假性动脉瘤和创伤后动静脉瘘（arteriovenous fistula, AVF）。
3. 可以。
4. 高达 82% 的未处理的脾血管损伤中可以发生迟发性出血。

参考文献

Gavant ML, Schurr M, Flick PA, et al: Predicting clinical outcome of nonsurgical management of blunt splenic injury: using CT to reveal abnormalities of splenic vasculature, *AJR Am J Roentgenol* 173:855–856, 1999.

Hann JM, Biffle W, Knudson M, et al: Splenic embolization revisited: a multicenter review, *J Trauma* 56: 542–547, 2004.

相关参考文献

Emergency Radiology: THE REQUISITES, pp 89, 90.

点 评

在脾损伤的患者中，约 22% 的病例发现有脾血管损伤或活动性出血。假性动脉瘤或 AVF 表现为边界清晰的病变，与邻近动脉对比增强相似。这些血管损伤可以被一个相对低强化的区域包绕。在延迟图像上，典型的血管损伤由于静脉内的造影剂流失而密度减低，变得与周围正常实质密度相似或稍高。这样就能帮助我们鉴别血管损伤和活动性出血，后者典型的表现为线性或不规则的对比增强，其衰减方式相似或高于邻近主要的动脉。由于持续的出血，在早期图像中识别的活动性出血的范围在肾排泄期图像上可能出现扩大。

在 MDCT 对比增强图像上，假性动脉瘤和 AVF 具有相似的表现，仅仅在脾动脉造影中才能区分。研究表明，由于迟发性脾出血，有 80% 以上的这种损害经非手术治疗是无效的。利用经导管脾动脉栓塞诊断及治疗这种损伤是一种流行趋势，它有助于增加非手术治疗患者的数量。经导管脾动脉主干或末梢栓塞，减少脾灌注进行止血。脾动脉主干栓塞组和超选择栓塞组的脾再利用率相似。如果患者血流动力学不稳定或无法进行脾动脉造影，就选择外科手术治疗。

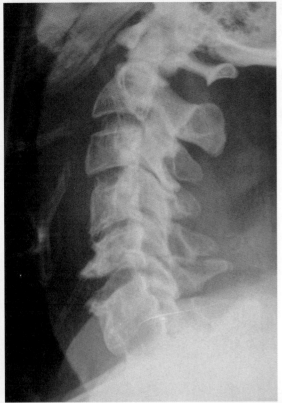

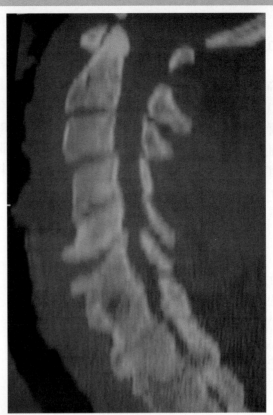

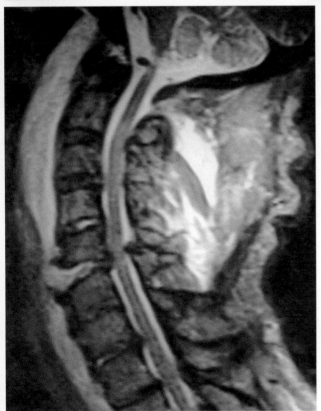

你看到的是一个主诉为外伤后颈部疼痛的患者的图像。

1．描述 X 线片的发现。

2．诊断是什么?

3．MRI 在这个损伤中起到什么作用?

4．显示脊髓挫伤最佳的 MR 序列是哪个?

病例 132

C5-C6 平面过伸脱位损伤

1. 弥漫的椎部前后软组织水肿，C5-C6 椎间隙前部增宽，以 C6 椎体为标准，C5 椎体向后滑脱。C5-C6 平面看到棘突连线呈阶梯状改变。
2. C5-C6 平面过伸脱位损伤。
3. MRI 显示了髓外出血、韧带、椎间盘和脊髓的损伤。
4. 脂肪饱和反转恢复序列（STIR）。

参考文献

Davis SJ, Teresi LM, Bradley WG, et al: Cervical spine hyperextension injuries: MR findings, *Radiology* 180: 245–251, 1991.

Edeiken-Monroe B, Wagner LK, Harris JH Jr: Hyper-extension dislocation of the cervical spine, *AJR Am J Roentgenol* 146:803–806, 1986.

相关参考文献

Emergency Radiology: THE REQUISITES, pp 220, 221.

点　评

过伸脱位是由于撞击前额部或面部中央使颈椎伸展过度所致。这种暴力使椎体前纵韧带和椎间盘损伤。这种损伤也可以向后延伸至后纵韧带，甚至冲击位于脊膜囊前缘的椎体后缘骨皮质与脊膜囊后缘的黄韧带、椎板之间的脊髓。在文献中这种损伤被描述为 X 线没有异常的脊髓损伤（SCIWORA）。临床上，可能产生一种急性的脊髓中央综合征，表现为不对称的神经损伤，上肢重于下肢。

这种损伤的 X 线或 CT 征象可以是非常轻微的，也可以没有任何外观上的骨骼骨折和脱位。由于肌肉牵拉或颈托的应用，随后脱位可以自行恢复。X 线侧位片和矢状重建 CT 图像显示为颈前软组织肿胀通常超过多个节段的椎体，椎体前下方撕脱性骨折、椎间隙前部增宽，在年轻患者中出现椎间盘真空征。撕脱性骨片通常在宽度上大于其纵向高度。

MRI 是显示这种损伤的一种成像方法。利用不同的 MR 序列显示颈椎有助于最佳地显示损伤的韧带、椎间盘和脊髓。韧带在所有序列中显示为线样低信号强度，但显示最佳的序列是质子像序列。急性韧带损伤表现为正常连续的低信号结构中断伴随邻近的高信号（代表水肿）。椎间盘损伤表现为椎间盘内异常的高信号或急性的椎间盘突出。脊髓内的异常信号是由于水肿和出血所致，是椎体后缘与椎板、黄韧带之间受到撞击所造成的结果。急性脊髓损伤的 MRI 信号特点取决于脊髓内出现的水肿和出血。数个调查报告指出，那些伴有出血性脊髓挫伤的患者预后较差。

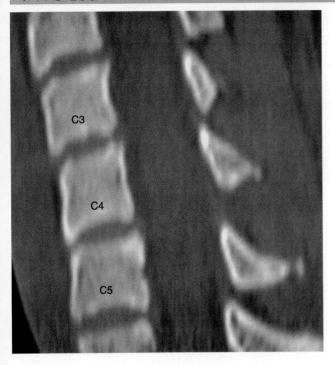

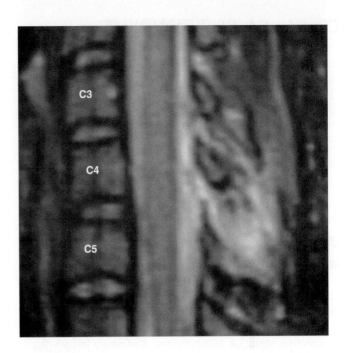

你看到的是一个由机动车撞伤导致下颈部疼痛和压痛的患者的图像。

1．X 线和 CT 检查有什么发现？

2．MR 成像有什么发现？

3．最佳诊断是什么？

4．侧位俯、屈位如何帮助这个损伤的诊断？

病例 133

C3-C4、C4-C5 平面过屈损伤

1. 棘突间隙及椎弓板间隙距离增宽并且在第 C4-C5 平面向前弯曲变形。

2. C3-C4、C4-C5 水平黄韧带不连续；后颈部软组织和第 C3-C4、C4-C5 水平棘间韧带水肿。

3. C3-C4、C4-C5 平面过屈损伤。

4. 在俯屈时加压（在医生指导下完成）有助于显示损伤。

参考文献

Braakman M, Braakman R: Hyperflexion sprain of the cervical spine. Follow-up of 45 cases, *Acta Orthop Scand* 58:388–393, 1987.

Ronnen HR, de Korte PJ, Brink PR, et al: Acute whiplash injury: is there a role for MR imaging? A prospective study of 100 patients, *Radiology* 201:93–96, 1996.

相关参考文献

Emergency Radiology: THE REQUISITES, p 220.

点　评

　　屈曲过度扭伤通常由车辆追尾所致。突然的强制减速导致头颈部过度俯屈随后变为伸展过度。颈椎软组织损伤通常是俯屈过度的结果。

　　后方韧带复合体撕裂包括棘上韧带、棘间韧带和小关节囊。通常，随着前屈作用力的增大，软组织损伤可以延伸到前方的后纵韧带、椎间盘环及椎间盘。临床上，俯屈过度扭伤的患者有颈部及肩胛骨间疼痛、颈椎屈伸活动受限和棘突间压痛。

　　在中立位侧位片上，X 线发现可能是轻微的。与损伤上下邻近水平比较，损伤平面棘突间隙及椎板间隙距离增大。在顺列的椎体中，向前弯曲变形提示受伤平面所在。后纵韧带和椎间盘撕裂的患者早期可以看到椎体向前半脱位和后部椎间隙增宽。

　　症状持续存在和 X 线图像正常或不明确的患者需要 MRI 或在医生的指导下获取侧位过伸过屈位的图像。MRI 扫描方案应包括矢状位脂肪抑制反转恢复序列（STIR）、质子像和 T2 加权快速自旋回波序列以用于显示损伤。韧带断裂最直观的是在质子加权序列上看到韧带正常线样的低信号中断。颈后部肌肉、小关节、椎间隙、棘突间和椎弓板间韧带水肿，在 STIR、质子加权及 T2 加权图像上都表现为高信号。过伸过屈位帮助施压于后部韧带复合体，并且可以在过屈位图像上显示损伤的 X 线征象。在过伸图像上这些征象通常恢复正常。

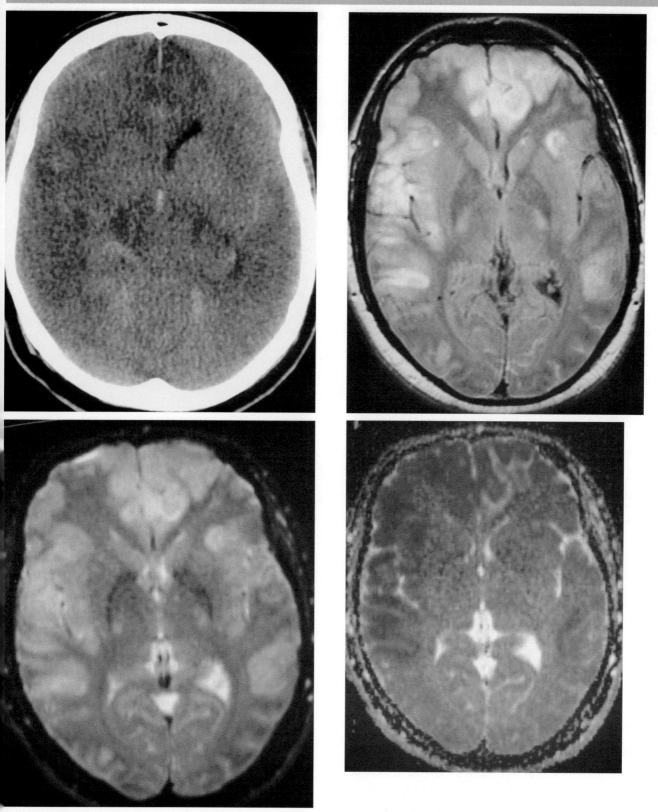

你看到的是机动车撞伤后昏迷的颅脑损伤患者的图像：入院 5 天后拍摄的 CT、FLAIR、弥散加权和 ADC 成像。

1. CT 检查有什么发现？

2. 磁共振成像有什么发现？

3. 诊断是什么？

4. 损伤的不同原因是什么？

271

病例 134

缺氧性脑损伤

1. CT 图像提示灰白质界限不清，右侧颞叶外囊和两侧额叶密度减低。
2. FLAIR 图像提示高信号主要位于大脑灰质皮层，一些位于白质和两侧外囊。弥散加权和 ADC 图像提示 FLAIR 上高信号区域弥散受限。
3. 缺氧性脑损伤。
4. 乏氧性（缺乏氧气），贫血性（血液或血红蛋白不足），循环障碍性（休克）。

参考文献

Chao CP, Zaleski CG, Patton AC: Neonatal hypoxic-ischemic encephalopathy: multimodality imaging findings, *Radiographics* 26(Suppl):S159–S172, 2006.

Takahashi S, Higano S, Ishii K, et al: Hypoxic brain damage: cortical laminar necrosis and delayed changes in white matter at sequential MR imaging, *Radiology* 189:449–456, 1993.

点　评

缺氧性脑损伤起因于氧气供给不充分，不能够达到脑代谢作用需求量。持续缺氧同时导致神经细胞和胶质细胞损伤或死亡。在创伤背景下全身血压过低、心输出量低、呼吸停止是形成脑缺氧的共同原因。损伤程度依赖于持续时间、全身因素的严重程度和并存的血管疾病。

大范围的缺氧性脑损伤的影像表现，根据最初的损害程度，具有时间相关性及多样性。在最初的几小时内 CT 可能看不到变化。早期的改变可包括轻度灰白质分界不清、灰质密度减低及脑沟占位效应。脑水肿的程度反映了脑缺氧损伤时间的严重性。常见的脑梗死的范围在大脑皮质和小脑的动脉供给的边界（分水岭）区。脑代谢活跃区包括背侧丘脑、豆状核后部、海马和感觉运动皮质易受影响发生梗死。实验性研究的结论是灰质比白质更易受到局部缺血的影响。

MRI 是用于显示缺氧性脑损伤变化最敏感和最具特异性的技术。最新的 MR 技术包括弥散加权成像（DWI）和波谱技术，在发现和检测发病几个小时到几天内的缺血性事件比常规 MRI 更敏感。早期细微的变化仅可能在颞顶枕叶皮质的分水岭区看到，在 FLAIR 和 T2 加权图像上呈高信号的区域在 DWI 图像上弥散受限。在亚急性期，可以见到特征性的在增强扫描上皮质脑回样强化与平扫 T1 加权图像上皮质的高信号。

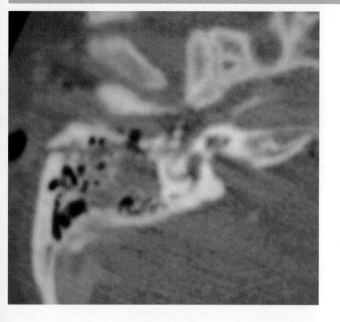
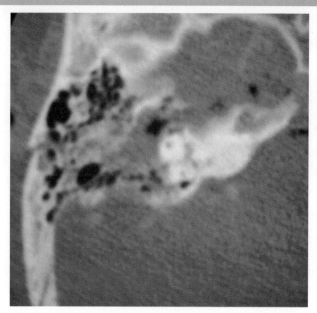
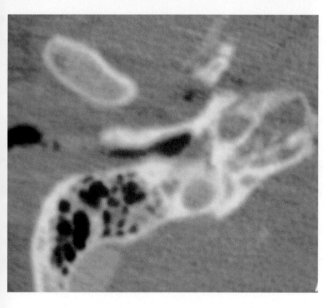

你看到的是一个外伤后右耳出血的患者的图像。

1．CT 检查有什么发现？

2．诊断是什么？

3．看到的这种损伤有什么骨折类型？

4．列举这种损伤的 3 个并发症。

病例 135

颞骨岩部纵向骨折

1. 中耳和乳突气房内看到出血。颅内积气、颞下颌关节内也发现气体并看到颞骨岩部骨折。
2. 颞骨岩部纵向骨折。
3. 纵向骨折、横向骨折和复杂或混合性骨折。
4. 传导性听力丧失、脑脊液耳漏和面神经麻痹。

参考文献

Betz BW, Wiener DM: Air in the temporomandibular joint fossa: CT sign of temporal bone fracture, *Radiology* 180:463–466, 1991.

Fatterpekar GM, Doshi AH, Dugar DM: Role of 3D CT in the evaluation of the temporal bone, *Radiographics* 26(Suppl):S117–S132, 2006.

相关参考文献

Emergency Radiology: THE REQUISITES, pp 41–43.

点 评

颞骨骨折在多层计算机断层扫描（MDCT）可能很难完全发现。它们占所有颅骨骨折的20%。颞骨骨折依据与颞骨岩部纵轴方向的关系分三种类型。纵向骨折通常延续至颞骨鳞部通向鼓室腔，与颞骨岩部长轴平行。典型的撞击部位在头颅颞顶区。横向骨折垂直于颞骨岩部长轴，起源于枕骨的打击。横向骨折向内侧延伸穿过颈内动脉基底部或骨迷路。复杂或混合性骨折包含纵向和横向骨折。大多数患者（75%～80%）是纵向骨折。

显示骨折需要 MDCT 高分辨率成像。颞骨骨折间接的 CT 表现包括乳突气房浑浊、内耳道和中耳出血、颞下颌关节（temporomandibular joint, TMJ）积气、颞骨岩部附近可见颅内积气、颞骨外表面软组织内气体及迷路系统积气。空气进入 TMJ 是因为纵向骨折延伸通过邻近的外耳道含气骨或鼓室腔。

与颞骨骨折相关的临床表现包括外耳道出血、听力丧失、血性脑脊液、面神经麻痹、耳廓后淤血和鼓室积血。纵向骨折通常伴局部的或暂时的面神经麻痹，约在15%的患者中可以见到。横向骨折患者与永久性面神经麻痹相关，约80%的患者可以发生。纵向骨折伴传导性听觉丧失源于中耳内血肿或来自听小骨断裂。相反，横向骨折可以累及迷路并引起感音神经性听觉丧失。前庭功能障碍更多伴发于横向骨折。三维（3D）容积再现图像对于显示听小骨脱位和骨折延伸至颅底圆孔和卵圆孔是有意义的。永久性听力损失的程度可能是由于瘢痕形成引起，可归咎于骨折愈合过程中累及卵圆孔。3D 图像可能对于预测听小骨骨折外科手术纠正听力损失的结果是有作用的。

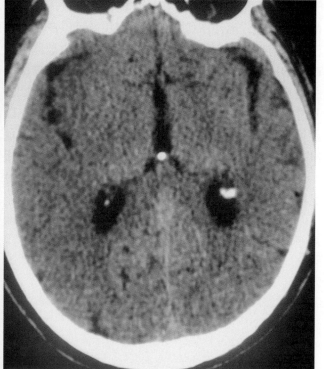

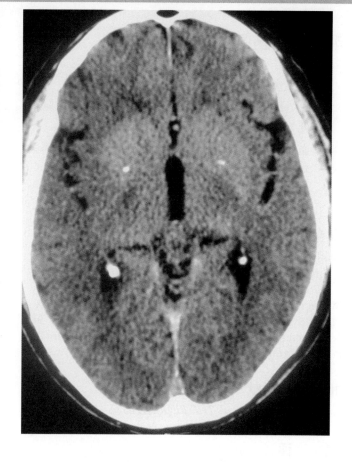

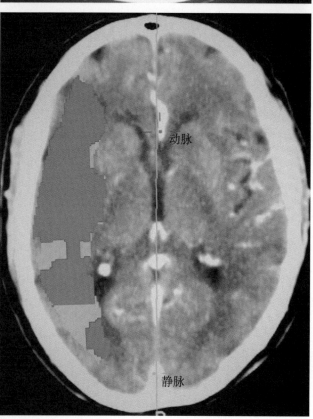

亦见彩色插图

你看的是一个主诉为左侧上下肢无法移动的患者的图像。

1. 诊断是什么？

2. 在左下方图像显示的是什么检查方式？发现了什么？

3. 描述这个病例非增强 CT 的 3 个早期表现。

4. 用于显示这个病例的关键的 3 种 CT 技术是什么？

病例 136

非出血性右侧大脑中动脉梗死

1. 非出血性右侧大脑中动脉梗死。
2. CT 灌注研究提示一个大面积右侧大脑中动脉梗死（红色）伴较少的半暗带（绿色）。
3. 血管致密征、"岛带"征或在岛叶皮质脑沟消失和豆状核模糊。
4. CT 平扫、CT 灌注和头颅 CT 血管造影。

参考文献

Srinivasan A, Goyal M, Al Azri F: State-of-the-art imaging of acute stroke, *Radiographics* 26(Suppl): S75–S95, 2006.

Wintermark M, Fischbein NJ, Smith WS, et al: Accuracy of dynamic perfusion CT with deconvolution in detecting acute hemispheric stroke, *AJNR Am J Neuroradiol* 26:104–112, 2005.

相关参考文献

Emergency Radiology: THE REQUISITES, p 17.

点 评

脑卒中成像的主要作用是尽早确定诊断，为设计最佳的治疗方案提供颅内脉管系统和大脑灌注的情况。可实施的最常用的显像模式是颅脑非增强 CT，因为它快捷，而且在美国几乎全部急诊室都配备。应用标准窗宽系统，非增强 CT 在显示局部缺血性脑卒中的敏感性和特异性分别为 52% ~ 57% 和 94%。早期 CT 表现的豆状核模糊和"岛带"征是由于细胞毒性水肿致使灰白质界限模糊。利用调节后的窗宽窗位（分别为 10HU 和 30HU）观察非增强 CT 图像，检出早期急性局部缺血性脑卒中的敏感性可能提高到大约 72%。非增强 CT 也可用于显示所有的颅内出血。

在大多数医疗中心，把 CT 血管造影作为脑卒中病情检查的一部分来显示颅内和颈部血管。轴位、最大密度投影和三维容积再现图像被用于评估。由大的血栓形成的急性局部缺血性脑卒中可能有利于动脉灌注或机械溶栓。血栓的位置也可能有助于预后判断。早期改善通常见于周围动脉闭塞的患者。

CT 灌注通常用于定量和定性测量平均通过时间（mean transit time, MTT）、脑血流量（cerebral blood folw, CBF）和脑容量（cerebral volumes, CBV）。这个技术能在很多螺旋 CT 扫描装置快速完成。在单独的工作站上，灌注图像的伪彩图很快就可以产生。灌注图像有助于识别脑梗死区域以及梗死周边被称为半暗带的区域，而半暗带是可能能够用早期溶栓疗法挽救的脑组织区域。梗死组织显示为明显减小的 CBF [< 10 ml/ (g·min)] 和 CBV （< 3 ml/100 g），以及增加的 MTT。由于自身调节的保护，半暗带显示 MTT 增加，CBV 正常或增大，CBF 中度减小。在指示脑卒中方面，MTT 图像是最敏感的，CBV 图像最具特异性。

对于急性脑卒中患者是选择 CT 或者 MR 成像取决于临床具体情况以及所在机构人员的经验。

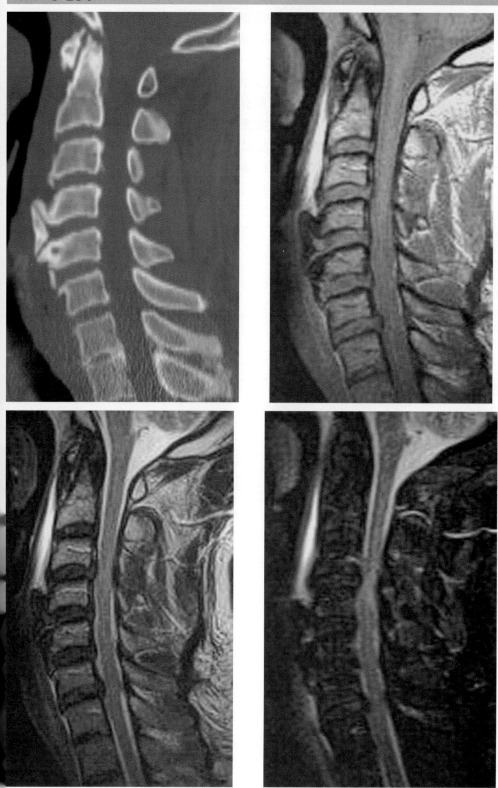

你看到的是一个外伤后颈部疼痛及双侧上下肢无力的患者的图像。

1. 正常的椎间盘包括哪 3 个部分?

2. 在 T1 和 T2 加权自旋回波图像上,正常的椎间盘信号强度是什么?

3. 诊断是什么?

4. 这种疾病如何分类?

急性椎间盘突出

1. 纤维环、髓核和软骨终板。
2. 与椎体骨髓相比，椎间盘在 T1 加权图像上呈低信号，在 T2 加权图像上呈高信号。
3. C3-C4、C6-C7 平面急性椎间盘突出。其他所有颈椎间盘膨出。在 C3-C4 平面发现脊髓挫伤。
4. 椎间盘膨出、椎间盘突出、椎间盘脱出和椎间盘游离。

参考文献

Czervionke LF, Daniels DL: Degenerative disease of the spine. In Atlas SW, ed: *Magnetic Imaging of the Brain and Spine*, New York, Raven Press, 1991, pp 795–864.

相关参考文献

Emergency Radiology: THE REQUISITES, p 222.

点　评

正常的椎间盘中纤维环由复合胶原纤维组成，被称为板层。纤维环前部较后部厚。纤维环的周边附着于终板的纤维被称为沙比（Sharpey）纤维。剩余的脊索细胞形成髓核，协助椎间盘抵抗压迫力。

椎间盘突出的分类如下：椎间盘膨出表示由于纤维环松弛引起的椎间盘广泛延伸超过椎体边缘。髓核疝入撕裂的纤维环内部并导致椎间盘突出。椎间盘局部变形可能看不到。纤维环的外侧纤维完整。椎间盘脱出发生在髓核突破局部撕裂的纤维环全层。"游离椎间盘碎片"包含一个核心碎片，是与髓核不相连的。

上述椎间盘突出的不同类型利用 MRI 或 MDCT 不一定能区分开。通常区分椎间盘突出和椎间盘脱出是困难的。在 MRI 上，椎间盘广泛延伸超过椎体边缘被称为"间盘膨出"。椎间盘局部延伸被称为"间盘突出"。椎间盘突出可以发生在间盘的前方或后方。绝大多数椎间盘突出发生在后部中央或中央旁。突出的间盘可以在韧带下看到或突破后纵韧带。

在 MRI 上椎间盘突出通常与椎间隙内残存的椎间盘相连。椎间盘可使硬膜外脂肪、硬膜外静脉、硬脊膜囊、神经根或脊髓移位。与椎间盘相比，典型的突出的间盘在 T1 加权上是等信号，在 T2 加权图像上呈轻度高信号。在突出的椎间盘中低信号强度表示钙化或气体。在未手术的情况下，经静脉注射 Gd-DTPA 后大多数间盘物质不会有强化。在矢状位图像上，典型的游离的间盘碎片会迁移到后纵韧带的下方、前方或后方。在罕见情况下，碎片会向上移位或穿透硬脊膜进入蛛网膜下腔。

侧面的椎间盘突出通常压迫同平面神经孔内向外穿出的神经根，使硬膜外脂肪不清晰。后外侧和中线的椎间盘突出通常引起同平面硬脊膜囊的占位效应并且压迫下一节段水平穿出的神经根。

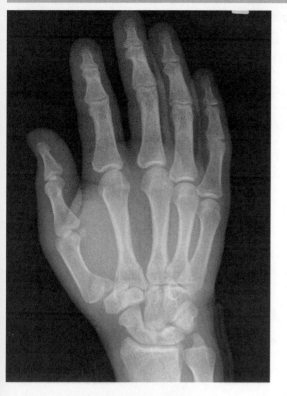

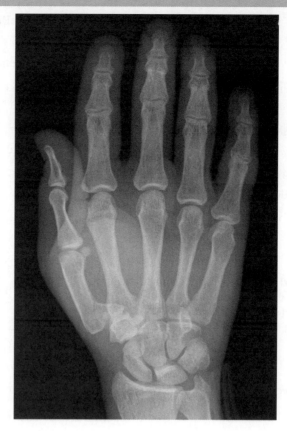

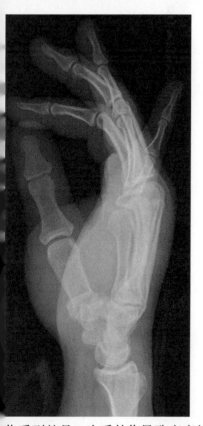

你看到的是一个手外伤导致疼痛的患者的图像。

1．诊断是什么？

2．拇指掌骨基底部骨折分哪 4 型？

3．这种骨折与 Rolando 骨折有何区别？

4．列举导致掌骨基底部骨折移位的肌肉名称。

Bennett 骨折

1. Bennett 骨折。
2. 基底部上方不累及关节型，Bennett 骨折、Rolando 骨折和粉碎型骨折是拇指基底部的 4 种骨折类型。
3. 在 Bennett 骨折中，掌骨的基底部断为两部分，而在 Rolando 骨折中断为 3 部分。
4. 拇长展肌牵拉掌骨基底部背侧，带动向后旋。

参考文献

Jupiter JB, Axelrod TS, Belsky MR: Fractures and dislocation of the hand. In Browner BD, Jupiter JB, Levine A, Trafton PG, eds: *Skeletal Trauma*, Philadelphia, WB Saunders, 1998, pp 1270–1277.

相关参考文献

Emergency Radiology: THE REQUISITES, p 133.

点　评

超过 80% 的拇指掌骨骨折累及基底部。可以见到 4 种骨折类型。基底部关节外骨折通常是横向的。大多数这种骨折是稳定的，仅需要石膏外固定保护。拇指基底部关节内骨折比基底部关节外骨折更多见。这些骨折在男性优势手中常见。

手常规 X 线不能很好地显示拇指掌骨的真实的解剖及骨折移位情况。这是因为拇指掌骨与手掌呈斜位。为了确定掌骨骨折断端发生的移位情况，需要在 CT 上用真正的侧位和前后位图像判断。

Bennett 骨折是关节内损伤，累及拇指掌腕关节。拇指掌骨基底部内侧掌喙骨折分离成两部分。关节囊内掌侧斜形韧带对于稳定关节是至关重要的。这个韧带附着于掌骨内侧基底部尺侧面的掌喙。掌骨基底部由于拇长展肌牵拉向背侧移位并后旋。掌骨头被拇收肌牵拉向掌侧。

Rolando 骨折是拇指掌腕关节分成 3 块的关节内损伤。损伤可以形成 Y 或 T 形碎裂。与 Bennett 骨折相比，这些骨折不常见并且预后不良。当骨折形成 3 块以上的骨折片就被称为粉碎性骨折。它们比较难以治疗而且超过 50% 的患者在随访过程中发展为创伤后关节炎。

Bennett 骨折是否需要手术治疗取决于闭合复位后折端移位的位置和程度及掌骨基底部嵌顿情况。在矫形外科著作中治疗这种骨折的最佳方法的意见不一致。

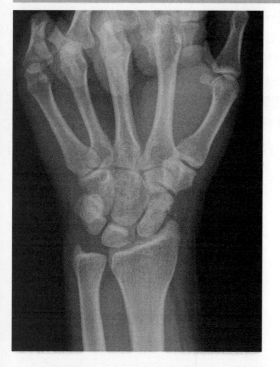
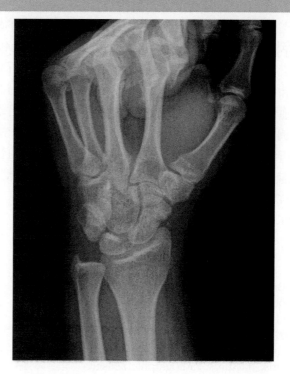
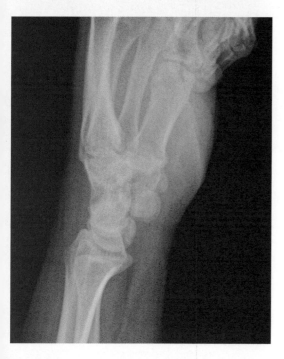

你看到的是一个手外伸的摔伤患者，腕部疼痛的图像。

1．诊断是什么？

2．列举这种损伤的两种并发症。

3．影响这种骨折愈合的因素是什么？

4．为什么舟状骨近端骨折愈后差？

病例 139

腕部舟状骨骨折

1. 舟状骨远端和中部粉碎性骨折。
2. 骨不连和缺血性坏死。
3. 延迟诊断，舟状骨近端骨折、折端移位或成角及斜形的骨折线。
4. 大多数的血液供给从舟状骨腰部进入远端。近端骨折阻断了愈合所需要的血液供给。这就导致了缺血性坏死和骨不连。

参考文献

Memarsadeghi M, Breitenseher MJ, Schaefer-Prokop C, et al: Occult scaphoid fractures: comparison of multi-detector CT and MR imaging—initial experience, *Radiology* 240:169–176, 2006.

Welling RD, Jacobson JA, Jamadar DA, et al: MDCT and radiography of wrist fractures: radiographic sensitivity and fracture patterns, *AJR Am J Roentgenol* 190: 10–16, 2008.

相关参考文献

Emergency Radiology: THE REQUISITES, p 129.

点　评

舟状骨骨折报告占所有腕骨骨折的 60% ~ 70%。在腕骨骨折中排第二位，仅次于桡骨远端骨折。虽然有一些不同的 X 线摄影技术被推荐，但常规首先使用的 X 线摄影技术包括后前位（PA）、标准侧位、尺偏后前位、旋前 45° 后前位。尺偏位图像舟状骨的方向与 X 线片盒平行，有助于更好地显示骨折线。

在首次 X 线片上，高达 65% 的舟状骨骨折在损伤时可能是隐匿的。通常的做法是对高度可疑的患者石膏固定 6 周。在拆除石膏固定之前，在第 2、4、6 周固定的时间间隔内拍摄随访 X 线片以显示舟状骨骨折。

为了避免长期的固定，其他的显像模式包括核素闪烁扫描图像、MDCT、MRI，可用于腕关节成像，在损伤后即刻显示骨折。MRI 和 MDCT 二者在显示舟状骨骨折方面都比 X 线片有优势。MRI 在定位和显示骨小梁损伤方面是非常敏感的，骨折线显示为线样的骨髓水肿。但是 MRI 上，仅能看到 38% 的皮质骨骨折。与 MRI 相比，具有良好空间分辨率的

MDCT 显示皮质骨骨折较好。纯粹的骨小梁骨折通常用 MDCT 不能显示。早期诊断纯粹的舟状骨小梁骨折对预后的益处还没有临床方面的评估。

与舟状骨骨折预后不良的相关因素包括延迟诊断、近端骨折和移位超过 2mm 或在 X 线侧位片上舟状骨 - 月骨角度大于 45°。近端的骨折造成愈合不良和缺血性坏死是由于进入骨远端走行至舟状骨腰部的桡动脉分支提供的血液供给被中断。

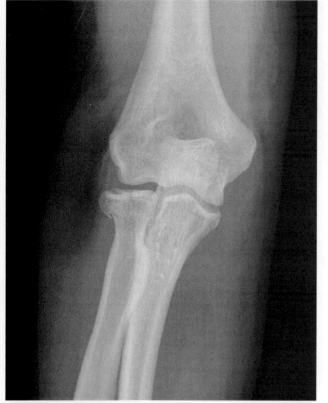
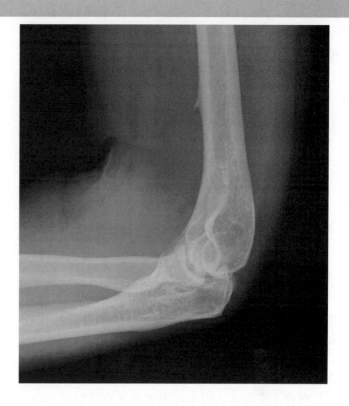
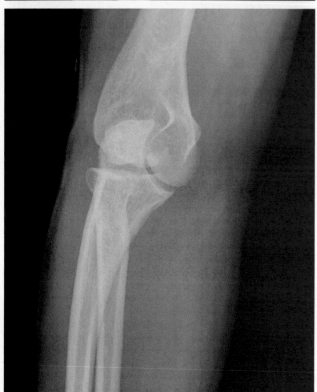

你看到的是一个手外伸的摔伤患者，肘关节疼痛的图像。

1. 诊断是什么?

2. 列举这种骨折的两个在 X 线片上看到的软组织异常。

3. 列举这种损伤可以看到的 3 种伴随骨折。

4. 在 Essex-Lopresti 骨折中看到些什么损伤?

病例 140

桡骨小头骨折

1. 桡骨小头骨折。
2. 肘关节积液和旋后肌筋膜移位或模糊。
3. Colles 骨折、舟状骨骨折和桡骨远端骨折。
4. 桡骨小头粉碎性骨折，桡骨近端移位，远侧尺桡关节半脱位。

参考文献

Cox D, Sonin A: The elbow and forearm. In Rogers LF, ed: *Radiology of Skeletal Trauma*, New York, Churchill Livingstone, 2002, pp 696–705.

相关参考文献

Emergency Radiology: THE REQUISITES, pp 122–124.

点 评

桡骨小头骨折占发生在肘关节所有骨折的 20%。这些骨折分类是在不断发展变化中，是基于移位的程度、粉碎性骨折和合并损伤为基础的。高达 50% 的腓骨头颈骨折没有移位，这种骨折在 X 线片上难以被发现。

触诊桡骨小头压痛提示可能存在骨折。在常规前后位和侧位平片上这种骨折可能不能够被发现。在这两个体位图像上表现出的继发性软组织异常，包括标准侧位片上后面的"脂肪垫"征和旋后肌筋膜移位或模糊时，需要加摄斜位片或桡骨头 - 肱骨小头图像显示骨折。在 17% ~ 76% 具有"脂肪垫"征的患者中，随访 X 线片显示骨折。

骨折线通常位于桡骨头外侧，呈垂直走向。关节面呈台阶状、成角和由于关节面凹陷导致的双层骨皮质线是 X 线片观察到的异常表现。在侧位片上观察嵌顿骨折是最好的、最直观的，因为桡骨头和颈部前缘平滑的曲线消失。另外，MDCT、MRI 和核素闪烁显像是被用来评价创伤后患者肘关节积液的成像技术。这些技术在发现急性创伤期 X 线片上的隐性骨折具有很高的敏感性、特异性和准确性。

移位的骨折占所有桡骨头骨折的 20%。通常移位至少 2mm 并且容易识别。粉碎性骨折占骨折的另 20%。严重的桡骨小头粉碎性骨折可能伴随桡骨近端偏移和远侧尺桡关节损伤。远侧尺桡关节损伤引起近端移位。联合这两种损伤被称为 Essex-Lopresti 骨折。所有的桡骨小头粉碎性骨折患者应该常规拍摄比较对侧正常腕关节 X 线片，对照评估损伤。

少数桡骨小头骨折患者可能存在肘关节脱位，其他伴随骨折包括 Colles 骨折、舟状骨骨折和桡骨远端并尺骨骨折。肱骨小头撕脱性骨折常见于桡骨小头上方腹侧。

大多数桡骨小头骨折采用保守治疗。因为粉碎性骨折而行桡骨小头切除术是有争议的。

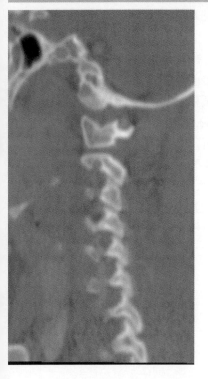
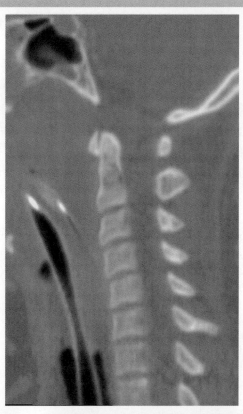
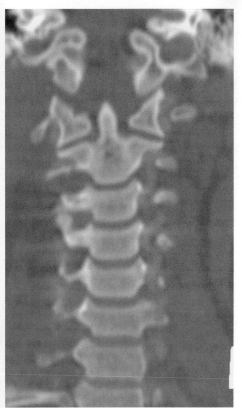
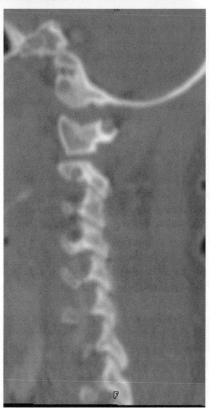

你看到的是一个高速机动车撞伤后反应迟钝的患者的 MDCT 图像。

1. 诊断是什么？

2. 这种损伤有哪 4 种模式？

3. 列举两种评价颅颈结合部关系的方法。

4. 正常成年人颅底 - 轴距（basion-axial, BAI）和颅底 - 齿突距（basion-dental, BDI）的大小是多少？　　**285**

病例 141

寰枕关节脱位

1．寰枕关节脱位、旋转。
2．它们包括单纯前部型、单纯旋转型、前部并旋转型及单纯后部型寰枕关节脱位。
3．BAI 及 BOI 距离和 Power 比值。
4．正常成人中这些距离小于 12mm。

参考文献

Harris JH Jr, Carson GC, Wagner LK: Radiologic diagnosis of traumatic occipitovertebral dissociation: normal occipitovertebral relationships on lateral radiographs of supine subjects, *AJR Am J Roentgenol* 62:881–886, 1994.

Harris JH Jr, Carson GC, Wagner LK, et al: Radiologic diagnosis of traumatic occipitovertebral dissociation: comparison of three methods of detecting occipitovertebral relationships on lateral radiographs of supine subjects, *AJR Am J Roentgenol* 62:887–892, 1994.

相关参考文献

Emergency Radiology: THE REQUISITES, p 217.

点 评

寰椎关节和寰枕关节结合部损伤发生在高能量创伤后。通常见于颅面部遭受致命的创伤患者，但有报道称这种损伤患者的存活率增加。可以发生寰枕关节连接部不完全性或完全性骨折。以颅底和齿突之间关系为根据可以将损伤分为 4 种不同模式。最常见的模式是前部并旋转型寰枕关节脱位。

多发损伤患者可能利用颈椎侧位平片或 MDCT 进行颅颈连接部曲线的评价。有不同的方法可用于测定正常关系，包括 Power 比值、交叉线法、测量颅底点 - 轴距和颅底点 - 齿突尖距（BAI 和 BDI）。所有的这些方法均需要准确辨别在颅颈移行部的不同的解剖标志。在侧位平片上这可能是非常困难的，常需要高分辨率 CT 矢状位和冠状位重建图像帮助确定这种损伤的诊断。

BAI 和 BDI 提供了这种损伤最简单、准确的放射学诊断方法。枕骨大孔前缘中点（颅底点）和齿突后缘皮质的体轴方向延长线之间的距离是 BAI。枕骨大孔前缘中点（颅底点）和齿状突上部皮质顶端之间的距离是 BDI。在成人中，这个距离小于 12mm 是正常的。

在平片或 CT 上看到的这种损伤的间接征象包括在部分上颈椎看到椎前软组织肿胀、环椎上关节面髁状突异常分离及颅颈移行部附近细小骨折片。这些骨折片产生自枕骨髁或 C1 椎体上关节面的嵌顿骨折及韧带完整的撕脱骨折。在这些患者中，寰椎和枢椎多发骨和韧带损伤并非罕见的。如果把静脉注射造影剂作为常规来评价颈椎，就有可能发现在颅底损伤到的椎动脉和颈动脉。磁共振检查有助于显示韧带、脊髓和低位脑干等多种损伤。

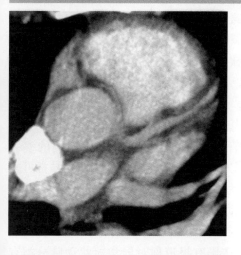
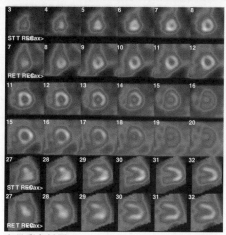

亦见彩色插图

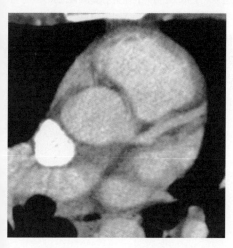
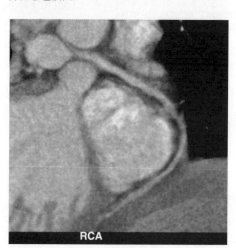

你看到的是一个 37 岁男性，因在开始举重训练后，由于越来越频繁的胸骨后疼痛到急诊室就诊的患者图像。

1. 闪烁灌注异常的原因是什么？

2. 这是一个常见的异常吗？

3. 患者的这个异常改变的典型表现是什么？

4. 这个异常改变是哪种人群心脏猝死常见的原因？

病例 142

变异的动脉间型右冠状动脉

1. 右冠状动脉变异。
2. 不是。
3. 运动诱导的心绞痛、晕厥及心脏猝死。
4. 年轻运动员和新兵。

参考文献

Budoff MJ, Ahmed V, Gul KM, et al: Coronary anomalies by cardiac computed tomographic angiography, *Clin Cardiol* 29:489–493, 2006.

Kim SY, Seo JB, Do KH, et al: Coronary artery anomalies: classification and ECG-gated multi-detector row CT findings with angiographic correlation, *Radiographics* 26:317–333, 2006.

相关参考文献

Emergency Radiology: THE REQUISITES, pp 266, 350–353.

点 评

在进行心导管造影术的患者中，冠状动脉变异被报道占患者的 0.6% ~ 1.3%。而健康人群中偶然发现的冠状动脉变异为 0.3% ~ 1.0%。动脉变异包括动脉起源、走行或终点异常。虽然多数变异是在临床上是无意义的，但超过 20% 的冠状动脉畸形可以引起危及生命的后果，例如心率失常和心肌梗死。具有临床意义的动脉变异患者可以出现由于频繁运动诱发的胸部绞痛、晕厥或心脏猝死。心脏猝死可以是冠状动脉变异的首发表现。冠状动脉畸形是位于肥厚性心肌病之后，最常见的年轻运动员中因器质性心脏病而猝死的原因。在年轻运动员中出现劳累后晕厥、胸痛或近乎致命的心律失常，应该被怀疑冠状动脉畸形。

冠状动脉畸形的特殊临床意义是与起源异常和动脉间走行相关的，那就是冠状动脉走行在肺动脉主干和肺动脉瓣平面以上的主动脉之间。异常的右冠状动脉（right coronary arteries, RCA）起源于左侧冠状动脉窦、左冠状动脉（left coronary arteries, LCA）起源于右冠窦是罕见的。心导管检查患者，发现的 RCAs 异常占 0.03% ~ 0.17%，LCAs 异常占 0.09% ~ 0.11%。但是，这些人群有较高比例的心脏猝死，在 RCA 和 LCA 变异中 13% ~ 30% 会发生。

这些患者心肌的缺血和梗死最常见原因是冠状动脉锐角成角样以及裂隙间的行程，并且这些异常动脉受到主动脉和肺动脉主干的挤压。这种有害的解剖结构在锻炼后会恶化，后方的主动脉扩张拉伸血管壁使冠状动脉开口缩小，同时近端冠状动脉受肺动脉主干联合挤压作用也增大。

虽然心导管检查为大多数冠状动脉疾病的参考标准，但是用它正确地诊断和显示冠状动脉异常可能是困难的。因为复杂的冠状动脉结构，50% 的异常的脉管被冠状动脉导管检查错误地分类。相反，心电图（ECG）门控的冠状动脉多层计算机断层扫描（MDCT）血管造影有报道称对异常冠状动脉分类 97% 的准确性。当怀疑有异常的冠状动脉，应该进行 ECG 门控的冠状动脉 MDCT 血管造影检查。此外，随着 MDCT 血管造影的检查越来越多地用来评价其他原因引起的急性胸痛，同时应该仔细地观察冠状动脉的走行，特别是对年轻的患者。

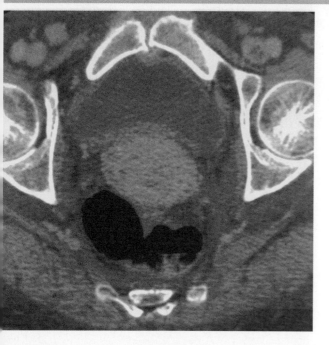
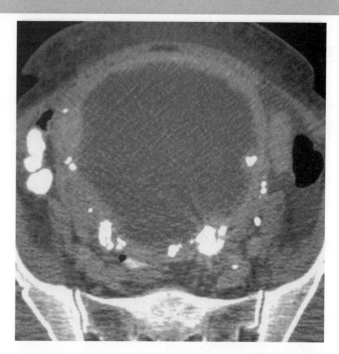
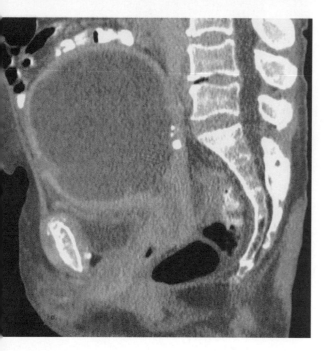
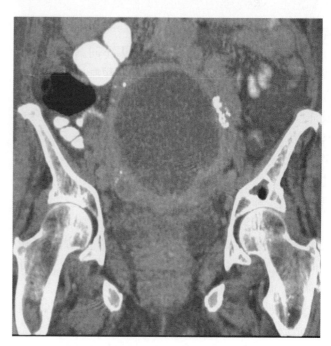

你看到的是一个 67 岁、女性、下腹痛患者的图像。

1. CT 有什么发现?

2. 列举两种可以引起绝经后妇女子宫异常的恶性病变。

3. 列举 5 种可以引起绝经后妇女类似的子宫异常的良性病变。

4. 绝经后妇女子宫积液有什么类型?

病例 143

宫颈癌引起的子宫积脓

1. 大量子宫积液引起子宫增大，宫颈扩大，左侧股静脉血栓及子宫肌瘤的多发钙化、变性。
2. 宫颈癌和低位子宫癌。
3. 放疗引起的低位子宫和宫颈狭窄、术后狭窄、感染、子宫内膜息肉或囊状子宫内膜增生。
4. 子宫积脓、子宫积血及血样积液。

参考文献

Breckenridge JW, Kurtz AB, Ritchie WGM, et al: Postmenopausal uterine fluid collection: indicator of carcinoma, *AJR Am J Roentgenol* 139:529–534, 1982.

Nalaboff KM, Pellerito JS, Ben-Levi E: Imaging the endometrium: disease and normal variants, *Radiographics* 21:1409–1424, 2001.

点 评

不同年龄的患者子宫积液的病因不同。在婴儿期或月经初潮可以看到子宫积血或阴道积血。在月经初潮和绝经期之间子宫积液典型的原因是妊娠或它的并发症、盆腔炎性疾病或月经期间。绝经后患者出现子宫积血、积脓和血样积液通常是由于宫颈或子宫癌症引起。放射治疗、手术或慢性炎症导致的宫颈狭窄也能够引起子宫积液。少数常见的良性病因包括囊状子宫内膜增生和子宫内膜息肉。

有子宫积液的患者通常有停经后阴道间歇性出血或浆液性分泌物。她们也可表现为下腹部疼痛和可触及的包块。选择经腹部和经阴道超声检查成像方法可以确诊，而且有可能确定积液的原因。

除了恶性征象及疼痛和不适的症状外，子宫积液可能造成双重感染。感染通常源于厌氧菌。可以看见来自细菌产生的气体形成气泡。虽然临床诊断并不总是清楚的，但准确的诊断是极其重要的，因为子宫积脓是必须进行外科引流的。因此，放射科医生需要清晰地传达子宫内积液的程度，并且当临床因素支持感染时，提示子宫积脓的可能性。

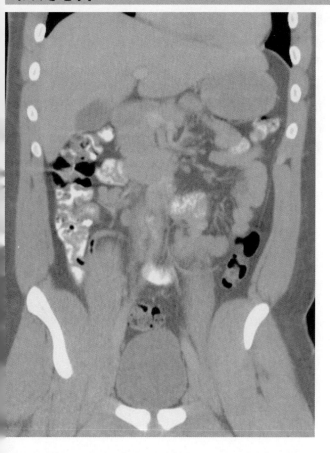
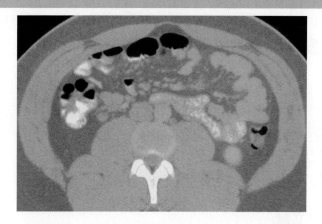
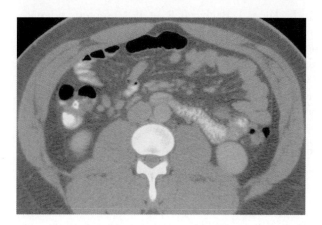

你看到的是一个出现右下部疼痛、呕吐及发热的患者图像。

1. CT 有什么发现？

2. 最佳的诊断是什么？

3. 给出 3 个继发肠系膜淋巴结炎的原因。

4. 在肠系膜淋巴结炎患者中 CT 的作用是什么？

原发性肠系膜淋巴结炎

1. 在腰大肌前方右侧髂窝内见到一组淋巴结。正常的阑尾被显示在重组图像上。
2. 原发性肠系膜淋巴结炎。
3. 阑尾炎、克罗恩病、右侧憩室炎。
4. 评价特殊原因的肠系膜淋巴结炎。

参考文献

Macari M, Hines J, Balthazar E, et al: Mesenteric adenitis: CT diagnosis of primary versus secondary causes, incidence, and clinical significance in pediatric and adult patients, *AJR Am J Roentgenol* 178:853–858, 2002.

Rao RM, Rhea JT, Novelline RA: CT diagnosis of mesenteric adenitis, *Radiology* 202:145–149, 1997.

相关参考文献

Emergency Radiology: THE REQUISITES, p 195.

点　评

　　肠系膜淋巴结炎可以被分为两种：原发性（没有明确的相关的炎症性过程）和继发的（存在相关的炎症性过程）。原发性肠系膜淋巴结炎在儿童中比在成人中更常见。它是引起成人右下腹痛相对不常见的原因。报道称原发性肠系膜淋巴结炎发病率在 2% ~ 7%。在大多数案例中，潜在传染性的末端回肠炎被认为是发病原因。肠系膜淋巴结炎的临床表现包括右下腹痛、发热、恶心、呕吐和白细胞增多，这使得它可能很难或不可能和阑尾炎相鉴别。

　　原发性肠系膜淋巴结炎的 CT 表现包括 1 组（3 个或更多）出现在右侧腰大肌前方或小肠系膜右下象限内的淋巴结，最大直径（短轴）通常在 5 ~ 15mm。一些患者由于潜在的末端回肠炎可以有末端回肠轻度增厚（<5mm）。重要的是阑尾显示正常，并且没有其他炎症性疾病。

　　继发性肠系膜淋巴结炎继发于阑尾炎、右侧憩室炎和克罗恩病患者，但是也有报道称继发于传染性结肠炎、假膜性结肠炎、溃疡性结肠炎和全身性红斑狼疮中。CT 可以鉴别继发性肠系膜淋巴结炎潜在的原因。继发性肠系膜淋巴结炎表现为右下腹呈束状的短轴直径在 5 ~ 20cm 的淋巴结。克罗恩病患者末端回

肠壁增厚比感染性回肠炎更明显。有时鉴别继发性肠系膜淋巴结炎的病因需要内镜活组织检查、粪便培养和小肠钡剂造影判断。

　　原发性肠系膜淋巴结炎是非外科疾病，采取保守治疗。大多数原发性肠系膜淋巴结炎患者不需要住院治疗。患者伴发末端回肠轻度增厚，而且保守治疗无效，可能需要内镜检查排除克罗恩病。

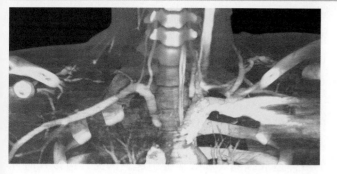

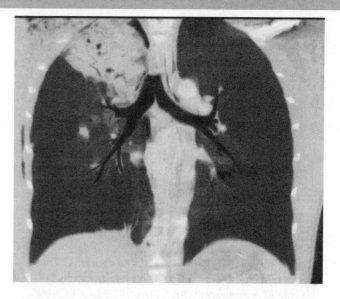

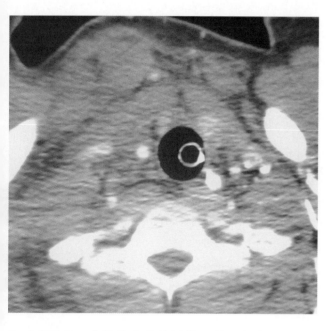

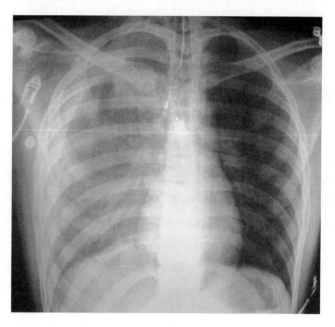

你看到的是一个枪伤患者的图像，射入点位于患者右侧胸廓入口。

1. 胸片有什么异常情况？

2. 列举 MDCT 上发现的 3 种损伤。

3. 列举经纵隔的枪伤引起的 4 种危及生命的纵隔损伤。

4. 用于评价可疑气道损伤的确诊工具是什么？

病例 145

经纵隔的枪弹伤

1. 右侧血气胸、右上叶肺挫伤、软组织和纵隔气肿以及重叠在纵隔上的弹片。
2. 右侧锁骨下动脉（第一肋骨内侧），右肺挫裂伤，胸廓入口处软组织血肿。
3. 损伤食管、心脏、胸主动脉或大血管。
4. 光导纤维支气管镜检查。

参考文献

Cornwell EE, Kennedy F, Ayad IA, et al: Transmediastinal gunshot wounds: a reconsideration of the role of aortography, *Arch Surg* 131:929–933, 1996.

Hanpeter DE, Demetriades D, Asensio JA, et al: Helical computed tomographic scan in the evaluation of mediastinal gunshot wounds, *J Trauma* 49:689–695, 2000.

点　评

由于重要的纵隔结构相互比邻并靠近，特别是在上、中纵隔，经纵隔的穿透性损伤（transmediastinal penetratin injurys，TMPI）需要一种快速的、紧急的方法去诊断。那些重要的纵隔结构要求快速地评估，包括心脏、肺动脉、大血管、食管和气管支气管树。胸椎和脊髓也容易受伤害。

大多数患者遭受经纵隔的穿透性损伤累及心脏和大血管后，在受伤当时就会死亡或者在到达医院后在血压不稳定的情况下需要立即手术。也有部分的 TMPI 患者抵达时血压稳定，需要迅速进行病情检查，以避免不必要的手术或计划最佳的手术方式。

在 TMPI 患者中，最常见的影像检查方法是床边前后位胸片。入院胸片有助于显示纵隔或侧胸壁游离气体、血胸、肺损伤（挫伤和撕裂伤）及骨折。应该仔细评价胸主动脉和纵隔的轮廓异常情况，可能会提示出血。

MDCT 是最适于显示子弹轨迹及和其邻近的纵隔结构的关系。创伤轨道通常经由空气、出血、骨或子弹碎片组成。轴位高分辨率和多维重建图像应该用于所有患者伤道轨迹的评估。当 MDCT 清楚地显示伤道没有靠近重要的纵隔结构时，纵隔更进一步的评价可以被推迟。同理，如果 MDCT 清楚地显示一个损伤，那么就能立即采取明确的治疗措施。否则就需要进一步的血管造影、内镜、超声心动图和口服造影剂检查。一个靠近伤道的特定结构提示需要给出诊断评价及相应的相关检查。例如，一个伤道靠近一个不正常主动脉就是血管造影检查的指征。

食管的评价具有挑战性，可能需要口服造影剂和内镜两种检查。确定食管损伤时间的长短已被证实与发病率和死亡率直接相关，因其由食管裂伤持续渗漏的液体造成纵隔炎和败血症引起。因此，应该及时评价一个潜在的食管损伤。血压稳定的患者应该在血管造影术之前评价食管。

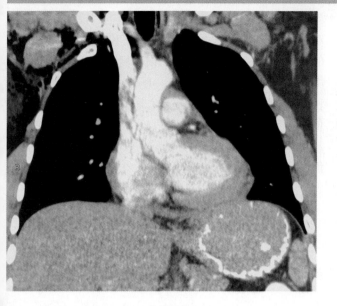

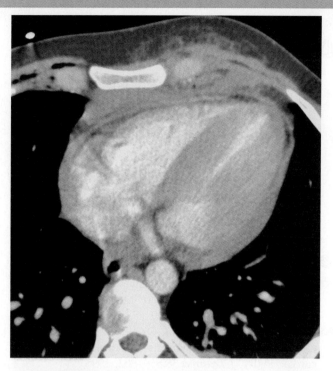

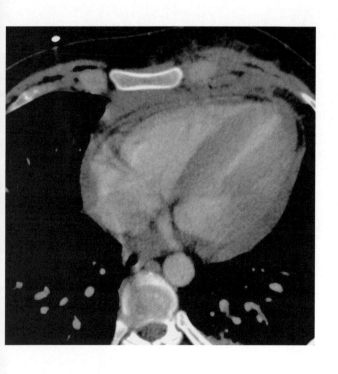

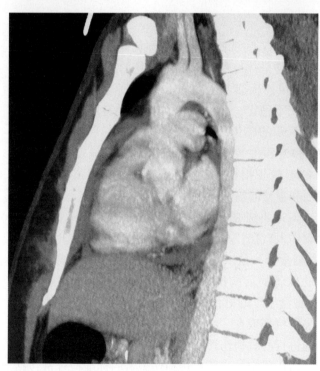

你看到的是一个前胸壁被刀刺伤的患者图像。

1．MDCT 有什么发现？

2．"心脏盒子"区域的解剖学标记有什么？

3．组成贝克三联征的临床征象是什么？

4．还有哪些其他技术可以用来诊断心脏损伤？

病例 146

心包刀刺伤

1. 前胸壁皮下创伤通道周围血肿，前纵隔血肿及心包积血。
2. 前胸壁的界限向上达锁骨，两侧达腋中线，下界到肋软骨下。
3. 心音低沉，低血压，中心静脉压增高。
4. 剑突下心包切开，利用超声频谱或超声心动图评价心脏和心包。

参考文献

Killeen KL, Poletti PA, Shanmuganathan K, Mirvis SE: CT diagnosis of cardiac and pericardial injuries, *Emerg Radiol* 6:339–344, 1999.

Kimberly NK, Corinna L, Dong OK, et al: Role of echocardiography in the diagnosis of occult penetrating cardiac injury, *J Trauma* 38:859–862, 1995.

点 评

大多数心脏刺伤患者在损伤当时就死亡或在到达医院时呈休克状态。心脏损伤的死亡率在 71% ~ 83%。虽然大多数心脏损伤患者到达医院生命体征消失或不稳定，但约 20% 的患者没有明确的出血或心包填塞的临床表现。最常损伤的心腔是心室（右室 =35% 和左室 =25%），心房（右房 =33% 和左房 =14%）较少损伤。在这组研究中，有报道称经早期诊断和最佳的治疗后生存率高达 89%。

高达 89% 的纵隔刺伤从心前区刺入累及心脏。当刺伤入口在"心脏盒子"，心脏损伤的可能性极高。"心脏盒子"是以锁骨为上界，两侧到腋中线，下界达肋软骨的前胸壁内的区域。不像刺伤，入射口在"心脏盒子"的枪伤损伤到心脏的仅占 46%。任何经纵隔的枪伤或在"心脏盒子"内的刺伤患者都应该积极地进行心脏损伤评估。

血压稳定的心脏穿透损伤患者的标准检查常包括剑突下心包切开检查。这是一个有创的方法，检查全过程在全身麻醉下进行，在心脏损伤诊断中已被证实是安全、可靠的。非侵袭性的诊断技术包括心脏超声和超声心动图，在血压稳定的患者可以发现心包积液或心包积血作为心脏损伤的标志。

MDCT 经常用于评价胸部穿透性损伤，而且，当心脏损伤可能性较高时，应用心电门控减轻心脏搏动的影响，帮助评价心脏。心脏和心包损伤 MDCT 的表现包括一个深入心包的损伤轨道，心包或心肌裂隙，心包积液，心包积气，心脏通过心包裂口疝出；伴随枪弹伤的表现，心包或心脏内的子弹。心肌内的低密度区、一个房室隔的裂口和从心房、心室或冠状动脉渗出的静脉注入的造影剂进入心包腔是罕见的，但它是心脏损伤的特异性 CT 征象。

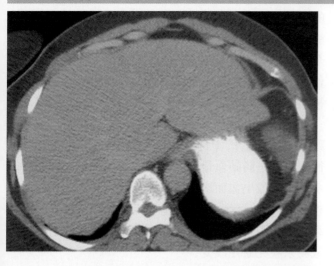
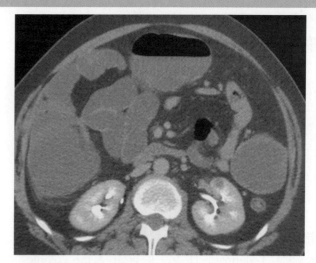
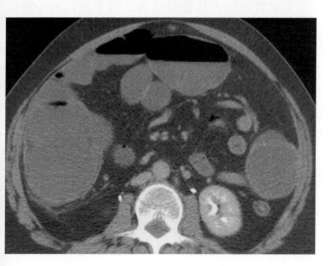
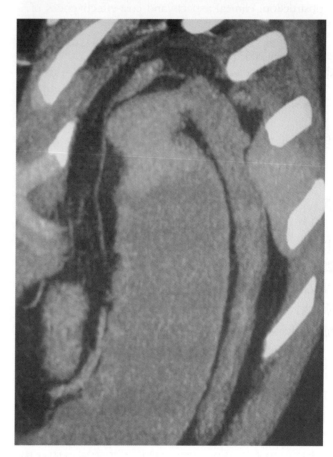

你看到的是一个腹痛、腹胀的患者的图像。

1. MDCT 有什么异常情况？

2. 最佳诊断是什么？

3. 列举 3 个结肠狭窄的原因。

4. 在结肠梗阻中，自动扩张结肠支架的作用是什么？

病例 147

环形癌伴结肠梗阻

1. 小肠和结肠扩张，结肠脾区与无扩张的降结肠移行部见环形软组织增厚。
2. 环形结肠癌伴其上方结肠梗阻。
3. 克罗恩病、憩室炎及缺血性结肠炎。
4. 在选择性外科手术治疗前缓解梗阻，或为少数的未能手术的患者减轻结肠的梗阻。

参考文献

Binkert CA, Ledermann H, Jost R, et al: Acute colonic obstruction: clinical aspects and cost-effectiveness of preoperative and palliative treatment with self-expanding metallic stents—a preliminary report, *Radiology* 206:199–203, 1998.

Khurana B, Ledbetter S, McTavish J, et al: Bowel obstruction revealed by multidetector CT, *AJR Am J Roentgenol* 178:1139–1144, 2002.

相关参考文献

Emergency Radiology: THE REQUISITES, pp 279, 280.

点 评

急性大肠梗阻是一种紧急事件，通常需要外科手术治疗。总的来说，小肠和大肠梗阻占所有表现为急腹症的外科接收住院患者的20%。大肠梗阻的常见原因包括肿瘤、乙状结肠憩室炎和肠扭转。少见原因包括放射性结肠炎、克罗恩病、肠套叠和炎性肠病、缺血性结肠炎或憩室炎引起的狭窄。

常规的腹部平片能正确地显示46% ~ 80%患者的肠梗阻。MDCT能够明确判断肠梗阻的存在。MDCT也能显示其他对治疗计划有重要作用的信息，包括转折点的解剖部位、梗阻的原因、梗阻的严重程度和影响肠活性的征象。因为扩张的肠袢内的液体和气体可以用来作对比，CT扫描检查不需要口服造影剂。静脉注射造影剂有助于评价肠的活性。

在MDCT上，大肠梗阻常伴盲肠管径大于9.0cm（测量从外壁到外壁），并且结肠管径大于6.0cm。在回盲瓣有功能的大肠梗阻患者中，盲肠常常是最扩张的肠段。如果回盲瓣功能不全，小肠袢扩张，肠管管径会大于2.5cm。一种规律的方法应该被用于确定转折点，就是在近端扩张的肠管和远端空虚的肠管之间鉴别突然变化的管径。多平面重建图像可能对显示复杂病例中的转折点有帮助。完全性与不完全性肠梗阻依靠远端肠管空虚的程度来判断。延迟成像可以用来显示口服造影剂通过转折点的通道来确定梗阻的严重程度。

评价并发症也是非常重要的，例如穿孔、嵌顿或绞窄（如缺血）。因管腔内压力增加而膨胀引起静脉回流受阻是肠缺血最常见的原因。肠壁局部缺血可能由于水肿或出血而增厚，然而当严重的局部缺血或肠梗死时可能显示为因缺乏血供而肠壁变薄。受累的肠系膜中脂肪呈索条样改变，可能是血管闭塞引起出血或肠系膜充血性改变。

大多数急性大肠梗阻患者，由于他们的一般状况差，并不完全符合全身性麻醉的要求。自膨胀金属支架术前被用来缓解梗阻和为择期手术做准备。研究表明这是一种损害低而且划算的技术，非常适合小于3cm长度的恶性梗阻患者。有时，如果患者的临床状况没有改善到足以达到安全手术的指标，支架植入可以用作为姑息治疗。

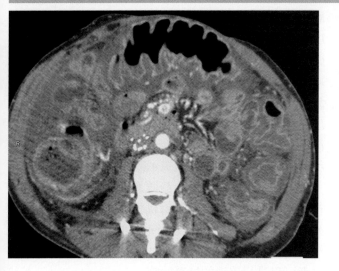
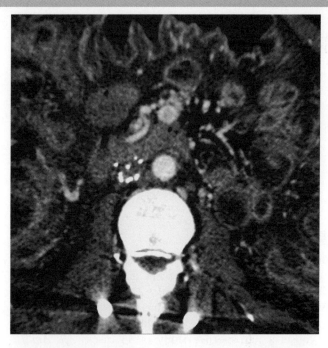
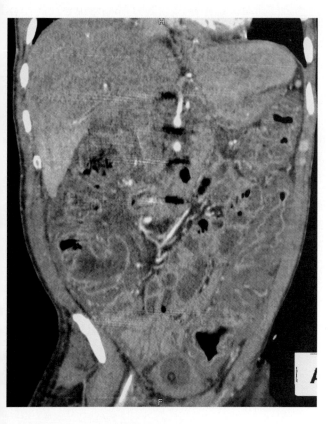
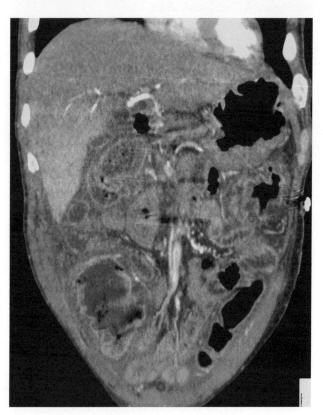

你看到的是一个腹痛患者的图像。

1．MDCT 有什么发现?

2．最佳诊断是什么?

3．在 CT 血管造影检查中观察内脏静脉的最佳采集时间是什么?

4．这种疾病的治疗方法有哪些?

病例 148

肠系膜上静脉血栓形成

1. 腹水、弥漫性小肠和大肠肠壁水肿及肠系膜上静脉中心低密度充盈缺损。
2. 肠系膜上静脉血栓形成。
3. 图像采集应在开始静脉注射造影剂后延迟55～70秒进行。
4. 抗凝、外科血栓清除术及经导管局部溶栓。

参考文献

Bradbury MS, Kavanagh PV, Bechtold RE, et al: Mesenteric venous thrombosis: diagnosis and noninvasive imaging, *Radiographics* 22:527–541, 2002.

Warshauer DM, Lee JKT, Mauro MA, et al: Superior mesenteric vein thrombosis with radiologically occult cause: a retrospective study of 43 cases, *AJR Am J Roentgenol* 177:837–841, 2001.

点 评

肠系膜上静脉血栓形成可能呈急性或亚急性表现。常常与急性肠系膜动脉梗死相混淆，因为占少数比例（10%～15%）的肠系膜缺血患者存在内脏静脉阻塞性病变。大部分肠系膜上静脉血栓形成患者在出现血栓时就有症状。这些症状是非特异性和非局限性的，因此诊断常常延后。感染诱发肠系膜上静脉血栓形成包括腹部手术，腹膜内的（阑尾炎、胆囊炎、憩室炎、感染性腹水）或腹膜外的（尿路感染、肺炎）感染，高凝状态，胰腺炎和门静脉高压症。

多种显像方式（超声、MDCT、MRI、血管造影检查）可用来显示患者的这种不常见但有潜在致命性疾病。彩色多普勒超声检查，虽然有操作者依赖性，但是一个廉价的、快捷的显示血栓和提供半定量的测量肠系膜血流波谱的方式。超声也可显示伴发的腹腔内游离液体和肠壁增厚，提示肠缺血。

MDCT或MDCT血管造影是许多医疗中心选择用来显示肠系膜上静脉血栓形成的显像模式。进行内脏静脉增强高峰期检查，通常在开始静脉注射造影剂后55～70秒，MDCT能够显示门静脉-肠系膜静脉血管内的血栓。急性血栓形成的典型改变是在正常管径或扩大的肠系膜上静脉中静脉完全无强化或一个界限清晰的中央充盈缺损被边缘静脉内造影剂包绕。其他重要的伴随CT征象包括肠系膜充血改变，例如静脉扩张或肠系膜水肿；由静脉淤滞引起的增厚的低密度肠壁。肠缺血的征象包括靶征，即根据出血或水肿，肠壁中交替出现高低密度区；肠袢扩张；肠壁不对称的强化。积气征在局部缺血和梗死中都可以看到。也可以发现腹水。腹水增多反映了肠系膜充血的严重程度，而且这些患者存在发展为肠系膜缺血的极高的危险性。三联征包括肠系膜上静脉内密度减低、小肠壁水肿和腹水，强烈提示肠梗死。

可用来治疗肠系膜上静脉血栓形成患者的方案有抗凝、血栓切除术、经导管机械或药物溶栓。当肠梗死或临床体征提示有腹膜炎时，选择外科手术治疗。没有局部缺血或腹膜炎体征的肠系膜静脉血栓形成的患者可以进行单纯的抗凝治疗。

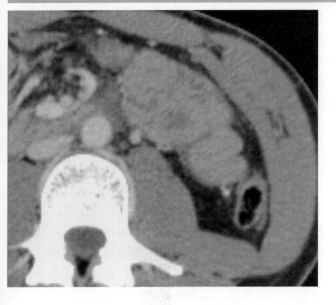
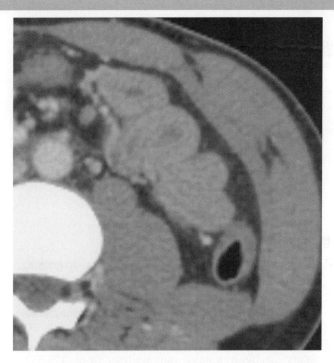
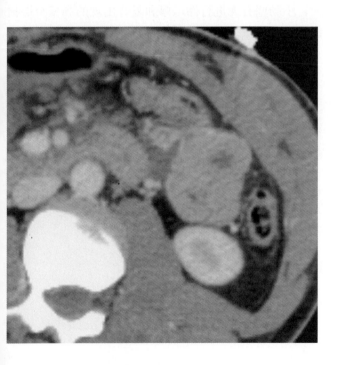
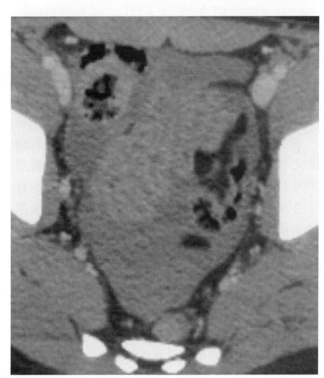

你看到的是一个机动车撞伤后主诉为腹痛的患者的图像。

1. MDCT 检查有什么发现?

2. 最佳的诊断是什么?

3. 列举肠钝性损伤的 3 个特异的 CT 征象。

4. 下一步最佳的处置选择是什么?

病例 149

肠壁挫伤

1．小肠壁增厚，中等量的腹腔游离液体和肠系膜间积液。
2．肠壁挫伤。
3．气腹、口服造影剂溢出和肠壁中断。
4．放射医生和创伤外科医师应该共同讨论放射学和临床征象，得出最佳的处理方案。

参考文献

Fakhry SM, Watts DD, Luchette FA: Current diagnostic approaches lack sensitivity in the diagnosis of perforated blunt small bowel injury: analysis from 275,557 trauma admissions from the EAST multi-institutional HVI trial, *J Trauma* 54:295–306, 2003.
Watts DD, Fakhry SM: Incidence of hollow viscus injury in blunt trauma: an analysis from 275,557 trauma admissions from the EAST multi-institutional trial, *J Trauma* 54:289–294, 2003.

相关参考文献

Emergency Radiology: THE REQUISITES, p 95.

点 评

肠钝性损伤是一种不常见的损伤，在美国一级创伤中心仅占所有钝性损伤患者的 1% 以内。大多数损伤被外科和放射科医生偶然发现。获得普及的经验有限，主要是由于发病率低。不同的机构对潜在小肠损伤患者的病情检查方法可能不同。

在应用 CT 作为病情稳定的钝性腹部创伤患者的检查方法之前，选择那些不需要外科手术治疗的患者进行诊断性腹腔灌洗（diagnosis peritoneal lavage，DPL）是腹腔内损伤常规诊断技术。根据 DPL 的结果，实质性脏器损伤患者在血压稳定的情况下通常进行剖腹手术，同时在手术中通常附带诊断小肠和肠系膜的损伤。

随着 CT 被广泛地应用于评价急性钝性损伤的患者，小肠钝性损伤更常用非手术的方式诊断。游离气体、胃肠道外造影剂或胃内容物、肠壁不连续和中等到大量的孤立的游离液体是肠全层损伤的 CT 征象。没有肠损伤的特异征象情况下，局部肠壁增厚（> 4mm）提示为非透壁损伤的肠壁挫伤。游离腹膜腔液体为非特异征象，当没有发现实质性脏器损伤时，可能由于隐匿性肠或腹膜损伤所致。必须仔细审查没有特异 CT 征象患者的 CT 扫描图，寻找细微的肠全层损伤的特异征象，包括上述列举的那些征象。在放射学和外科学著作中，关于如何最佳地处置具有非特异 CT 征象的肠壁损伤患者没有明确一致的报道。在 CT 征象、体格检查的基础上，有多种选择来治疗这些存在损伤的患者。这些选择包括系列的体格检查去评估患者症状、在 4 ~ 6 小时重复腹部和盆腔 CT 检查、DPL、腹腔镜检查或剖腹探查。重要的是，放射科和创伤外科医生在个体基础上讨论这些征象来选择最佳的选项。如果不能通过系列体格检查来判断是否发展为腹膜炎，例如那些昏迷的或遭受严重颅脑损伤的患者，也没有明确的剖腹探查的指征，则 4 ~ 6 小时后必须进行 CT 随访复查。随访 CT 时应该小心仔细阅片，发现腹腔游离积液是否增加或减少，小肠壁有无进行性增厚和复查出现的肠壁全层损伤的特异征象。

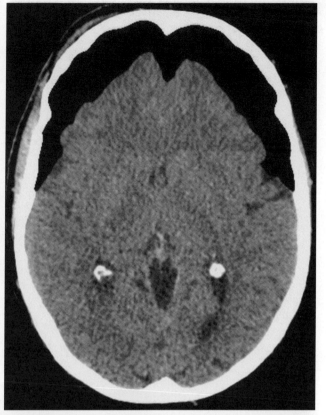
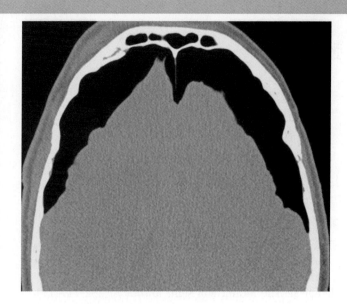
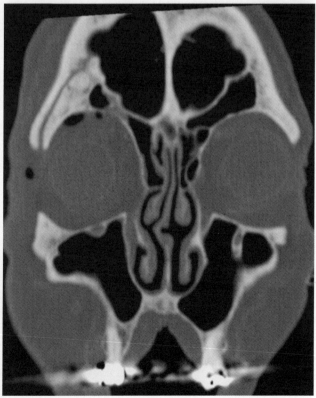
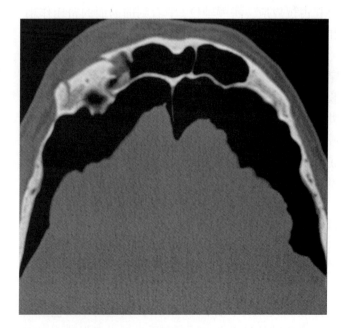

你看到的是一个头颅创伤后患者扫描得到的图像。

1．可以用什么 X 线征象概括轴位图像上颅内积气的形状？

2．什么征象表明是张力性气颅？

3．张力性气颅的来源是什么？

4．列出张力性气颅的治疗方法。

病例 150

张力性气颅

1. "富士山"征。
2. 两侧挤压作用和额叶分离。
3. 开放性右额窦骨折。
4. 治疗选项包括钻孔术、针吸治疗、颅骨切开术、脑室造口置管术、100% 氧治疗和硬脑膜修补术。

参考文献

Ishiwata Y, Fujitsu K, Sekino T, et al: Subdural tension pneumocephalus following surgery for chronic subdural hematoma, *J Neurosurg* 68:58–61, 1988.

Michel SJ: The Mount Fuji sign, *Radiology* 232:449–450, 2004.

点 评

"富士山"征有助于区分张力性气颅和非张力性气颅。最初是在老年患者两侧慢性硬膜下血肿灌洗后的头颅 CT 上看到的。气体聚集于硬膜下腔，在额叶引起占位效应。头颅轴位 CT 看到的前面的挤压作用和额叶顶部的分离具有富士山轮廓的形态。

张力性和非张力性气颅患者颅内气体的体积不一定不同。但是，在张力性气颅中空气通过颅骨和硬脑膜上裂隙进入硬膜下腔，裂隙具有活瓣结构阻止气体外出，这就使颅内气体在张力下累积。结果在两侧额叶和大脑镰之间形成颅腔积气，因为空气的压力大于正常脑脊液填充这些空间的压力，就引起大脑前纵裂增宽。

受两侧硬膜下气体挤压作用的额叶（例如"尖峰"征）没有额叶尖峰部分离也被考虑为张力性气颅的一个 CT 征象。硬膜下气体在张力作用下进入蛛网膜下腔，那么扩散的气体就可以进入一些脑池内。

张力性气颅最常见的原因是慢性硬膜下血肿外科治疗后，其发病率在 2% ~ 16%。其他的原因包括颅底或鼻旁窦外科手术、后颅窝手术的患者保持固定的姿势的情况下和额窦开放性骨折。在咳嗽或其他用力形式时，窦腔内压力短暂上升，让空气穿过骨和硬脑膜在窦壁中的裂隙流入低气压的颅腔内。

张力性气颅可能导致急性神经功能恶化，当临床和影像检查所见提示颅内气体在压力下积聚时，需要进行紧急减压以缓解颅内压增高。治疗方式包括锐器钻孔术、针吸治疗、颅骨切开术、脑室造口置管术、纯氧治疗和硬脑膜修补术。

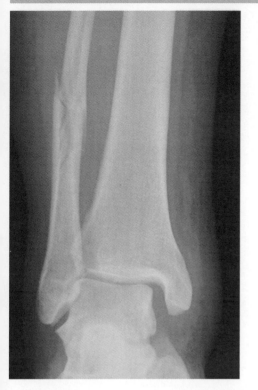
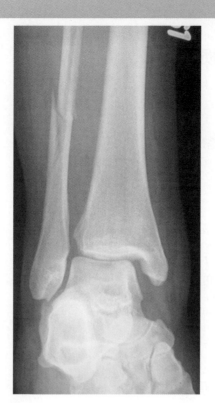

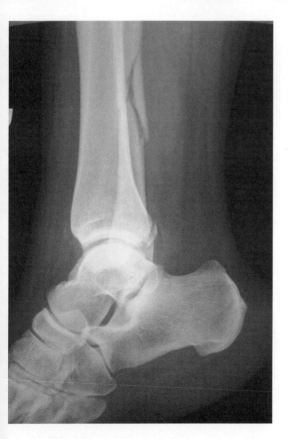

1．损伤机制是什么？

2．损伤的第一阶段出现什么障碍？

3．在踝关节骨折的 Danis-Weber 分类系统中是基于什么损伤特征的？

4．这个踝关节损伤属于 Danis-Weber 分类中的哪种类型？

Danis–Weber C 型踝关节损伤

1. 旋前并向外旋转。
2. 三角韧带撕裂和内踝骨折。
3. 分类是以腓骨骨折的程度为基础的。
4. Danis-Weber C 型。

参考文献

Carr JB, Trafton PG: Malleolar fractures and soft tissue injury of the ankle. In Browner BD, Jupiter JB, Levine A, Trafton PG, eds: *Skeletal Trauma*, 2nd ed, Philadelphia, WB Saunders, 1998, pp 2327–2404.

Wilson AJ: The ankle. In Rogers LF, ed: *Radiology of Skeletal Trauma*, New York, Churchill Livingstone, 2002, pp 1222–1318.

相关参考文献

Emergency Radiology: THE REQUISITES, pp 151–155.

点　评

旋前合并外旋损伤占所有踝部骨折的 7% ～ 19%。最初的损伤发生在踝关节内侧，足部旋前并向外侧旋转。三角韧带撕裂或内踝撕脱性骨折发生在第一阶段。在第二阶段，胫腓前下韧带功能丧失。第三阶段在胫骨关节面上方形成特有的螺旋形或斜形骨折。典型的腓骨骨折从前上行至后下方。在最后阶段，胫腓后下韧带撕裂，在 X 线片上看到后踝小的撕脱性骨折（例如胫骨远端后缘）。

踝关节 Danis-Weber 分类是以腓骨骨折程度为基础，与胫腓韧带联合或胫骨远端关节面有关。这个分类法为外科手术提供了依据。它包含了 3 种类型：A、B 和 C 型。A 型骨折是由于外旋合并内收引起外侧断裂，为外侧副韧带断裂或者外踝末端横向骨折。B 型骨折机制是旋后合并向外侧旋转或者旋前合并内收。结果为腓骨骨折，典型的位于胫骨下端关节面平面或其下方，不是螺旋形就是外侧粉碎性的骨折。C 型骨折是由于旋前并外旋导致胫骨下端关节面以上的不同程度的腓骨骨折。

大多数 C 型踝关节骨折存在移位并韧带联合不稳，需要外科手术固定。少部分无移位的 C 型骨折可通过非手术方式成功治疗。大多数无移位的 A 和 B 型骨折采用保守治疗。

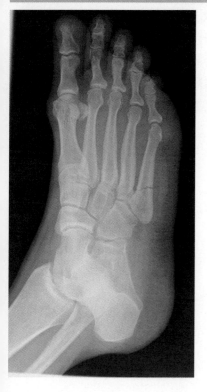

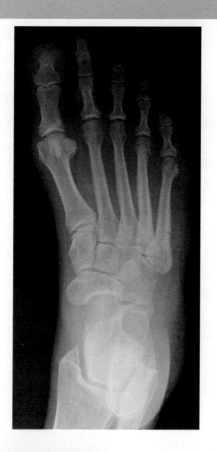

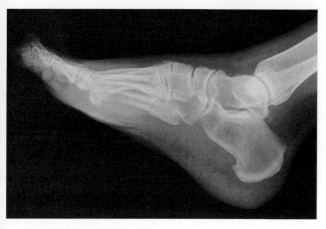

1．特异性诊断是什么？

2．这种损伤与第 5 跖骨粗隆部撕脱性骨折有何区别？

3．第 5 跖骨近端还可以看到什么骨折？

4．这种骨折愈合时为什么会发生并发症？

病例 152

Jones 骨折

1. Jones 骨折。
2. 这种损伤发生于跖骨粗隆的远端而且不累及第4、5 跖骨间关节。
3. 骨干疲劳骨折和基底部粗隆撕脱性骨折。
4. 由于近端跖骨骨骺区域先天性血供不良，骨折会延迟愈合或不愈合。

参考文献

Stevens MA, El-Khoury GY, Kathol MH, et al: Imaging features of avulsion injuries, *Radiographics* 19: 655–672, 1999.

Theodorou DJ, Theodorou SJ, Kakitsubata Y, et al: Fractures of proximal portion of fifth metatarsal bone: anatomic and imaging evidence of a pathogenesis of avulsion of the plantar aponeurosis and the short peroneal muscle tendon, *Radiology* 226:857, 2003.

相关参考文献

Emergency Radiology: THE REQUISITES, pp 158, 159.

点　评

　　第 5 跖骨基底部骨折是足部常见损伤。它引起前足近端背外侧疼痛。第 5 跖骨近端可发生 3 种类型的骨折：粗隆撕脱性骨折、Jones 骨折和骨干应力性骨折。在文献中这类骨折的发病机制、诊断和治疗方面相当混乱。区分骨折的三种类型对于制订最佳的治疗方案是重要的。

　　最常见的骨折是粗隆撕脱性骨折，占 85% 以上。典型的骨折是横形或斜形的，位于关节外，包括骨近端粗隆。损伤机制是足跖屈翻转。撕脱性骨折发生在足底腱膜外侧或腓骨短肌附着点。大多数骨折采用保守治疗。

　　Jones 骨折在 1902 年被首次描述，即在第 5 跖骨近侧干骺端和骨干连接处的横形骨折。内侧通常是粉碎性的，一般不累及关节内。损伤机制是在跖屈的足部施加了一个较大的内收力。

　　累及第 5 跖骨近端骨干的应力性骨折不常见。骨折发生于距基底部 1.5cm 以内的骨干。它们开始是微骨折，如果不做处理将发展为完全骨折，足跖呈内收畸形的患者更易形成骨干应力性骨折。

　　由于骨干骺部区域先天血供不良，Jones 骨折和骨干应力性骨折患者延迟愈合、不愈合和再骨折的发病率高。这些骨折会导致功能损伤，需要采取比近端粗隆骨折更积极的治疗措施，通常通过闭合复位和石膏固定后愈合良好。

挑 战 篇

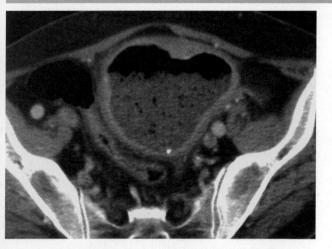

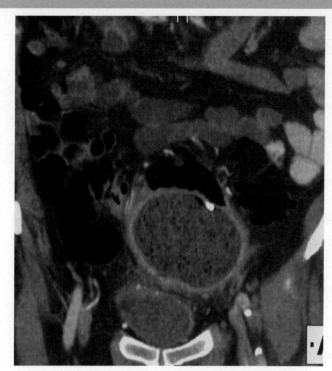

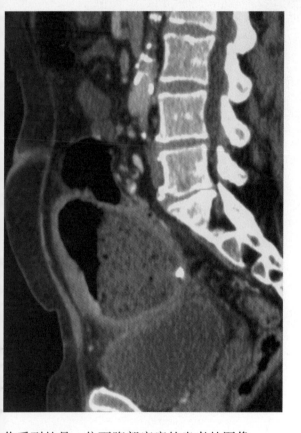

你看到的是一位下腹部疼痛的患者的图像。

1. 诊断是什么？

2. 应与哪些疾病进行鉴别诊断？

3. 该病可能发生哪两种并发症？

4. 常规的治疗措施是什么？

乙状结肠巨大憩室

1. 乙状结肠巨大憩室。
2. 肠扭转，肠重复畸形，Meckel 憩室，胰腺假性囊肿感染，脓肿，膀胱肠瘘，气肿性膀胱炎。
3. 扭转和穿孔（两种情况均需紧急外科手术）。
4. 手术切除憩室及与之相连的乙状结肠段。

参考文献

Mainzer F, Minagi H: Giant sigmoid diverticulum, *Am J Roentgenol Radium Ther Nucl Med* 113:352–354, 1971.

Thomas S, Peel RL, Evans LE, Haarer KA: Best cases from AFIP: giant colonic diverticulum, *Radiographics* 26:1869–1872, 2006.

相关参考文献

Emergency Radiology: THE REQUISITES, p 285.

点　评

乙状结肠巨大憩室临床上少见，发病年龄为 60 岁左右（50% 发生于 60 岁以上），病变沿肠系膜侧血管穿入肠壁的部位分布。分 3 种亚型：炎症型（66%），憩室壁无内衬黏膜；假性憩室（22%），憩室部分内衬黏膜及肌层；真性憩室（11%），憩室壁包含肠壁 3 层结构。病因可能与球阀效应导致的憩室膨胀有关，或与和肠腔并不相通的憩室内含产气菌有关。典型的临床表现为腹痛及腹部包块，其他症状包括便秘、腹泻、恶心、呕吐及发热。

当腹部平片发现中下腹部巨大的囊性包块，壁光滑，内含气液平或 / 和粪便时，应怀疑本病的可能，其中 60% 的病例可通过钡灌肠发现其与乙状结肠肠腔相通而确诊，也可通过 CT 确诊。CT 能够确定病灶的范围，还可发现伴发的憩室炎或脓肿。憩室壁增厚提示炎症的可能；当憩室壁不规则时，憩室内并发肿瘤穿孔的机会大大增加。鉴别诊断方面，Meckel 憩室起源于回肠末段，与本病发生部位不一致；脓肿位置固定，周围可见炎性反应；肠重复畸形表现为与结肠平行的长管状肠系膜肿块；肠壁囊样积气症的范围更广。治疗方面，虽然可尝试非手术治疗，但大多数患者需要外科手术切除憩室及与之相连的乙状结肠段。

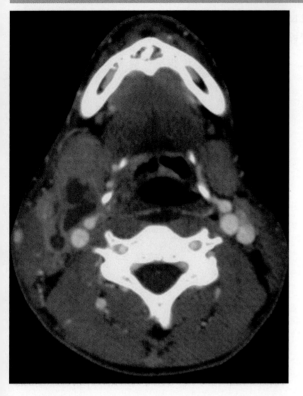 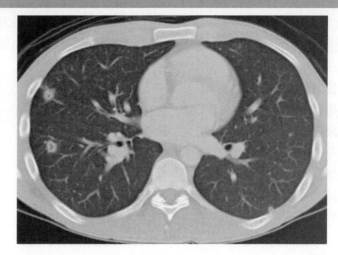

你看到的是一位右颈部疼痛及肿胀的患者的图像。

1．诊断是什么？

2．本病最主要的并发症是什么？

3．可能有什么早期临床表现？

4．患者胸部影像可能有哪些异常表现？

病例 154

雷米尔综合征

1. 雷米尔综合征。
2. 化脓性栓子，最多见于肺，化脓性关节炎。另外还有肝脾脓肿、骨髓炎、脑膜炎、硬膜外脓肿、弥漫性脑损伤。
3. 急性咽扁桃体炎。
4. 肺外周带结节，部分伴有空洞；还可能出现胸腔积液。

参考文献

Screaton NJ, Ravenel JG, Lehner PJ, et al: Lemierre syndrome: forgotten but not extinct—report of four cases, *Radiology* 213:369–374, 1999.

相关参考文献

Emergency Radiology: THE REQUISITES, pp 45, 208.

点　评

雷米尔综合征，又称咽峡后脓毒症或坏死杆菌病，是继发于急性口咽感染的一种并不常见但有潜在致命危险的临床综合征，首次报道于 1936 年。口咽部厌氧菌感染可能会引起同侧颈内静脉发生脓栓性静脉炎，继而发生败血症和脓毒性栓塞，形成播散性脓肿，通常发生于肺，其次见于大关节。颈内静脉栓子可由邻近炎症直接波及，也可由扁桃体静脉栓子蔓延而来。典型的临床表现为急性咽炎，3 ～ 10 天后出现败血症时表现为发热（体温＞ 38.5℃）、寒战、全身乏力。另有许多患者临床表现和体征缺乏特异性。81% 的病例由 F．坏死梭杆菌感染引起，另有 11% 的病例由梭杆菌属其他株种感染所致。颈内静脉栓塞典型的临床表现为静脉走行区疼痛、压痛、肿胀，牙关紧闭；当影响到后组颅神经时可能会出现声音嘶哑和吞咽困难。

无创性断层扫描已取代静脉造影成为发现本病及确定静脉栓塞原因的方法。超声上表现为静脉内按压不变形的栓子，常伴有静脉扩张，血流消失。增强 CT 检查可特征性地显示扩张颈内静脉内的低密度充盈缺损，静脉壁增厚、强化，常伴周围软组织水肿。如果临床或胸部 CT 怀疑雷米尔综合征，则需行颈部 CT 扫描观察血管情况。MRI 因其对液体流动的敏感性及良好的软组织分辨率，已经成为诊断和鉴别诊断血管栓塞的有效方法。

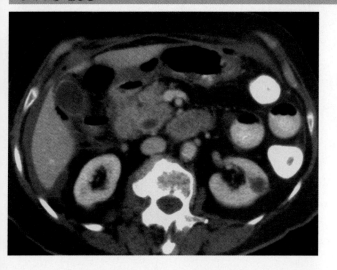
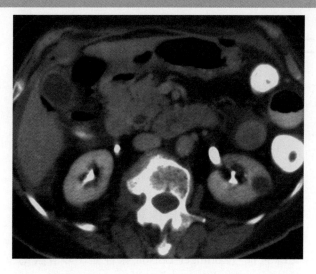
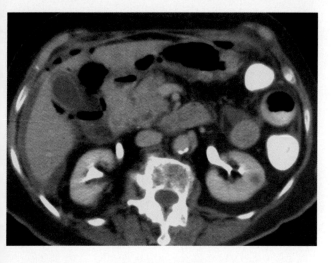

你看到的是一位非外伤性上腹部疼痛患者的图像。

1．该病例有什么异常表现？

2．延迟期（分泌期）扫描有什么新的发现？

3．应与哪些疾病进行鉴别诊断？

4．分别列举一种导致本病易感性的感染性因素及肿瘤性病变。

十二指肠溃疡穿孔

1. 腹膜腔内及腹膜腔外游离气体，腹腔游离积液，十二指肠降段周围出现空气及造影剂聚集。

2. 在溃疡穿孔处出现更多的口服造影剂聚集。

3. 十二指肠憩室炎穿孔，盲肠后阑尾炎穿孔，摄入异物导致的外伤性十二指肠破裂，十二指肠恶性肿瘤穿孔，胆道结石破入十二指肠。

4. 幽门螺旋杆菌，在慢性胃炎、良性胃溃疡、十二指肠溃疡的发展过程中起着关键作用。卓 - 艾综合征（Zollinger-Ellison 综合征，非 β 胰岛细胞瘤），因大量胃泌素的分泌导致多发性、复发性球后溃疡。

参考文献

Jacobs JM, Hill MC, Steinberg WM: Peptic ulcer disease: CT evaluation, *Radiology* 178:745–748, 1991.

相关参考文献

Emergency Radiology: THE REQUISITES, p 276.

点　评

消化性溃疡是继发于胃酸分泌的损伤食管、胃、十二指肠黏膜层的一类疾病，包括食管溃疡、胃溃疡和十二指肠溃疡。当溃疡穿透肌层和浆膜层时即发生穿孔，急性穿孔发生率为 5% ~ 10%。穿孔后肠内容物可进入腹膜腔，也可进入小网膜囊，如发生于胃前壁、胃小弯、胃后壁的溃疡，或形成被邻近结构（如胰腺、肝、腹膜外软组织等）包绕的溃疡。通常情况下消化道溃疡由内镜检查诊断，有时也由胃肠道造影检查发现，另外 CT 也可作为一种诊断及发现并发症的备选方案，肠腔内充盈气体有助于发现肠壁的增厚和穿孔。

十二指肠溃疡穿孔的 CT 征象包括局限性或弥漫性肠壁增厚，气体或 / 及口服造影剂外溢，肠周脂肪条索，邻近器官炎性改变，如胰腺炎，而溃疡本身很难被发现。

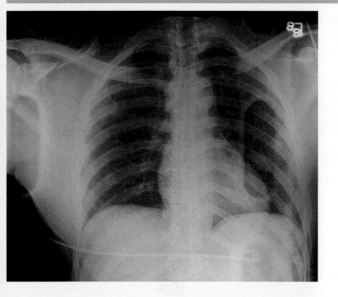

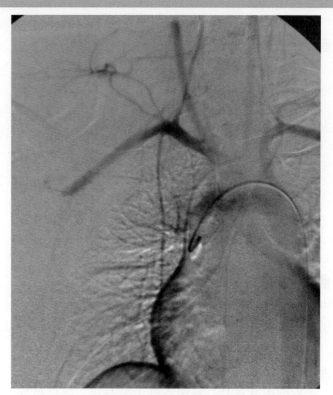

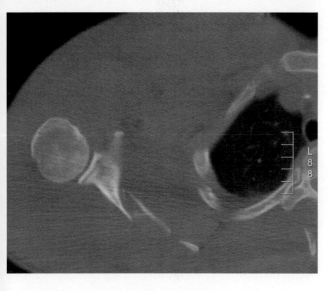

你看到的是一位钝性伤患者的图像。

1．影像诊断是什么？

2．可能会发生哪些伴发伤？

3．胸片上测量什么数值有助于诊断？

4．体格检查可能有哪些异常？

肩胛胸分离

1. 肩胛胸分离。
2. 锁骨下动脉及臂丛神经损伤，上肢多发性骨折及 / 或肩锁关节脱位。
3. 患侧肩胛骨（内缘）距中线的距离与健侧肩胛骨内缘距中线距离的比值大于 1.54（标准差 =0.36）。
4. 患侧肩部及胸部软组织肿胀，脉搏微弱，上肢运动及感觉功能减退。

参考文献

Sheafor DH, Mirvis SE: Scapulothoracic dissociation: report of five cases and review of the literature, *Emerg Radiol* 2:279–284, 1995.

点　评

　　肩胛胸分离是一种闭合性上肢分离，受伤机制为强大的暴力对上肢的牵拉，如将手伸出车窗外或肩部撞击到固定物体上，骑摩托车时身体被车抛出而上肢仍未离开车把手。通常情况下上胸部和肩部会出现明显的瘀伤和血肿，上肢脉搏减弱，有时侧支循环可能会使脉搏减弱不易发现。由于臂丛神经受牵拉或断裂，上肢感觉和运动功能丧失。

　　胸片显示肩胛骨发生外移并倾斜，通常伴有肩胛骨及肱骨骨折、肩锁关节脱位、锁骨分离性骨折。患侧肩胛骨（内缘）距中线的距离与健侧肩胛骨内缘距中线距离的比值大于 1.54（标准差 =0.36）。

　　锁骨下动脉造影检查可进一步评价血管情况，判断损伤的动脉是否存在修复的可能，并排除活动性出血。另外还应该仔细观察邻近胸部及胸椎情况，以评估是否伴发邻近组织结构的损伤。只有 17% 的患者可能部分地恢复上肢功能，对于完全性臂丛神经根性撕脱伤及连枷臂的患者，建议行肘上截肢术并安装假肢。

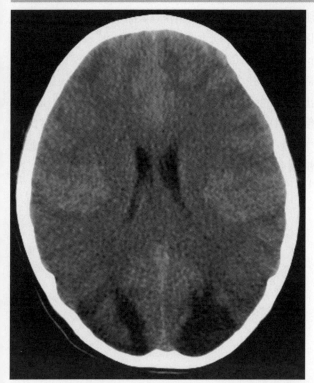

入院时CT

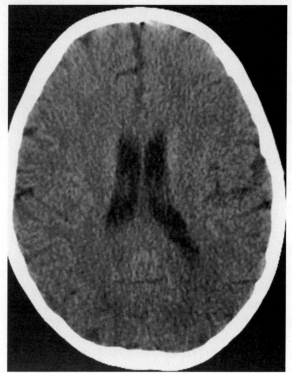

7个星期后随访CT

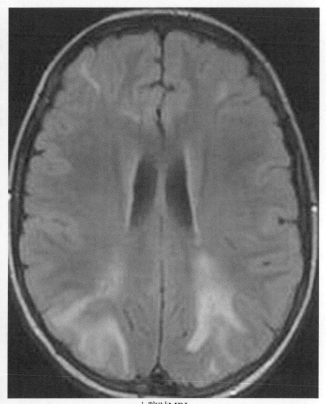

入院时MRI

你看到的是一位脑病综合征的患者的图像。

1. 图中显示的是一种什么情况?

2. 列举一些可能与该病变有潜在相关性的临床情况。

3. 以上 CT 及 MRI 图像所示的这种情况下的水肿为细胞性脑水肿还是血管性脑水肿?

4. 该综合征典型的临床症状是什么?

319

病例 157

脑后部可逆性脑病综合征

1. 脑后部可逆性脑病综合征。
2. 肾小球肾炎，先兆子痫及子痫，系统性红斑狼疮，血小板减少性紫癜，溶血尿毒综合征，药物中毒，如环孢素、他克莫司、顺铂、促红细胞生成素。
3. 血管源性脑水肿。
4. 头痛，精神错乱，视觉障碍，血压升高，癫痫。

参考文献

Brubaker LM, Keith J, Smith JK, et al: Hemodynamic and permeability changes in posterior reversible syndrome measured by dynamic susceptibility perfusion-weighted MR imaging, *Am J Neuroradiol* 26:825–830, 2005.

Hinchey J, Chaves C, Appignani B, et al: A reversible posterior leukoencephalopathy syndrome, *N Engl J Med* 334:494–500, 1996.

相关参考文献

Emergency Radiology: THE REQUISITES, pp 33–35.

点　评

脑后部可逆性脑病综合征是一种逐步为人们所认识的神经性病变，在 CT 及 MRI 上有着特征性表现。它与多种疾病相关，包括急性肾小球肾炎，先兆子痫及子痫，系统性红斑狼疮，血小板减少性紫癜，溶血尿毒综合征，药物中毒，如环孢素、他克莫司、顺铂、促红细胞生成素。临床上表现为癫痫、视觉障碍、精神错乱及头痛，大多数患者发生急性、亚急性血压升高。典型的 CT 表现为双侧顶枕叶出现对称性密度减低区，MRI T2W 序列显示相同部位的高信号区。

本病的病因尚不清楚，有假说认为原因在于高血压引起血管自我调节功能丧失，使血管扩张及毛细血管跨壁静水压升高，从而导致血管源性脑水肿。也有人认为是由于微动脉过度收缩引起血流量减少，从而导致缺血及细胞毒性脑水肿。对该综合征患者进行的脑灌注研究发现，患者脑血容量及脑血流量均减少，并伴随脑水肿。根据这一发现，本病又有可能跟静脉过度收缩致流体静力压升高，从而引起血管源性脑水肿有关。大多数病例 T2 加权像上呈现高信号的区域在 DWI 序列上信号不升高，但表观弥散系数（apparent diffusion coefficient values，ADC 值）增加，从而提示水肿为血管源性而不是细胞源性。一旦及时作出正确的诊断，临床上即可通过快速控制血压或停止使用风险药物的措施使患者的临床症状及异常的影像学表现得到逆转；而如果未能得到正确诊断，患者病情则会进展，发生缺血、大面积梗死甚至死亡。

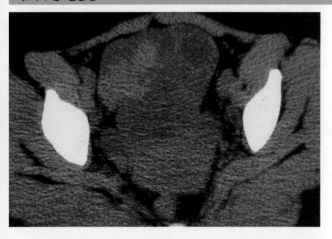

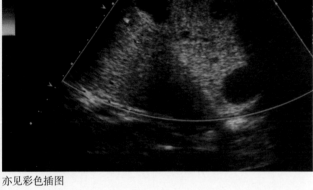

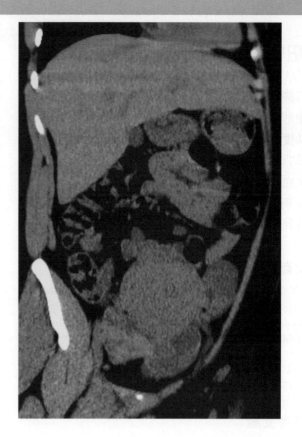

亦见彩色插图

你看到的是一位非外伤性下腹痛的患者的图像。

1. 诊断是什么？
2. 列举 4 种可导致本病发病风险大大增加的因素。
3. 列举其他 4 种临床表现与之类似的病变。
4. 对于青春期前的患者最好的处理方式是什么？

病例 158

卵巢扭转

1. 右侧卵巢扭转。
2. 输卵管系膜过长，青春期前或孕期女性卵巢活动度过大，外科手术及粘连病史，卵巢占位。
3. 子宫内膜异位症，盆腔炎，阑尾炎，卵巢囊肿出血。
4. 即刻行腹腔镜手术矫正扭转的附件（大部分患者卵巢功能得以保存）。

参考文献

Chiou SY, Lev-Toaff AS, Masuda E, et al: Adnexal torsion: new clinical and imaging observations by sonography, computed tomography, and magnetic resonance imaging, *J Ultrasound Med* 26:1289–1301, 2007.

Kimura I, Togashi K, Kawakami S, et al: Ovarian torsion: CT and MR imaging appearances, *Radiology* 190:337–341, 1994.

相关参考文献

Emergency Radiology: THE REQUISITES, pp 199–200, 314–315.

点　评

卵巢扭转在卵巢肿瘤中非常常见，也可发生于正常附件。卵巢活动度过大（常见于青春期前或孕期女性）及输卵管系膜过长是本病的好发因素，以前有过外科手术及粘连病史也可能是造成附件扭转的原因，扭转有时可累及输卵管。临床表现为进行性腹痛或急腹症，不易与阑尾炎、内出血、输卵管炎、异位妊娠破裂相鉴别。当临床表现为亚急性或间断性病程时诊断更难。卵巢血管蒂扭转将引起血液循环淤滞，起初影响静脉血流，最终将阻断动脉血流，完全性扭转将导致附件发生出血性坏死。

CT、MRI 及彩色多普勒超声均具有诊断价值。超声上表现为囊性、实性或混合性占位，伴或不伴 Douglas 窝积液，病灶外周的囊性灶或滤泡可证实其为卵巢结构。经阴道彩色多普勒超声可显示增大的卵巢，其内缺乏血流波形，从而有助于确诊。典型病例 CT 及 MRI 表现为附件区体积较大的占位，壁增厚光滑，增强扫描无强化。输卵管扭转表现为输卵管壁增厚，腔内充满液体。扭转的卵巢血管蒂表现为邻近卵巢的漩涡样结构。其他征象包括子宫偏向扭转一侧，扭转侧血管充血及周围脂肪间隙模糊。增强 CT 能更好地显示充血的卵巢血管，CT 值超过 50HU 并且不强化的占位提示为出血。

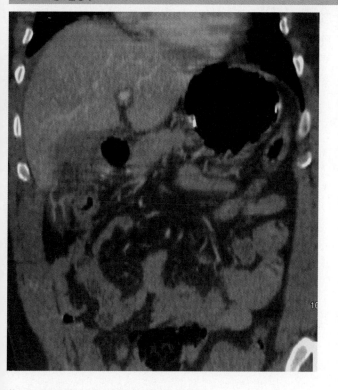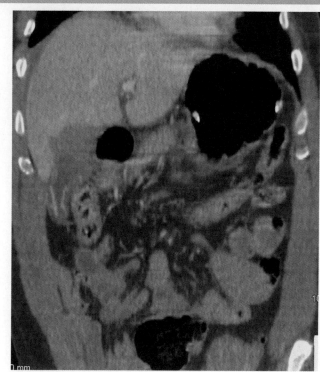

你看到的是一位钝性外伤的患者。

1. 诊断是什么？

2. 哪些因素增加了发生这种损伤的风险？

3. 应该如何治疗？

4. 列举两种可能与这种脏器损伤相混淆的情况。

病例 159

外伤性胆囊撕脱及破裂

1. 外伤性胆囊撕脱及破裂。
2. 胆囊膨胀（禁食中）及 Oddi 括约肌收缩使胆道系统压力增加。
3. 胆囊切除术。
4. 钙乳胆汁或之前行增强 CT 检查时经胆囊排泄的造影剂均可能类似于胆囊出血。

参考文献

Gupta A, Joshua W, Stuhlfaut JW, et al: Blunt trauma of the pancreas and biliary tract: a multimodality imaging approach to diagnosis, *Radiographics* 24: 1381–1395, 2004.

Wittenberg A, Minotti AJ: CT diagnosis of traumatic gall-bladder injury, *AJR Am J Roentgenol* 185:1573–1574, 2005.

相关参考文献

Emergency Radiology: THE REQUISITES, pp 85–88.

点 评

临床上单纯外伤性胆囊损伤少见，不易诊断。机动车碰撞是造成胆囊损伤最常见的原因，剖腹探查术发现这种损伤的发病率为 2% ~ 3%。临床上通常表现为缓慢加重的腹痛，但有时也可能起病很急。损伤类型包括挫伤、裂伤、穿孔及撕脱伤。膨胀的空腹胆囊相对来说更容易发生撕裂，因为充满液体的胆囊和肝实质之间在加速或减速过程中容易形成较大的剪切力。有趣的是慢性胆囊病变患者因胆囊壁增厚反而具有保护作用。血清乙醇浓度升高会加大胆囊损伤的风险，因为乙醇可增加 Oddi 括约肌的张力，从而引起胆囊膨胀。

CT 是最有效的诊断方法。超声也有一定价值，它可探测到胆囊内有回声的液体。CT 大多数时候能够确诊，胆囊腔内积血表现为高密度液体。经胆囊排泄的造影剂、胆石症、钙乳胆汁在 CT 上均可表现为胆囊腔内高密度影，易与胆囊损伤混淆。其他对诊断有价值的 CT 征象包括胆囊壁增厚或模糊不清，活动性动脉出血流入胆囊腔。完全性撕脱伤使胆囊偏离胆囊窝。胆囊周围积液及胆囊腔萎陷征象特异性不够高。腹部伴发伤包括肝裂伤及十二指肠血肿。如果打算进行保守治疗，那么通过核医学检查评估胆道损伤也许很有帮助，尤其是出现胆囊周围积液时。

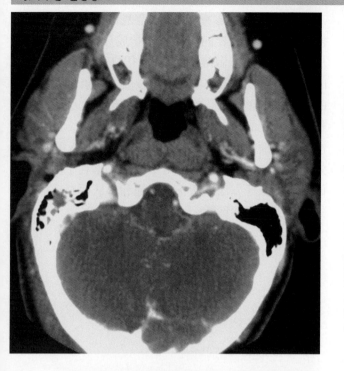
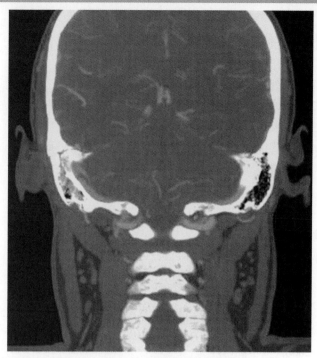
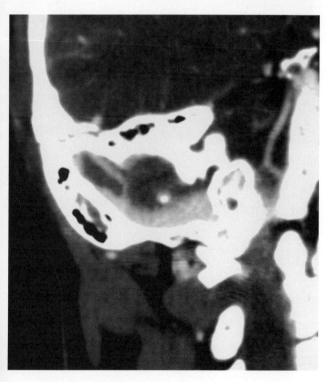
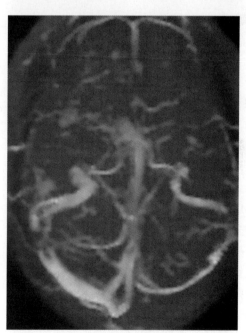

你看到的是一位钝性外伤的患者的图像。

1. 诊断是什么？

2. 主要有哪些并发症？

3. 列举 4 种可导致这一病变过程的非外伤性因素。

4. 导致 MRI 假阳性诊断的最常见的原因是什么？

病例 160

外伤性硬膜窦栓塞

1. 外伤性硬膜窦栓塞。
2. 静脉栓塞致出血性脑梗死。
3. 脱水，血液高凝状态，感染，肿瘤侵犯。
4. 血管内血流速度缓慢、同层面内流动、血液的涡流均可导致信号丢失，形成与血管栓塞类似的表现。

参考文献

Ayanzen RH, Bird CR, Keller PJ, et al: Cerebral MR venography: normal anatomy and potential diagnostic pitfalls, *AJNR Am J Neuroradiol* 21:74–78, 2000.

Rodallec MH, Krainik A, Feydy A, et al: Cerebral venous thrombosis and multidetector CT angiography: tips and tricks, *Radiographics* 26(Suppl):S5–S18, 2006.

相关参考文献

Emergency Radiology: THE REQUISITES, pp 17–20.

点　评

硬膜窦栓塞可见于多种情况，包括脱水、血液的高凝状态、感染、肿瘤侵犯、外伤、口服避孕药等，它可能是导致神经功能减退的一个因素。传统的诊断方法是经导管血管造影静脉期显像，并一直作为诊断的金标准，但近年来逐渐被 MDCT、CTA/CTV、MRI、MRA/MRV 所取代。硬膜窦栓塞及其并发症的临床表现多种多样，症状的演变也是不可预测的，少数病例在急性期可能急剧恶化。本病应当尽早作出诊断，以便实施针对性的治疗措施，如经导管溶栓术或系统性抗凝治疗。

硬膜窦栓塞大多累及横窦及乙状窦，并不同程度地延伸至颈内静脉，典型病例在邻近栓塞的部位可见颅骨骨折。颅脑外伤患者通常会首先行 CT 平扫检查，从而可能发现静脉损伤导致的脑缺血改变，有时还可发现硬膜窦或静脉栓塞导致的血管致密征。快速推注造影剂进行 MDCT 静脉造影检查并进行二维及三维重建，可提供颅内深浅静脉精确的解剖信息，并显示静脉腔内充盈缺损。注意不要把静脉窦系统常见变异误诊为静脉窦栓塞，横窦致密征可能会被当作正常或被误诊为邻近硬膜外血肿。

MRI 可能是诊断硬膜窦栓塞最准确的方法了，血栓的信号随血栓的时期及化学成分的不同而不同，从而给诊断带来困难。MRV 可很好地显示硬膜窦内的充盈缺损或栓塞，但横窦信号丢失现象可见于 31% 的正常人，影像上与静脉窦栓塞相似。这些信号丢失是自然存在的，主要由以下几种因素导致，如血流缓慢、同层面内流动、血流的涡流以及 MRA 采用的后处理方式。可通过增强、薄层扫描、垂直于硬膜窦平面采集图像等方法来防止自旋饱和，从而减轻信号丢失，减少假阳性诊断。

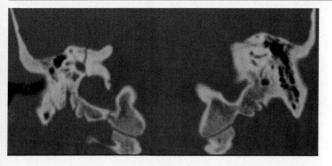

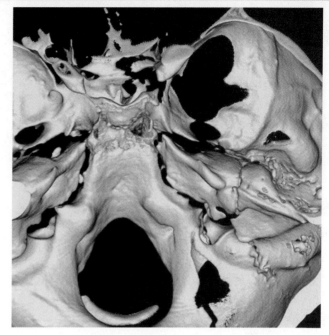

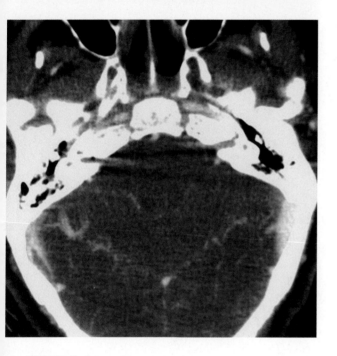

1．诊断是什么？

2．这种损伤方式通常会伤及哪些结构？

3．列举颅脑 CT（非薄层）上可能提示这个部位损伤的 3 个影像学征象。

4．增强扫描检查可显示哪些并发症？

颞骨横向骨折

1. 经前庭迷路颞骨横向骨折。
2. 耳囊，前庭系统，面神经。
3. 乳突窦浑浊，颞颌关节积气，邻近颞骨岩锥乳突部气颅。
4. 邻近横窦损伤伴栓塞。

参考文献

Smirniotopoulos JG, Mirvis SE, Lefkowitz DM: Imaging of craniocerebral trauma, In Mirvis SE, Shanmuganathan K, eds: *Imaging in Trauma and Critical Care*, 2nd ed, Philadelphia, WB Saunders, 2003, pp 133–183.

相关参考文献

Emergency Radiology: THE REQUISITES, pp 37, 41–43.

点　评

颞骨岩锥骨折可能会损伤颅神经、听骨链、耳囊、前庭，也可造成邻近硬膜窦、颈动脉 / 颈静脉孔的损伤。CT 可作为一种确定颞骨骨折的方法，应采用重叠 1mm 以下层厚扫描，至少包括轴位及冠状位。颞顶部侧方受力通常造成平行于岩嵴的纵向骨折，枕部受到撞击则可能发生横向骨折，骨折线一直向前外侧延续至颞骨岩锥。然而，许多骨折是多方向的，很难将之归为哪一类。

纵向骨折最常见，脑脊液耳漏和鼻漏发生率高，典型病例可出现听骨链的破坏，即刻发生传导性耳聋，中耳液体聚集也是导致传导性耳聋的一个原因。面神经损伤的发生率为 10% ~ 20%，临床症状出现迟，而且常常是不完全性损伤。横向骨折延伸至内耳时可伴发一系列并发症：如损伤耳蜗并破坏其神经支配，则可引起感音性耳聋，还可能出现前庭功能障碍，40% ~ 50% 的病例将发生面神经瘫痪。有些骨折，特别是无移位或仅轻度移位的骨折，即使颞骨高分辨率 CT 也发现不了，以下征象的出现对这种隐匿性骨折有提示作用，如乳突蜂房积液、颞颌关节积气、颞骨邻近部位气颅。

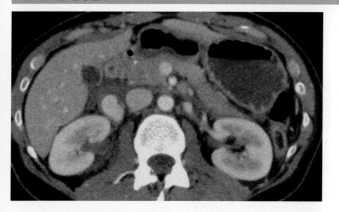

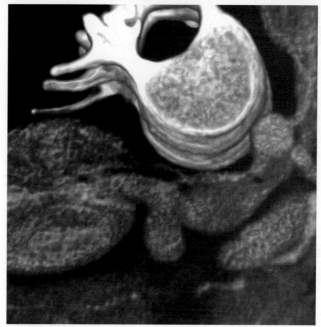

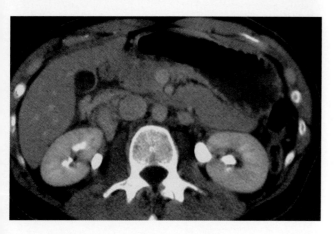

亦见彩色插图

你看到的是一位钝性伤患者的图像。

1. 诊断是什么?
2. 发生这种钝性伤可能存在哪两种损伤机制?
3. 本例患者需要侵入性治疗吗?
4. CT 图像上有尿外溢的征象吗?

病例 162

出血性肾静脉假性静脉瘤

1．出血性肾静脉假性静脉瘤。
2．前后向挤压伤使肾静脉向侧方拉伤，或外力直接将肾静脉压向脊柱。
3．需要。因为存在活动性出血，需行血管造影或外科手术治疗。
4．没有，延迟期图像（肾盂期）显示收集系统结构完整。

参考文献

Kawashima A, Sandler CM, Corl FM, et al: Imaging of renal trauma: a comprehensive review, *Radiographics* 21:557–574, 2001.

Mejia JC, Myers JG, Stewart RM, et al: A right renal vein pseudoaneurysm secondary to blunt abdominal trauma: a case report and review of the literature, *J Trauma* 60:1124–1128, 2006.

点　评

腹外伤中肾外伤占 8% ~ 10%，其中肾血管损伤发生率为 6% ~ 14%，而肾大血管损伤发生率不到 3%。肾血管损伤既可见于钝性腹外伤，也可见于穿刺伤。在现已报道的文献中，肾动脉损伤占 70%，肾静脉损伤占 20%，另 10% 同时累及动静脉。目前认为钝性腹外伤导致肾血管损伤的机制包括以下两个：肾由后向前方向的减速运动，因腹主动脉相对固定，使肾血管拉伤；肾血管与椎体间挤压伤，导致血管内膜损伤。左肾动脉因其解剖形态及血管特点最常受累。

假性动脉瘤是因血管壁破裂后，血液流入外膜囊被软组织包绕而形成。假性静脉瘤很少发生于钝性外伤后，瘤体可能会逐步增大并完全破裂，也可能逐步变小并最终钙化。

钝性外伤后血尿患者可选择 CT 检查，诊断的准确性高达 98%。CT 能特征性地显示肾静脉损伤，包括栓塞、动静脉瘘、假性动脉瘤、伴或不伴急性出血。CT 增强动脉期扫描有时可发现血管造影剂外溢，测量 CT 值为 80 ~ 370HU，通常 CT 值与邻近主动脉或大动脉相差 10 ~ 15HU，并且周围常被低密度血凝块包绕，以上征象的出现提示患者即将从血液动力学稳定状态发展为失代偿状态。延迟期扫描的目的是观察随造影剂流动并且密度逐渐降低的出血。如果需要更精确地评估肾血管系统情况，就必须行肾动脉造影检查。血管造影检查的同时还便于介入性治疗的实施，如放入支架及栓塞。根据患者的全身情况，有时还需实行外科探查术。

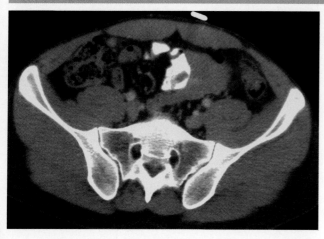

1. 44岁男性，急性左腹痛，不伴发热及白细胞增多，该患者CT图像有何异常发现？

2. 正确还是错误：本病多见于青少年。

3. 列举3个可将本病与节段性大网膜梗死相鉴别的CT征象。

4. 正确还是错误：大部分这种病变的患者最终需要外科手术治疗。

病例 163

肠脂垂炎

1. 沿近段乙状结内侧表面可见一卵圆形脂肪及软组织密度影，伴有高密度环，邻近乙状结肠壁轻度增厚。

2. 错误。肠脂垂炎多发生于 40~50 岁人群，少见于儿童。

3. 肠脂垂炎通常体积较小，呈环形强化，典型病例多见于左半结肠。

4. 错误。肠脂垂炎是一种自限性疾病，症状通常于 2 周内自行消失。

参考文献

Singh AK, Gervais DA, Hahn PF, et al: Acute epiploic appendagitis and its mimics, *Radiographics* 25: 1521–1534, 2005.

相关参考文献

Emergency Radiology: THE REQUISITES, p 284.

点　评

　　肠脂垂是沿结肠浆膜层表面分布的含脂肪的小突起，从盲肠一直延伸到乙状结肠远段，通常宽 1 ~ 2cm，以血管蒂与结肠相连。正常非感染情况下 CT 检查不可见。

　　当肠脂垂感染或梗死时即可发生肠脂垂炎，通常继发于扭转、缺血或自发性静脉栓塞。临床表现为急性腹痛，常发生于左侧。恶心、发热及白细胞增多少见。肠脂垂炎大多发生于 40 ~ 50 岁人群，少见于儿童。易感因素包括肥胖及进行不习惯的运动，临床症状与急性阑尾炎、憩室炎、亚急性大网膜梗死相似，CT 是常用的鉴别诊断方法。

　　肠脂垂炎的典型 CT 表现为沿结肠浆膜层表面分布的卵圆形脂肪密度病灶，伴有高密度环，中央也可出现少许高密度影，被认为是栓塞的血管。病灶周围常见脂肪索条影，邻近壁腹膜及结肠壁增厚。本病可发生于任何一段结肠，但绝大多数见于乙状结肠。

　　肠脂垂炎的 CT 表现与亚急性大网膜梗死相似，有助于前者诊断的征象包括病灶体积较小，位于左腹部及增强扫描呈环形强化。

多数患者症状于 2 周内自行消失，CT 异常征象的完全消失则需 6 个月。

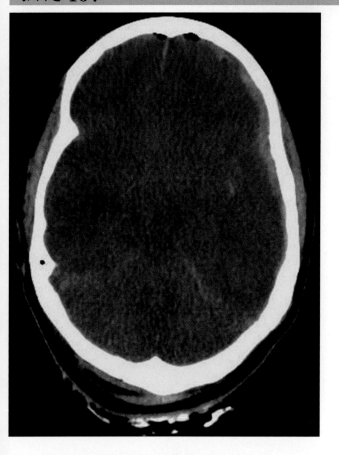
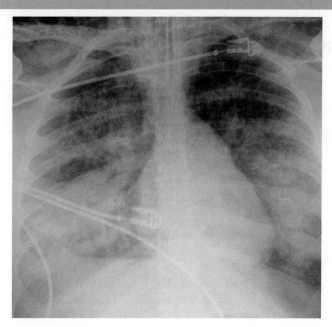

1．这位重度颅脑外伤患者的胸片该如何诊断？

2．列举产生这种病变的 3 种病因。

3．这类患者最常见的胸片表现是什么？

4．正确还是错误：这种病变的呼吸异常及临床表现通常在中枢神经系统受刺激后 4 小时内发生。

病例 164

神经源性肺水肿

1. 神经源性肺水肿（neurogenic pulmonary edema，NPE）。本例患者胸片表现为肺水肿，头颅 CT 显示重度脑水肿。
2. 神经源性肺水肿可继发于外伤、肿瘤、感染、癫痫持续状态、卒中及中枢神经系统外科手术。
3. 双肺弥漫性浸润，上叶为主。
4. 正确。

参考文献

Bahloul M, Chaari AN, Kallel H, et al: Neurogenic pulmonary edema due to traumatic brain injury: evidence of cardiac dysfunction, *Am J Crit Care* 15: 462–470, 2006.

Fontes RB, Aguiar PH, Zanetti MV, et al: Acute neurogenic pulmonary edema: case reports and literature review, *J Neurosurg Anesthesiol* 15:144–150, 2003.

Gluecker T, Capasso P, Schnyder P, et al: Clinical and radiologic features of pulmonary edema, *Radiographics* 19:1507–1531, 1999.

相关参考文献

Emergency Radiology: THE REQUISITES, pp 235–236.

点　评

神经源性肺水肿可继发于一系列中枢神经系统损伤，包括外伤、肿瘤、感染、癫痫持续状态、卒中及中枢神经系统外科手术后，发病机制尚不明确。现认为颅内压升高可能会触发中枢介导的儿茶酚胺的突然释放，从而引起外周肺循环血量减少及毛细血管通透性改变。毛细血管通透性也可因肺血管交感神经受刺激而改变，后者使毛细血管内皮细胞数量及间隙发生变化，从而导致肺水肿。虽然传统观点认为这并非心源性肺水肿，但 Bahloul 与其同事最近报道了 7 例继发于蛛网膜下腔出血的神经源性肺水肿，患者均伴有心功能不全。

神经源性肺水肿常被误诊，因其呼吸困难、呼吸急促、心动过速及低氧血症等临床表现与单纯胸腔积液压迫或吸入性肺炎相似。Fontes 及其同事最近报道了一篇相关综述（2003），共 21 例患者，显示本病的平均发病年龄为 31.6 岁，蛛网膜下腔出血是最常见的脑外伤类型（42.9%），症状出现于中枢神经系统

不良事件发生后 4 小时内。

胸片上最常见的表现为双肺弥漫性浸润，多见于上肺。X 线表现通常于 48 小时内消失。

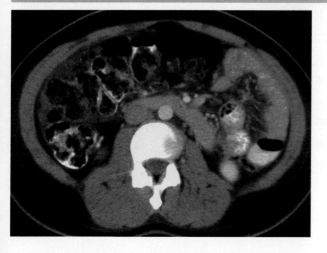 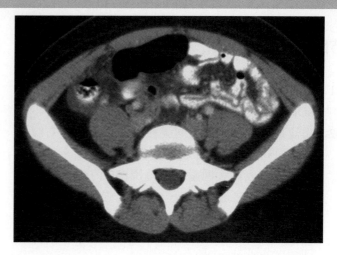

1．上图所示急性右下腹痛患者最可能的诊断是什么？

2．列举有助于将本病与肠脂垂炎相鉴别的 3 个 CT 征象。

3．列举本病的两种易感因素。

4．正确还是错误：节段性大网膜梗死属外科急症。

病例 165

节段性大网膜梗死

1. 节段性大网膜梗死（segmental omental infarction, SOI）。

2. 病灶部位：节段性大网膜梗死几乎总位于右腹部，而肠脂垂炎通常位于左腹部。CT 所示病灶大小：节段性大网膜梗死范围多大于 5cm，肠脂垂炎直径一般在 1.5 ~ 3.5cm。强化方式：肠脂垂炎常呈环形强化，而节段性大网膜梗死不强化。

3. 肥胖及不习惯的运动方式。

4. 错误。节段性大网膜梗死是一种自限性疾病，不治疗也会痊愈。

参考文献

Abadir JS, Cohen AJ, Wilson SE: Accurate diagnosis of infarction of omentum and appendices epiploicae by computed tomography, *Am J Surg* 70:854–857, 2004.

Pickhardt PJ, Bhalla S: Unusual neoplastic peritoneal and subperitoneal conditions: CT findings, *Radiographics* 25:719–730, 2005.

相关参考文献

Emergency Radiology: THE REQUISITES, pp 284–285.

点 评

节段性大网膜梗死是指由于网膜血管栓塞导致一小段网膜的梗死，病因学尚不清楚，但可能跟异常的动脉血供、粘连或扭转有关。以前认为本病少见，但随着急性腹痛 CT 检查量的增加发病率逐渐上升。

患者除了有右下腹痛，还可能出现腹膜症状、发热、白细胞轻度增多。肥胖和进行不习惯的运动是本病的易感因素。

CT 有助于本病与胆囊炎、右腹部憩室炎、阑尾炎等鉴别。节段性大网膜梗死典型的 CT 表现为横结肠前方或升结肠前内侧大网膜内的不均质性脂肪密度肿块，直径大于 5cm，周围可见脂肪索条影，壁腹膜增厚或肠壁轻度增厚。不太严重的病例可仅表现为局灶性脂肪浸润。

肠脂垂炎常需与本病鉴别，鉴别点包括：大小、部位、发病年龄、环形强化方式。肠脂垂炎通常直径小于 3.5cm，位于乙状结肠壁前方，很少见于 19 岁以下人群，而节段性大网膜梗死几乎 15% 发生于儿童。肠脂垂炎典型的表现为卵圆形脂肪密度病灶伴有环形强化，而节段性大网膜炎没有这种表现。

节段性大网膜炎是一种自限性疾病，不需要外科手术及抗生素治疗即可痊愈，将之与其他引起急性右腹痛的病变鉴别非常重要，以避免不必要的剖腹手术。

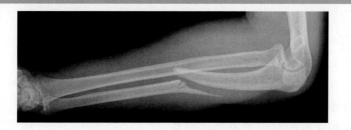

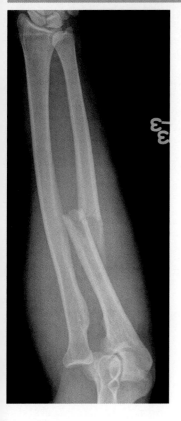

1．上图所示损伤如何命名？

2．肱桡线有何意义？

3．Bado 分型法依据哪两个可变因素将骨折分为 4 种不同类型？

4．这种损伤发生的机制是什么？

孟太奇骨折 – 脱位

1. 孟太奇骨折 - 脱位。
2. 经桡骨骨干和桡骨小头的连线应刚好经过肱骨小头中点，失去这种正常的对位关系提示存在桡骨小头脱位。
3. Bado 分类法根据尺骨骨折的部位及桡骨小头脱位的方向，将之分为 I ～ IV 型。
4. 典型的受伤机制为摔伤时前臂被动旋前运动或者对尺骨的直接撞击伤。

参考文献

Perron AD, Hersh RE, Brady WJ, et al: Orthopedic pitfalls in the ED: Galeazzi and Monteggia fracture-dislocation, *Am J Emerg Med* 19:225–228, 2001.

Ring D, Jupiter JB, Simpson NS: Monteggia fractures in adults, *J Bone Joint Surg Am* 80:1733–1744, 1998.

相关参考文献

Emergency Radiology: THE REQUISITES, pp 124–126.

点　评

　　孟太奇骨折 - 脱位指尺骨近段 1/3 骨折伴桡骨小头前脱位，多发生于摔伤时前臂被动旋前运动或者对尺骨的直接撞击伤两种情况下。典型的临床表现为肘关节明显疼痛、肿胀，伴上肢运动受限。桡骨小头脱位可能会损伤桡神经分支，从而导致伸指功能减退。任何情况下一旦发现尺骨骨折，就必须行肘关节摄片来评价桡骨小头脱位的情况。肱桡线是指通过桡骨骨干近段及桡骨小头画的一条连线，在肘关节 X 线片上这条线应通过肱骨小头中点，这条线对于判断隐匿性桡骨小头骨折很有帮助。

　　孟太奇骨折 - 脱位常用 Bado 系统来分类，该分类系统根据尺骨骨折的部位及桡骨小头脱位的方向将之分为 4 种类型。I 型指尺骨近段 1/3 骨折伴桡骨小头前脱位，该型最常见，占 60% 左右；II 型也包括尺骨近段 1/3 骨折，但桡骨小头向后脱位；III 型指尺骨冠突下骨折伴桡骨小头外侧脱位；IV 型最复杂，包括尺骨近 1/3 或中 1/3 段骨折，伴桡骨小头前脱位，还有桡骨近 1/3 段骨折。成人孟太奇骨折 - 脱位需要行外科切开内固定术。

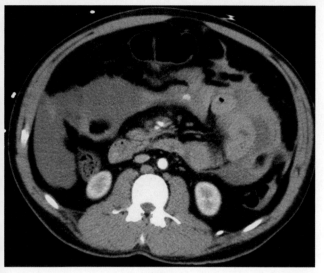
早期

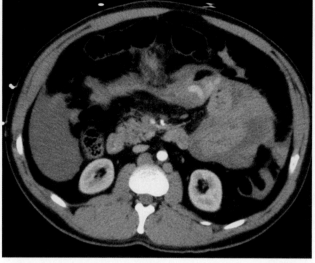
延迟

你看到的是一位钝性外伤患者的图像。

1．诊断是什么？

2．肠系膜损伤的患者腹膜刺激征出现的概率怎样？

3．提示肠系膜损伤需要外科干预的最具特异性的 CT 征象有哪些？

4．这种损伤存在哪些潜在的并发症？

肠系膜血肿伴活动性出血

1. 肠系膜血肿伴活动性出血。
2. 肠系膜损伤患者中约 1/3 缺乏腹膜刺激征。
3. 肠系膜内活动性出血及肠壁增厚。
4. 持续性失血，肠缺血坏死、破裂或肠管狭窄，腹膜炎及败血症。

参考文献

Ngheim HV, Jeffrey RB Jr, Mindelzun RE: CT of blunt trauma to the bowel and mesentery, *AJR Am J Roentgenol* 160:53–58, 1993.

相关参考文献

Emergency Radiology: THE REQUISITES, pp 93–98.

点　评

肠道及 / 或肠系膜损伤占腹部钝性伤患者的 5%，肠系膜损伤早期正确的诊断可防止持续性失血、肠缺血坏死、破裂或肠管狭窄、腹膜炎及败血症等并发症的发生。肠道或肠系膜损伤的诊断只要延误 8 小时就会明显增加发病率及死亡率。

肠系膜损伤的患者通常体格检查的作用有限，其中 1/3 的患者不出现腹膜刺激征。或可进行诊断性腹腔灌洗，但该方法属有创检查，而且对于损伤部位的判断缺乏特异性，发现不了腹膜后肠管损伤。经静脉注射和口服造影剂后腹盆腔 CT 扫描对确定肠系膜损伤是否需要外科干预的准确性为 54% ～ 75%，提示需要外科手术的特异性 CT 征象为肠系膜活动性出血伴肠壁增厚。活动性出血部位积聚的血肿通常会将肠系膜脂肪叶及皱褶撑开，形成 "肠系膜三角"。CT 上如出现孤立性肠系膜血肿及肠系膜挫伤引起的肠系膜浸润征象，一般提示不需要外科手术干预。

对于无需外科手术治疗的肠系膜损伤的处理方法尚不确定，通常情况下患者会被收住入院，进行一系列腹部体格检查。一般 4 ～ 6 小时后复查腹盆腔 CT 以评估肠系膜损伤的进展情况。

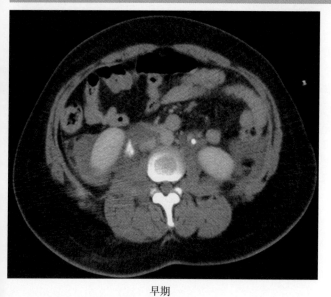

早期

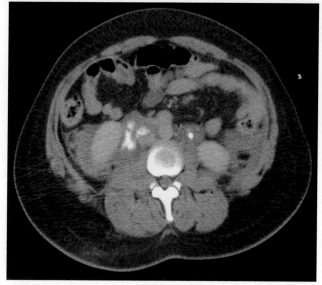

延迟

你看到的是一位外伤患者的图像。

1. 这例季肋部外伤伴血尿患者的增强扫描早期及延迟期图像有何发现?

2. 诊断是什么?

3. 列举除 CT 以外的 3 种可诊断这种病变的影像学检查方法。

4. 列举 3 种可行的治疗方法。

右侧输尿管损伤伴静脉注射造影剂外溢

1. 早期扫描图像上可见沿近段输尿管分布的高密度灶，延迟期图像上病灶范围增大；还可见右肾周、左输尿管周围出血及左结肠旁沟积血。
2. 右侧输尿管近段撕裂。
3. 逆行或顺行性肾盂造影，核素扫描，静脉肾盂造影。
4. 放置肾输尿管导管跨越受损部位；经皮肾造瘘置管，放置或不放置输尿管支架；对于输尿管完全性横向断裂的患者行外科修补术。

参考文献

Tilton RL, Gervais DA, Hahn PF, et al: Urine leaks and urinomas: diagnosis and imaging-guided interventions, *Radiographics* 23:1133–1147, 2003.

相关参考文献

Emergency Radiology: THE REQUISITES, p 102.

点　评

　　输尿管因位于腹膜后一个相对安全的位置，钝性伤不常见，一旦发生钝性伤则多发生于肾盂输尿管移行部，可能的原因包括输尿管过度伸直或与脊柱间发生挤压伤。

　　穿透伤，如季肋部的穿刺伤，占所有输尿管损伤的 84%；非外伤情况下，妇科手术或腔内泌尿外科手术等医源性损伤同样会导致输尿管损伤。

　　有效的 CT 评价方法包括平扫、增强皮髓质期扫描、延迟期扫描（静脉注射造影剂后 5 ~ 15 分钟）。如果临床高度怀疑输尿管损伤而增强早期扫描未发现异常者，必须增加延迟期扫描，分泌期或延迟期 CT 图像可显示静脉注射的造影剂沿着内下肾周间隙或输尿管走行区分布。在造影剂到达收集系统之前的肾皮髓质期，即使发现肾或输尿管部位出现高密度影也不代表输尿管损伤。输尿管损伤的其他征象包括输尿管周围积液、输尿管壁增厚、穿刺伤伤口邻近输尿管。造影剂流入损伤部位远端的输尿管提示该损伤为部分撕裂伤，而非完全性撕裂。

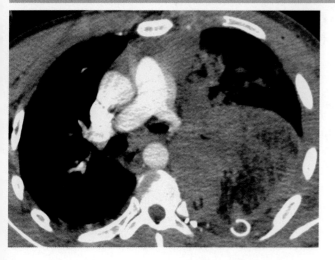
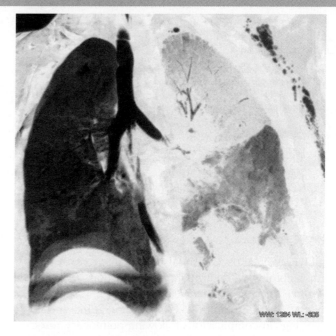
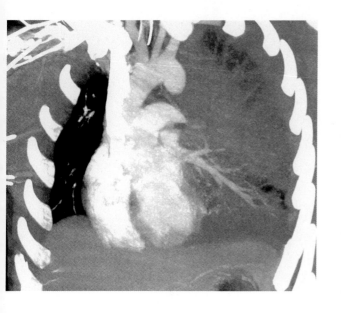
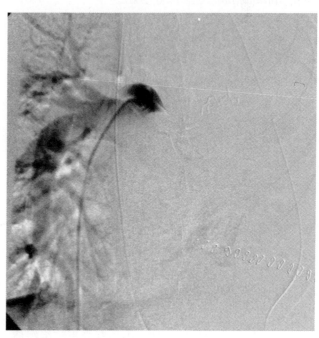

你看到的是一位 24 岁男性患者的图像，因左胸刀刺伤行胸廓切开术后发生呼吸窘迫。

1. 影像学检查有什么异常发现？

2. 最佳诊断是什么？

3. 本症的易感因素有哪些？

4. 最常发生的解剖部位是什么？

病例 169

左肺上叶扭转

1. 左肺上叶实变，左肺下叶静脉回流正常，左上肺动脉及主支气管突然中断。
2. 左肺上叶扭转。
3. 肺叶切除术，肺不张或肺实变，气胸，胸腔积液，肺韧带横断。
4. 右肺中叶，其次为左肺上叶。

参考文献

Banki F, Velmahos G: Partial pulmonary torsion after thoracotomy without pulmonary resection, *J Trauma Injury Infect Crit Care* 59:476–479, 2005.

Kim EA, Lee KS, Shim YM, et al: Radiographic and CT findings in complications following pulmonary resection, *Radiographics* 22:67–86, 2002.

点 评

肺扭转罕见，现报道不足 60 例。病因学尚不清楚，据推测肺蒂扭转可能发生于残余的正常肺组织逐渐膨胀并充填整个胸腔的过程中。整侧肺扭转比单个肺叶扭转更常见，就单个肺叶扭转而言右肺中叶最多见，因其体积小，并且相对于其他肺叶活动度更大。扭转的角度在 90°～1080°，当角度大于 180° 时称为完全性扭转。

扭转发生当时临床表现并不严重，但随着各支气管、肺动脉及肺静脉阻塞的发生，临床症状迅速进展。静脉栓塞出现最早，导致肺泡淤血、渗出，最终发生出血性梗死。易感因素包括肺叶切除术、气胸、肺不张或实变、肺血管蒂过长、肺韧带横断及完全性叶间裂。

胸片可显示完全性肺实变，不伴有受累肺组织体积的缩小。CT 也可显示扭转的部位，典型表现为近段肺动脉及伴行支气管突然变细或消失，其他征象包括肺门软组织密度增高，扭转肺组织强化程度减弱，磨玻璃密度影，叶间裂增厚，肺体积正常或增大。肺动脉造影可作为诊断金标准，典型表现为受累肺动脉或肺叶动脉内栓塞，支气管镜下典型表现为支气管腔内可见边缘光滑的栓塞物，支气管黏膜无明显异常。

认识本症很重要，因为早期诊断和及时治疗能有效降低发病率和死亡率，发病 24 小时内即可发生严重的肺出血及坏死，及时行 CT 检查有助于早期确诊。绝大部分病例需行肺叶或整侧肺切除术。

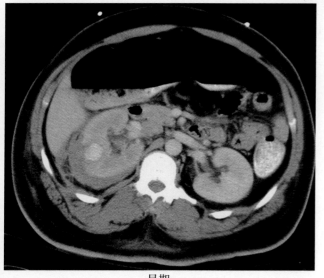
早期

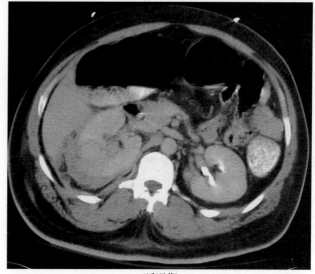
延迟期

你看到的是一位钝性外伤患者的图像。

1．影像学有什么发现？

2．为什么会形成这种病变？

3．这种病变严重性如何？

4．正确还是错误：所有肾假性动脉瘤的患者均出现血尿。

肾假性动脉瘤

1. 肾皮髓质期图像可见圆形局灶性高密度影，分泌期密度下降，这些表现与外伤性肾假性动脉瘤相符。另外、还可见右肾周小血肿及右肾外侧段动脉撕裂。
2. 假性动脉瘤是由于少量血液从受损的动脉外溢，但被血管外膜及结缔组织包绕而形成。
3. 未处理的假性动脉瘤易于破裂，因此需要紧急处理。
4. 错误。血尿可出现也可不出现，许多患者没有与肾假性动脉瘤相关的症状。

参考文献

Miller LA, Shanmuganathan K: Multidetector CT evaluation of abdominal trauma, *Radiol Clin North Am* 43:1079–1095, 2005.

相关参考文献

Emergency Radiology: THE REQUISITES, p 343.

点 评

肾损伤占钝性腹外伤的 10%，肾外伤的患者可能不出现任何症状，也可表现为季肋部疼痛或压痛，肉眼或镜下血尿。增强 CT 检查是评价肾外伤最佳的选择。

肾血管损伤，如假性动脉瘤或急性活动性出血，被认为是严重的肾损伤。CT 上鉴别肾假性动脉瘤、急性活动性出血及收集系统损伤很重要。皮髓质期扫描发现不了收集系统损伤，只能在延迟的分泌期图像上显示，如果早期扫描有可疑发现则需延迟 5 ～ 15 分钟再扫描；而急性活动性出血及假性动脉瘤可在早期皮髓质期图像上显示。假性动脉瘤在早期扫描图像上表现为局限性圆形高密度影，延迟期图像上表现为造影剂廓清或密度减低；急性活动性出血表现为线样或不规则形造影剂外溢，分泌期因血液持续从损伤血管处外溢图像上仍然显示为高密度，并且体积增大。

肾假性动脉瘤可破裂，从而发生血流动力学改变的出血，通常需要行紧急肾动脉造影，并栓塞受累的血管分支。

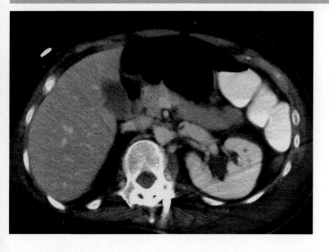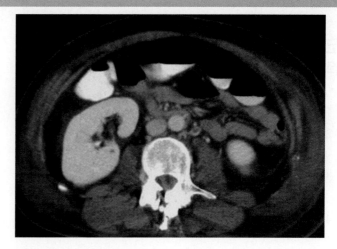

1．本例患者子宫切除术后 2 天出现发热，其腹部增强 CT 扫描有何发现？

2．什么是 Virchow 三联因素？

3．这种病变最常见于哪类人群？

4．还有哪两种影像学手段能诊断这种病变？

病例 171

左卵巢静脉血栓形成，并延伸至左肾静脉

1. 左卵巢静脉内可见充盈缺损，延伸至左肾静脉。
2. 静脉淤血、血液高凝状态、血管壁损伤是发生静脉栓塞最经典的 3 个因素。
3. 产后患者。分娩患者中 0.2% 可能并发性腺静脉栓塞。
4. 超声和 MRI。

参考文献

Kominiarek MA, Hibbard JU: Postpartum ovarian vein thrombosis: an update, *Obstet Gynecol Surv* 61: 337–342, 2006.

Twickler DM, Setiawan AT, Evans RS: Imaging of puerperal septic thrombophlebitis: prospective comparison of MR imaging, CT and sonography, *AJR Am J Roentgenol* 169:1039–1043, 1997.

相关参考文献

Emergency Radiology: THE REQUISITES, pp 317–318.

点　评

脓毒性卵巢静脉血栓形成是一种少见病，与分娩、盆腔炎、恶性肿瘤或妇科手术有关，以上这些原因均为静脉血栓形成的易感因素。性腺静脉血栓形成很少发生于男性，通常跟血液高凝状态有关。

性腺静脉血栓形成的症状包括抗生素治疗无效的发热、腹痛及压痛，栓塞的静脉表现为下腹部肿块；另外还可出现恶心、呕吐、全身乏力、心动过速。体格检查很难将之与阑尾炎、肾盂肾炎、输卵管 - 卵巢脓肿及附件扭转等常见病鉴别。

超声上表现为位于附件与无血流信号的下腔静脉之间的低回声或无回声肿块，因肠气重叠超声检查往往受限。当超声检查结果为阴性或不确定时，应行 CT 或 MRI 检查。CT 上可见附件与肾门之间的管状占位，增强扫描用于观察血管腔内的低密度充盈缺损。MRI 上栓塞的性腺静脉表现为管状占位，T1W 序列呈低信号，T2W 序列信号复杂多变。

本病的治疗方法为抗生素及抗凝治疗，死亡率低于 5%，且通常与栓子延伸至肾静脉和下腔静脉继发肺栓塞有关。

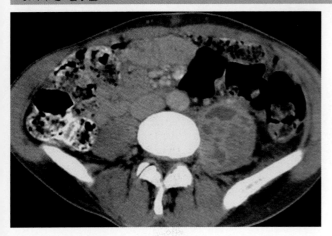

1．以上图像有什么发现？
2．需与哪些疾病进行鉴别诊断？
3．哪些特征性的 CT 征象有助于鉴别诊断？
4．本病的危险因素是什么？

左侧腰大肌脓肿

1. 左侧腰大肌增粗，内见环形强化低密度灶。
2. 脓肿，肿瘤，出血。
3. 肿瘤、感染及血肿的表现可能非常相似，气体更多见于脓肿，急性出血为高密度，诊断有时需依赖 CT 引导下穿刺引流。
4. 免疫抑制。

参考文献

Multarak M, Peh WCG: CT of unusual iliopsoas compartment lesions, *Radiographics* 20(Suppl):S53–S66, 2000.

Garner JP, Meiring PD, Ravi K, et al: Psoas abscess—not as rare as we think? *Colorectal Dis* 9:269–274, 2007.

点 评

髂腰肌可发生感染、肿瘤或出血，在增强 CT 上表现类似，诊断有时依赖于 CT 引导下穿刺引流。

原发性髂腰肌脓肿罕见，文献报道世界范围内发生率为每年 12 例，通常为特发性，好发于免疫抑制患者。继发性髂腰肌感染常见得多，通常由邻近部位，如小肠、肾或骨感染蔓延而来。髂腰肌脓肿的症状包括轻度或慢性疼痛、发热、跛行、全身乏力及体重减轻，CT 表现为聚集的液体密度病灶伴有环形强化，脓腔内可出现气体。

原发性髂腰肌肿瘤如平滑肌肉瘤罕见，腹腔内或腹膜后肿瘤累及腰大肌者相对多见。

髂腰肌出血通常见于出血性体质或抗凝治疗人群，急性出血在 CT 上表现为高密度，由于血细胞沉积作用，血肿内可能会出现液 - 液平；慢性血肿影像学征象与肿瘤、感染有较多重叠。

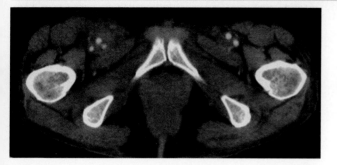

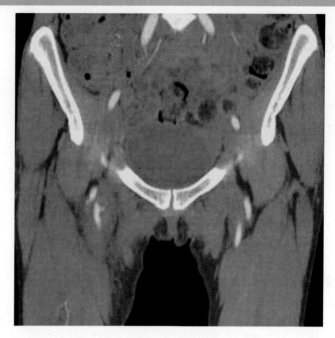

1．这位滥用静脉注射药的患者 3 周前开始出现右腹股沟区疼痛，其增强 CT 检查有何发现？
2．诊断是什么？
3．还有哪些影像学检查可用于本病的诊断？
4．本病应该如何治疗？

右股总动脉假性动脉瘤

1. 盆腔轴位增强 CT 显示右腹股沟区软组织肿胀，股总动脉内侧可见一局限性小圆形高密度灶。冠状位重建显示右股总动脉内侧壁局限性突起。
2. 右股总动脉假性动脉瘤。
3. 多普勒超声。
4. 外科手术。最佳的外科治疗手段尚无定论，但可能包括动脉结扎清创、假性动脉瘤切除及血管重建。

参考文献

Klonaris C, Katsargyris A, Papapetrou A, et al: Infected femoral artery pseudoaneurysm in drug addicts: the beneficial use of the internal iliac artery for arterial reconstruction, *J Vasc Surg* 45:498–504, 2007.

Ting AC, Cheng SW: Femoral artery pseudoaneurysms in drug addicts, *World J Surg* 21:783–786, 1997.

相关参考文献

Emergency Radiology: THE REQUISITES, p 351.

点　评

　　感染性股动脉假性动脉瘤是滥用静脉注射药患者最常见的动脉并发症，病情可能很严重，甚至威及生命。未经处理的患者可能会发生假性动脉瘤破裂、致命性出血或下肢动脉闭塞。本病是由于穿刺时误穿动脉造成的，血流局限性外溢，血肿污染导致局部感染，这样就形成了假性动脉瘤。

　　患者通常有近期腹股沟区穿刺病史，伴腹股沟疼痛、肿胀，发热。体格检查常发现腹股沟区搏动性疼痛肿块。诊断可借助于多普勒超声或增强 CT 检查。超声可发现显示动脉血流信号的股动脉附近的液性暗区；增强 CT 检查则显示强化的假性动脉瘤起源于股动脉，有时还可见周围脓肿或蜂窝织炎。

　　治疗手段为外科手术，关于最佳治疗手段尚存在争议，但一般认为应包括动脉结扎清创术及假性动脉瘤切除动脉重建术。

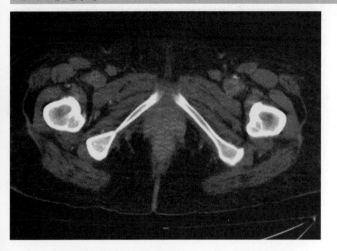

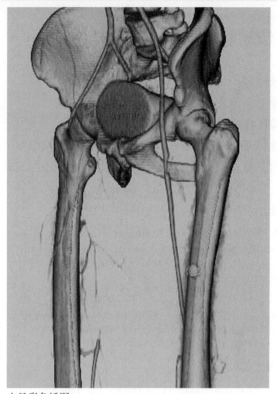

亦见彩色插图

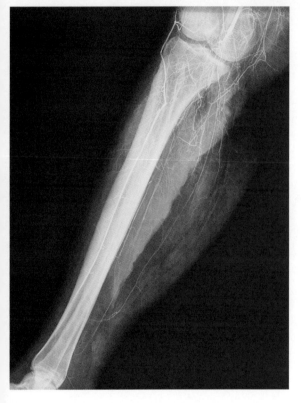

1. 女性，30岁，有心内膜炎病史，临床表现为急性双下肢疼痛，远端脉搏减弱。诊断是什么？

2. 下肢动脉栓塞最常见的原因是什么？

3. 原位下肢动脉血栓性栓塞通常发生于什么部位？

4. 什么原因可降低 CTA 诊断重度下肢动脉狭窄或栓塞的敏感性？

病例 174

急性下肢动脉栓塞

1．动脉栓塞。
2．继发于心律失常的心源性栓子。
3．已经存在的动脉狭窄处和搭桥动脉处。
4．动脉痉挛，团注时间不理想，心输出量减低导致的动脉血流缓慢，广泛的动脉栓塞性疾病。

参考文献

Hiatt MD, Fleischmann D, Hellinger JC, Rubin GD: Angiographic imaging of the lower extremities with multidetector CT, *Radiol Clin North Am* 43: 1119–1127, 2005.

Klonaris C, Georgopoulos S, Katsargyris A, et al: Changing patterns in the etiology of acute lower limb ischemia, *Int Angiol* 26:49–52, 2007.

相关参考文献

Emergency Radiology: THE REQUISITES, pp 350–353.

点　评

急性四肢缺血临床比较常见，多发生于肢体血供突然减少时，威胁到四肢功能。典型的四肢缺血由栓塞或血栓形成引起，其他原因包括外伤、血管炎及自发性夹层。心血管病导致的栓塞是造成急性下肢缺血最常见的原因，然而近年来随着西方国家心血管病发病率的下降，外周血管栓塞现多由心律失常引起。另外，在原先存在狭窄的部位或搭桥动脉内发生原位血栓的频率增加了。有研究显示血栓形成导致的急性下肢缺血发病率与外周动脉栓塞引起者相当，甚至更高。另有研究称血栓形成性栓塞的患者容易发生反复性四肢缺血，因为这类人群桥血管形成血栓的概率更高。

动脉造影是评价下肢动脉系统的金标准，然而，多层螺旋CT动脉造影（MD-CTA）很多情况下已成为一种有用的无创性替代方法。对于临床怀疑下肢缺血的年轻患者，MD-CTA比动脉造影辐射剂量少，对紧急情况下不预期使用导管介入治疗的患者，MD-CTA操作更快捷，费用也相对低。对于4排螺旋CT，CTA诊断重度狭窄（管腔狭窄＞75%）及栓塞的敏感性分别为92%、89%，而特异性分别为97%、98%。动脉痉挛、团注时间不理想及心输出量减低导致的血流缓慢和/或动脉栓塞性疾病均会降低MD-CTA诊断严重狭窄及栓塞的准确性。

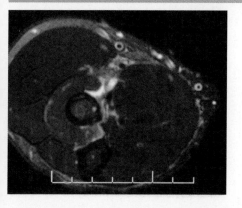 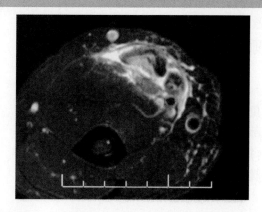

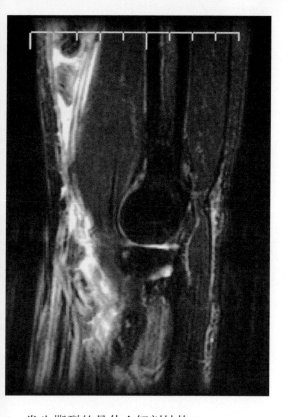 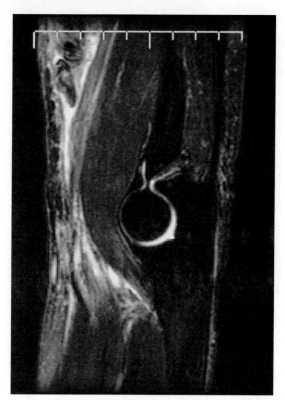

1．发生撕裂的是什么解剖结构?

2．损伤的机制如何?

3．这种结构撕裂多发生于什么部位?

4．MRI 诊断这种损伤时，报告应该提供哪些信息?

病例 175

肱二头肌腱远段急性撕裂

1．肱二头肌腱远段。
2．屈曲的肘关节突然过度负重。
3．肌腱附着于桡骨粗隆的部位。
4．肌腱的完整性，肌腱内损伤的部位，肌腱回缩及间隙的大小，二头肌腱膜的完整性。

参考文献

Chew ML, Giuffrè BM: Disorders of the distal biceps brachii tendon, *Radiographics* 25:1227–1237, 2005.

Fitzgerald SW, Curry DR, Erickson SJ, et al: Distal biceps tendon injury: MR imaging diagnosis, *Radiology* 191:203–206, 1994.

点　评

　　肱二头肌腱远段完全性撕裂少见，与部分性撕裂相比，后者常由反复性微创伤导致，而前者通常由肘关节屈曲状态下突然发生的单次过度负重引起。肌腱全段均可发生撕裂，但最好发的部位为桡骨粗隆附着部。临床诊断通常比较简单，大多数患者表现为肘关节屈曲及旋后力减弱，伴有疼痛性肿块，可能为血肿也可能为断裂回缩的肌腱。然而，在二头肌腱膜及肘关节屈曲功能相对完好的情况下，临床诊断具有一定挑战性。另外，二头肌腱远段鞘膜完整可能掩盖撕裂、回缩的肌腱。早期外科手术修复能降低肌力永久性丧失的程度。

　　对于临床怀疑本病的病例，可行 **MRI** 检查判断二头肌腱、腱膜的完整性，发现肌腱损伤的部位。损伤可发生于肌腱全长，撕裂的肌腱可回缩，轴位及矢状位图像范围应该包括二头肌桡骨粗隆部至远段肌与肌腱结合部。肌腱游离缘的定位及断端间隙的测量有助于外科确定手术计划。

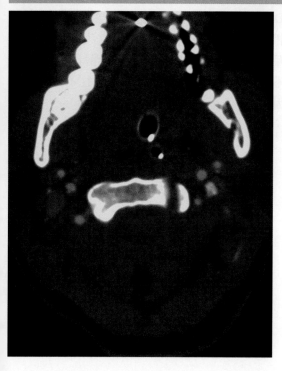

1. 这是一幅 CTA 图像，患者是一位被机动车撞伤的 21 岁女性，诊断是什么？

2. 这种损伤的发生率如何？

3. 这种损伤会造成什么潜在的后果？

4. 文献报道的对外伤患者进行这种损伤的筛选有什么意义？

病例 176

颈内动脉钝性伤

1. 右颈内动脉钝性伤（例如，钝性脑血管伤），左侧颈内动脉可疑损伤。
2. 钝性脑血管伤占所有钝性伤的 1%。
3. 脑卒中和死亡。
4. 对无症状患者的正确诊断及治疗可降低死亡率。

参考文献

Schneidereit NP, Simons R, Nicolaou S, et al: Utility of screening for blunt vascular neck injuries with computed tomographic angiography, *J Trauma* 60: 209–215, 2006.

Sliker CW, Mirvis SE: Imaging of blunt cerebrovascular injuries, *Eur J Radiol* 64:3–14, 2007.

相关参考文献

Emergency Radiology: THE REQUISITES, pp 21–23, 321–322.

点　评

钝性脑血管损伤（blunt cerebrovascular injuries，BCVI）（如颈动脉及椎动脉损伤）只占钝性伤的 1%，最常发生于颈内动脉及椎动脉颈段，18% ～ 38% 的 BCVI 患者不止发生一处颈动脉伤。未经治疗的钝性颈动脉伤和椎动脉伤死亡率分别为 17% ～ 38% 及 8% ～ 18%，死亡原因主要为低灌注或血栓栓塞导致的脑卒中。

发生 BCVI 的高危因素包括 LeFort Ⅱ型或Ⅲ型面部骨折，颅底骨折，Glasgow 评分低于 8 分的弥漫性轴索损伤，C1 ～ C3 骨折或横突孔骨折，颈椎脱位，颈部安全带伤，或有类似自缢致缺氧性脑损伤的病史。BCVI 特异性的临床及影像学征象包括动脉出血，颈部血肿增大，严重的鼻出血，颈部挫伤，Horner 综合征，神经影像解释不了的局限性神经功能障碍，脑部影像显示脑梗死。许多 BCVI 患者 12 小时内无症状。无论是抗凝治疗还是抗血小板治疗都可能防止或降低外伤相关性卒中、降低死亡率，因此部分机构在无症状高危人群中筛选 BCVI 患者，以便在临床未出现症状时尽早干预治疗。

在 Schneidereit 等的（2006）研究中，作者引入一套筛选方案，根据定义的筛选标准筛选高危患者，再用 MD-CTA 诊断 BCVI，通过这种方法将他们机构的外伤相关性死亡率由 38% 降至 0%。尽管该方案给患者预后带来了正面影响，但仍然会漏诊 25% 的临床症状不明显的患者，因为这些患者往往不具备常见的危险因素。

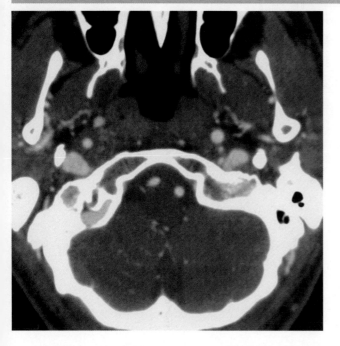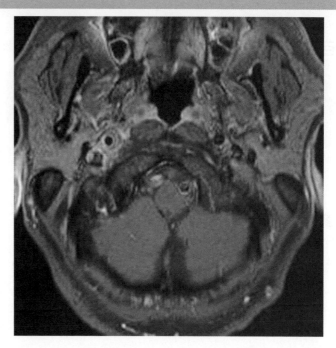

1. "患者用力搬动重物后,感觉右侧颈部和面部疼痛,同时伴有右侧上眼睑下垂。"上述是诊断图中患者疾病的典型病史吗?

2. 这位患者的哪些影像学表现是疾病的典型征象?

3. 类似的异常表现也常发生于颈部的其他部位吗?

4. 如果本病没有经过治疗,那么患者将面临什么样的风险?

病例 177

自发性颈内动脉夹层形成

1．是。
2．右侧颈内动脉管壁增厚、管径增大、管腔偏心性狭窄，并且在 T1WI 上信号稍增高。
3．是。
4．卒中。

参考文献

Ozdoba C, Sturzenegger M, Schroth G: Internal carotid artery dissection: MR imaging features and clinical-radiologic correlation, *Radiology* 199:191–198, 1996.

Schievink WI: Spontaneous dissection of the carotid and vertebral arteries, *N Engl J Med* 344:898–906, 2001.

相关参考文献

Emergency Radiology: THE REQUISITES, pp 321–322.

点　评

　　自发性颈内动脉和椎动脉夹层形成发生于动脉壁内有血肿时，但没有明显钝性伤或穿通伤的病史。虽然病变过程因为没有明显的创伤而称为"自发性"，但却经常会有微小的损伤，如突然、快速的头部转动或颈部屈伸。强度较大的体力活动或劳损也可以诱发颈内动脉或椎动脉夹层形成。缺血性卒中虽然仅有 2% 为本病所导致，但在中青年卒中患者中，这一比例却达到 5% ~ 20%。自发性颈内动脉夹层较椎动脉夹层更常见。高达 20% 的症状性夹层可能伴有另一侧的颈内动脉或椎动脉夹层。正确的诊断通常是立即抗凝治疗的根据。

　　颈内动脉夹层的患者常常表现为病变侧头痛，特别是眼眶后部、面部或上颈部疼痛。可有瞳孔缩小和上睑下垂，但不伴有无汗症。患者可能有低位颅神经麻痹和搏动性耳鸣。听诊可闻及杂音。50% ~ 95% 的颈内动脉夹层可能导致缺血。

　　CTA 和 MRA 及横断面 MRI 检查是急诊室常用的诊断颈动脉夹层的方法。CTA 和 MRA/MRI 典型表现为动脉管腔偏心性狭窄和管壁新月形增厚，有时为环形增厚。病变侧动脉管壁增厚致使其直径大于健侧是本病特征性的表现。动脉闭塞或管腔扩张（例如，假性动脉瘤）都可发生。在脂肪抑制 T1WI 上，壁内血肿表现为等或稍高信号，但几天后，信号发生特征性地减低。

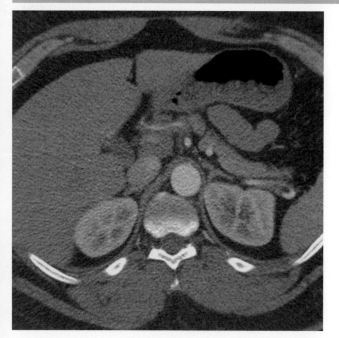
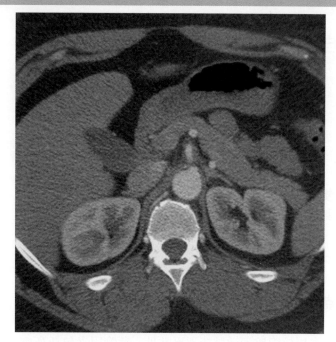

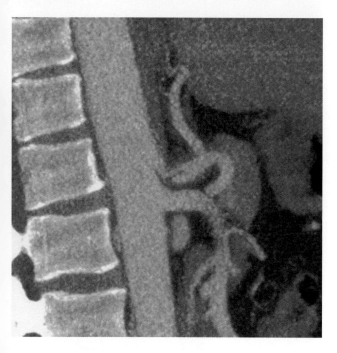

1．患者没有创伤或重体力劳作病史。图中所示疾病诊断是什么？

2．这种情况下最常见的症状是什么？

3．这是一种常见病吗？

4．何种因素提示这种疾病预后不良？

病例 178

自发性腹腔干动脉夹层

1. 自发性腹腔干动脉夹层。
2. 上腹部疼痛。
3. 不是，是一种罕见病。
4. 动脉破裂和肝缺血。

参考文献

D'Ambrosio N, Friedman B, Siegel D, et al: Spontaneous isolated dissection of the celiac artery: CT findings in adults, *AJR Am J Roentgenol* 188: W506–W511, 2007.

点 评

自发性内脏动脉夹层是一种罕见病，肠系膜上动脉夹层较腹腔干动脉撕裂更常见。危险因素包括高血压、囊性中膜坏死、腹主动脉瘤、肌纤维发育不良、妊娠和结缔组织病。患者表现为上腹痛或肠绞痛。腹腔干动脉夹层也可以在因不相关原因进行扫描时被偶然发现。

有时，腹腔干动脉夹层可自发性愈合。但是，也可发展为动脉瘤形成或破裂出血，血管受压可导致肝或脾缺血。破裂出血和肝缺血提示预后不良，约40%的死亡病例伴有破裂出血和肝缺血。

CT上发现内膜瓣是本病特异性的征象。其他征象包括腹腔干动脉瘤、腹腔干血管周围脂肪浸润。腹腔干动脉的偏心性附壁血栓提示此病。夹层向腹腔干分支进展可导致动脉瘤形成。

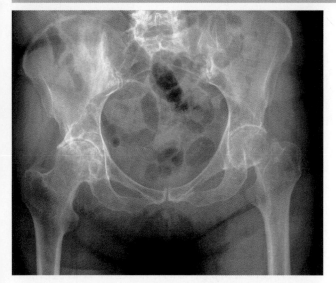

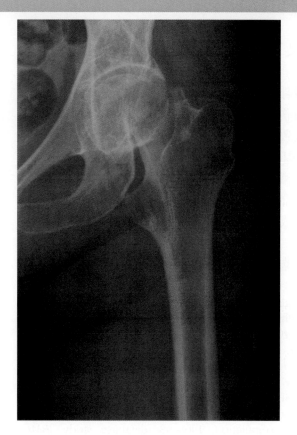

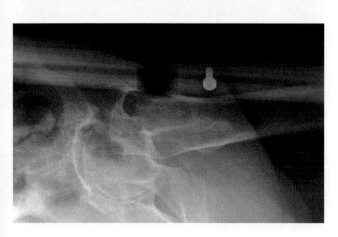

1. 图中所示为何处骨折？

2. 若本病发生于老年人（ > 65 岁），则这种类型骨折的预后如何？

3. 这种类型的骨折若错位比较明显，则可能的并发症是什么？

4. 这种骨折的轻微错位型的治疗方式与明显错位型有何不同？

病例 179

股骨头下股骨颈（髋）骨折

1. 股骨头下股骨颈。
2. 损伤后 1 年内的高致残率。校正年龄因素后，其致残率是一般人群的 12 ~ 16 倍。
3. 骨坏死和不愈合。
4. 轻微错位型骨折可经皮螺丝钉或克氏针治疗。明显错位型骨折则需开放复位并内固定或髋关节成形术治疗。

参考文献

Ashman CJ, Yu JS: The hip and femoral shaft. In Rogers LF, ed: *Radiology of Skeletal Trauma*, 3rd ed, Philadelphia, Churchill Livingstone, 2002, pp 1038–1052.

Bottle A, Aylin P: Mortality associated with delay in operation after hip fracture: observational study, *BMJ* 332:947–951, 2006.

Roberts SE, Goldacre MJ: Time trends and demography of mortality after fractured neck of femur in an English population, 1968–98: database study, *BMJ* 327:771–775, 2003.

相关参考文献

Emergency Radiology: THE REQUISITES, pp 142–144.

点　评

股骨颈和转子间骨折是老年患者的常见损伤，而 45 岁以下的患者不常见，发病率随年龄的增长而增加。本病的年龄分布特点很可能与老年人的骨质疏松和跌倒的发生频率增加有关。女性比男性更易发生髋部骨折。髋部骨折的患者 1 年内的致残率约为相似年龄段普通人群的 12 ~ 16 倍。伤后随访 90 天，发现总体致残率高达 18%。大部分损伤是跌倒时直接撞击股骨大转子或下肢远端相对于股骨近端向外侧旋转造成的。

近 2/3 的髋部骨折为关节囊内骨折（股骨颈），其余为关节囊外骨折（转子间）。大部分囊内骨折发生在股骨头下（股骨头与股骨颈连接处），而其余的发生于股骨颈中部或股骨颈基底部（股骨颈与股骨转子连接处）。由于股骨颈血供不丰富且无骨膜覆盖，因此关节囊内骨折的患者更易发生股骨头骨坏死和 / 或骨折不愈合。

轻微错位或嵌塞型骨折时，股骨头血供受影响较小，因此并发症的发生率相对较低。而错位型骨折对股骨头血供影响明显，因此并发症发生率相对较高。例如，约 8% 的轻微错位型骨折可能导致骨坏死，而在明显错位型骨折中这一比例高达 30%。错位型骨折中约 25% 的患者发生骨折后不愈合。

为了防止骨折处的移动造成的错位从而保障血供以降低骨坏死和不愈合的风险，轻微错位型骨折通常行经皮螺丝钉或克氏针治疗。明显错位型骨折由于血供受损的发生率更高，因此经常需要开放复位并需某种形式的板 - 钉固定。某些严重错位的骨折则需要髋关节成形术治疗。

疑有髋部骨折的患者的标准放射学评估包括前后位（AP）和蛙腿位（或腹股沟侧位）摄片。骨盆 AP 位通过双侧对照便于发现轻微异常。股骨头下骨折的放射学征象包括骨皮质不连续或骨小梁断裂、骨折嵌塞部位的致密线、骨皮质或骨小梁成角以及股骨头旋转等。当存在明显骨质疏松时，微小错位的骨折在平片上可能不易发现。

如果在骨质疏松的情况下平片怀疑隐匿性骨折，可进行 MRI 检查，以便于快速诊断并减少骨折移位的风险。MRI 能够确认急性骨折导致的骨髓水肿和出血，较之 CT 和骨扫描，有更高的敏感性，能够更早诊断非错位型骨折。与 MRI 比较，CT 和平片相仿，对非错位型骨折相对不敏感，而骨扫描在骨折后 72 小时内可出现假阴性。MRI 可以判断髋部疼痛和活动受限（如肌肉拉伤）的可能原因，以便采取相应的措施。

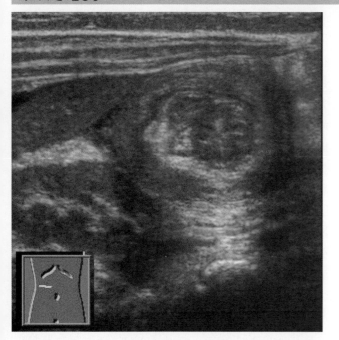
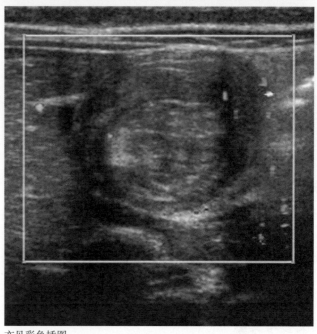

亦见彩色插图

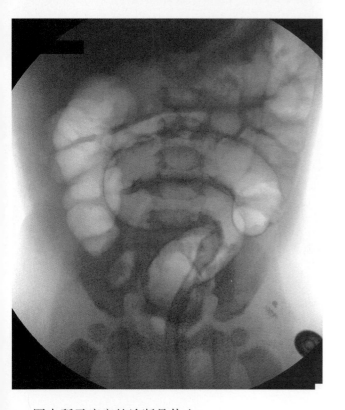

1. 图中所示病变的诊断是什么?

2. 此类患者的典型临床三联征是什么?

3. 图中所示为超声诊断的哪两种征象?

4. 患此病的儿童进行灌肠处理时, 影像学观察的主要作用是什么?

肠套叠——儿科

1. 肠套叠。
2. 腹痛、黏液血便及腹部包块。
3. "靶"征和"环内新月"征。
4. 肠套叠复位。

参考文献

del-Pozo G, Albillos JC, Tejedor D, et al: Intussusception in children: current concepts in diagnosis and enema reduction, *Radiographics* 19:299–319, 1999.

Ko HS, Schenk JP, Troger J, Rohrschneider WK: Current radiological management of intussusception in children, *Eur Radiol* 17:2411–2421, 2007.

相关参考文献

Emergency Radiology: THE REQUISITES, pp 192–193.

点　评

肠套叠是婴幼儿急性肠梗阻最常见的原因，大部分病例发生在 3 岁以内。临床表现多变，包括易激惹、间断哭闹、腹痛、呕吐、血便和右上腹包块等。典型的临床表现如腹痛、黏液血便和腹部包块仅见于不到 50% 的肠套叠患儿，但是当这些典型表现合并有呕吐时，其对肠套叠的阳性预测值接近 100%。肠套叠若未经治疗，一般将导致肠梗阻、肠缺血、肠穿孔，甚至死亡。

大部分儿科肠套叠见于右上腹肝曲部位，通常为回 - 结肠套叠。少见的肠套叠为回 - 回肠套叠和回 - 回 - 结肠套叠。小儿中，约 95% 的肠套叠没有前驱病变，但某些特发性肠套叠可能与淋巴组织的过度增生有关。

虽然当临床高度怀疑肠套叠时常选择放射学平片检查，但其敏感性仅为 45%。平片最大的价值可能在于显示肠套叠的并发症，如肠梗阻和肠穿孔。

超声检测肠套叠的敏感性为 98% ~ 100%。较大的病变、小患儿及特征性的肝下病变部位有助于诊断。肠套叠的超声表现与受累肠管的范围、内陷的肠系膜以及内陷肠管的出、入端管壁有关。横断面观察时，超声显示肠管和肠系膜呈多发环内新月样改变（"靶"征）。在套叠点成像时，超声可观察到更多偏心、增厚的肠系膜，即"环内新月"征。

虽然对比剂灌肠检查是诊断此病的金标准，但很多中心并不将之作为主要的诊断肠套叠的方法。但是在透视下进行灌肠复位却是治疗小儿肠套叠的首选方法，所用技术包括荧光透视空气灌肠、阳性对比剂灌肠复位以及超声水 / 盐水复位。80% 以上的病例可成功灌肠复位。灌肠复位的禁忌证包括肠穿孔、腹膜炎、静脉扩容难以纠正的休克。当超声发现肠壁水肿和 / 或缺血时灌肠复位的成功率较低，这些征象包括肠套叠的肠壁环厚度大于 10mm 和内陷的肠系膜内积液。即使存在这些灌肠复位成功的可能性较低的超声征象时，若无明确的禁忌证，仍应对所有的患者进行灌肠复位。

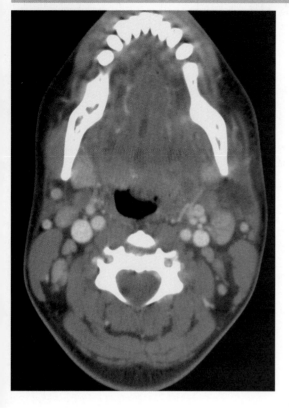 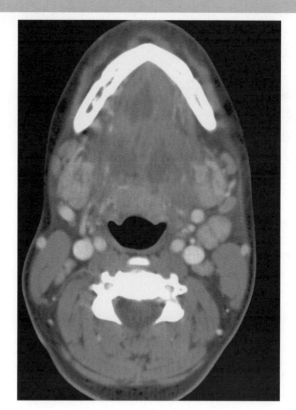

1．图中诊断是什么？

2．此病变涉及什么解剖部位？

3．怀疑此病时，CT 检查的风险是什么？

4．此病通常由什么感染性疾病进展而来？

路德维希（Ludwig）咽峡炎

1．路德维希咽峡炎（脓性颌下腺炎）。
2．舌下和下颌下。
3．仰卧位检查时可能导致急性气道压迫。
4．牙源性疾病。

参考文献

Nguyen VD, Potter JL, Hersh-Schick MR: Ludwig angina: an uncommon and potentially lethal neck infection, *AJNR Am J Neuroradiol* 13:215–219, 1992.

相关参考文献

Emergency Radiology: THE REQUISITES, p 57.

点　评

路德维希咽峡炎是一种罕见的、进展迅速的、有潜在致命危险的坏疽性软组织感染，累及舌下间隙和下颌下间隙。磨牙下的牙源性感染是典型的感染源。可有局部蜂窝织炎或血性积液，多发性孤立脓肿不常见。蔓延方式为直接侵犯，不典型表现为淋巴播散和涎腺受累。病变可蔓延至颈部深层软组织，经咽后间隙或颈动脉鞘播散可引发坏死性纵隔炎。

虽然易感因素为糖尿病和免疫抑制，但大部分患者在发病前都是健康的。典型表现为下颌下的肌肉肿胀和硬结。舌下肿胀造成舌抬高或伸出。症状包括疼痛、颈部活动受限、吞咽困难、吞咽痛、发声困难和牙关紧闭，可有发热和心动过速。可能有喘鸣，即便气道受压的征象不明显。仰卧位时会加重呼吸困难，因为这种体位可能诱发气道痉挛从而导致急速的、完全的、致命性的气道压迫。

平片可用于评估气道压迫的程度。考虑到气道突然受压的危险，应在急诊室拍摄立位颈部平片。由于仰卧位可导致气道受压，应该避免使用 CT 作为一线检查方式，除非已进行了气管插管。但是 CT 可以显示舌下和下颌下间隙的特征性炎性改变，以及包裹性积液或颈深部的蔓延。影像还可揭示作为感染源的牙源性疾病或产气微生物感染造成的软组织积气。

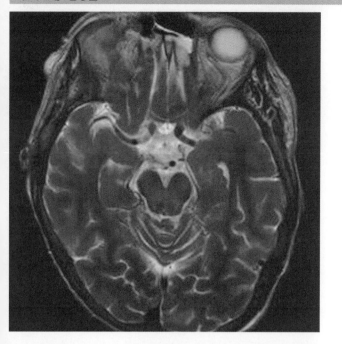
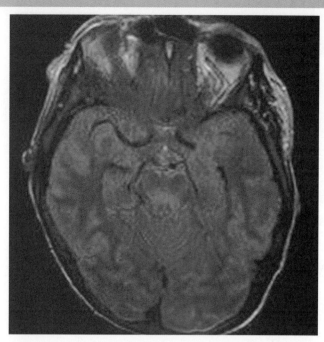
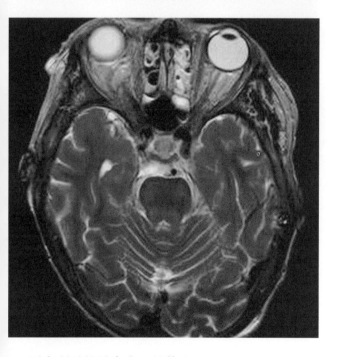
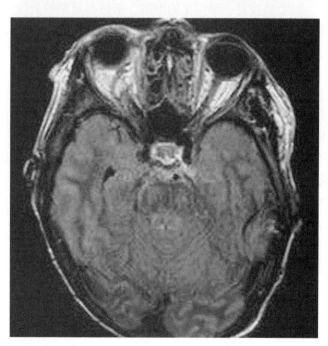

1．图中所示的异常表现是什么？

2．脑干脑炎的常见原因是什么？

3．脑干脑炎常见的两种感染源是什么？

4．抗体效价正常可以除外感染性脑干脑炎吗？

脑干脑炎

1．中脑和脑桥边界模糊的高 T2 和 FLAIR 信号。

2．经常不能确定，但常见的是感染。

3．单纯性疱疹病毒和单核细胞增多性李斯特菌。

4．不能。

参考文献

Soo MS, Tien RD, Gray L, et al: Mesenrhomben-cephalitis: MR findings in nine patients, *AJR Am J Roentgenol* 160:1089–1093, 1993.

Wasenko JJ, Park BJ, Jubelt B, et al: Magnetic reso-nance imaging of mesenrhombencephalitis, *Clin Imaging* 26:237–242, 2002.

点 评

脑干脑炎是一种罕见的中脑、脑桥和延髓的炎性病变。常累及小脑，可与幕上炎症并存。炎症的感染源通常不能确定。病毒是最常见的可能原因，但寄生虫和细菌感染也有可能。两种最常见的感染源是单纯性疱疹病毒和单核细胞增多性李斯特菌。有报道称类癌综合征和感染后免疫介导的脑脊髓炎也可导致本病。

本病的临床诊断比较困难。典型的临床表现通常包括反射消失、共济失调和眼肌麻痹。症状和体征不具有特异性，如头痛、发热、嗜睡、癫痫发作、恶心呕吐、颅神经麻痹、眼球震颤、健忘和昏迷。脑脊液分析可以正常，也可以表现为轻微的非特异性的异常。血和脑脊液培养可能阴性。抗体效价开始时无异常，而常在临床表现出现后数周才开始升高。

MRI 应该作为影像学检查方法，以便为正确诊断提供最初的线索。MRI 可以显示脑桥、延髓和中脑的异常高 T2 信号。可有斑片样强化，但强化不具有普遍性。小脑和小脑脚通常受累。颞叶、额叶、内囊、丘脑和基底节也可受累。偶尔脑干也会增大，此时应进一步检查除外占位性病变。

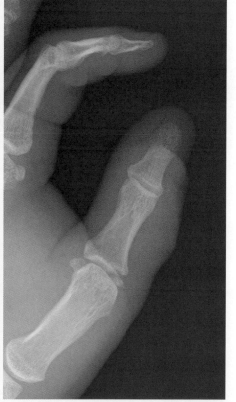
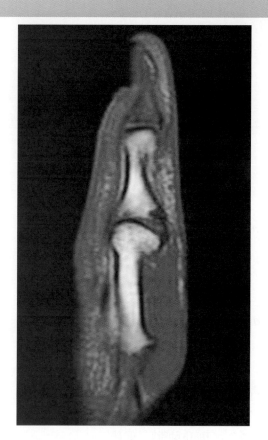
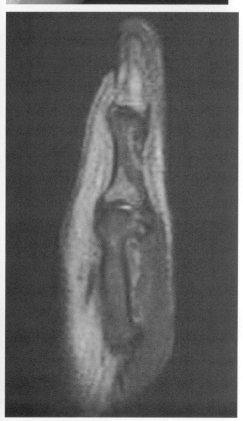

1．在 X 线片上显示这种病变需要在发病后多长时间？

2．MRI 诊断此病的敏感性如何？

3．此病的 MRI 表现是否具有特异性？

4．MRI 增强检查对诊断是否是必需的？

急性骨髓炎

1．7 ~ 14 天。

2．82% ~ 100%。

3．否。

4．否。

参考文献

Restrepo CS, Lemos DF, Gordillo H, et al: Imaging findings in musculoskeletal complications of AIDS, *Radiographics* 24:1029–1049, 2004.

相关参考文献

Emergency Radiology: THE REQUISITES, pp 177–180, 376–377.

点 评

骨髓炎或骨感染，是由血源性感染、局部感染病灶的直接蔓延或病原微生物的直接侵袭所致。患者典型表现为局部软组织疼痛、红斑和肿胀，可能有发热。红细胞沉降率通常升高，而白细胞计数多无异常。

在发病最初的 7 ~ 14 天，急性骨髓炎的 X 线表现可能除了软组织肿胀外并无其他异常。之后 X 线可能显示骨膜反应和骨质溶解。在怀疑病原微生物直接种植的病例，X 线片常用于寻找体内的残留异物。

MRI 诊断急性骨髓炎有很高的敏感性，为 82% ~ 100%，其阴性预测值几乎为 100%，因此 MRI 可用于排除急性骨髓炎。但是，由于骨髓炎的早期 MRI 表现不具有特异性，因此没有临床的支持不能诊断此病。随着骨髓炎的进展，MRI 可显示皮质骨的破坏和骨膜下的积液。MRI 增强检查有助于确认骨和软组织感染的范围、区分脓肿与局部炎症以及区分坏死和有生机的组织，但对于诊断骨髓炎而言，MRI 增强并不是必需的。

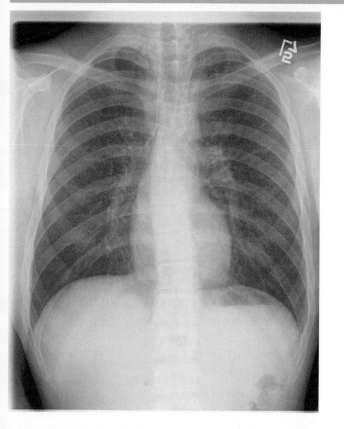
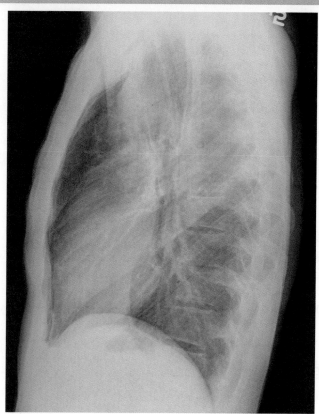

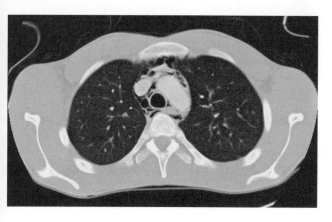
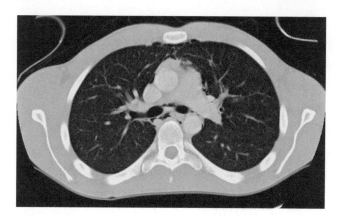

1．上图患者最可能的临床表现是什么？

2．自发性纵隔积气中纵隔气体来源于何处？

3．在胸片上，纵隔积气常见于哪些部位？

4．临床如何治疗自发性纵隔积气？

病例 184

自发性纵隔积气

1. 胸痛和呼吸困难。
2. 肺泡内压力增加造成肺泡壁破裂，导致空气经肺间质进入纵隔。
3. 后前位胸片上为主肺动脉窗；侧位胸片上常在胸骨后。
4. 保守治疗。

参考文献

Bejvan SM, Godwin JD: Pneumomediastinum: old signs and new signs, *AJR Am J Roentgenol* 166:1041–1048, 1996.

Zylak CM, Standen JR, Barnes GR, Zylak CJ: Pneumomediastinum revisited, *Radiographics* 20:1043–1057, 2000.

相关参考文献

Emergency Radiology: THE REQUISITES, p 245.

点　评

纵隔积气是指纵隔软组织内含有气体。通常气体来自肺泡、气道，或胸廓内食管损伤所致。头、颈、腹膜和腹膜后损伤可能会导致气体进入纵隔。产气微生物纵隔感染导致的纵隔积气不常见。

自发性纵隔积气是非医源性及非创伤性的，是由肺泡内压力增大导致肺泡壁破裂所致，之后气体沿气管、支气管鞘周围间隙进入纵隔。自发性纵隔积气的诱因包括哮喘加重、义膜性喉炎、快速吸食可卡因、呕吐、分娩和咳嗽。自发性纵隔积气也可并发于气胸、肺气肿和肺纤维化。自发性纵隔积气不同于食管破裂、钝性或穿透伤、医源性损伤导致的纵隔积气。

纵隔积气可表现为胸痛或呼吸困难，也可无症状。症状可能与发热和白细胞增多有关。如果纵隔积气的其他原因被排除后，那么自发性纵隔积气通常几乎不需要治疗。张力性纵隔积气导致静脉回流受阻造成低血压时需要纵隔减压，但这种情况比较罕见。

X线片上，纵隔积气表现为透亮带、气泡或积气，这些透亮区域可以勾勒出纵隔结构，如膈、主动脉和中心肺动脉等。气体可能进入下颈部或深入胸壁和膈的壁层胸膜。纵隔积气常见于后前位胸片的主肺动脉窗，侧位胸片上常位于胸骨后。儿童的纵隔积气可能会勾勒出胸腺的内侧和下侧边缘。

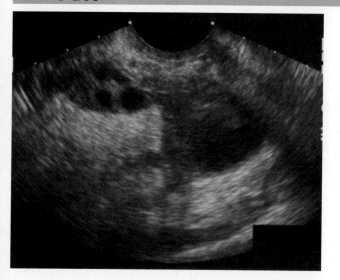

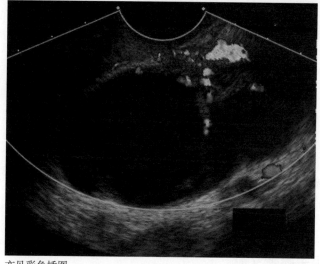

亦见彩色插图

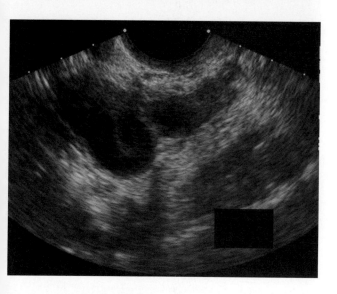

1. 图中所示异常结构是什么？

2. 什么疾病可造成这种改变？

3. 这种异常病变通常是双侧的吗？

4. 怎样通过超声鉴别此病与输卵管 - 卵巢脓肿？

病例 185

输卵管积脓

1. 输卵管。
2. 盆腔炎性疾病。
3. 是。
4. 输卵管积脓有典型的管样结构，可与卵巢鉴别。

参考文献

Horrow MM: Ultrasound of pelvic inflammatory disease, *Ultrasound Q* 20:171–179, 2004.

相关参考文献

Emergency Radiology: THE REQUISITES, pp 315–316.

点　评

盆腔炎症疾病（pelvice inflammatory disease, PID）是女性腹部和盆腔疼痛常见的原因。PID 是一种继发于性传播疾病的上生殖管道感染，通常由沙眼衣原体或奈瑟淋菌引起，但常常与其他细菌重复感染。PID 的疾病谱包括子宫内膜炎、输卵管炎、卵巢周围炎和输卵管 - 卵巢脓肿，反映了疾病的上行性进展性质。当输卵管炎进展时，由于分泌的液体积聚可能造成输卵管阻塞、扩张，从而导致急性输卵管积脓。随着疾病进展，炎性改变的卵巢和输卵管相互粘连形成输卵管 - 卵巢复合体。疾病进一步进展导致输卵管 - 卵巢脓肿，正常的输卵管和卵巢之间的界限消失。PID 一般表现为双侧病变。

随着疾病的进展，严重的 PID 可造成急性死亡和致残。若疾病严重或未经治疗，将增加异位妊娠、不育和慢性盆腔疼痛的风险，因此，本病的早期诊断和治疗非常重要。临床表征包括发热、腹部或盆腔疼痛、阴道脱垂、交媾困难、恶心、呕吐、附件触痛、宫颈触痛，但不具有特异性。有时，仅仅有一些身体上的不适。由于本病的临床表现宽泛而无特征性，因此，影像学检查通常有助于临床诊断。

超声是用于怀疑为 PID 患者的一线检查方式。轻微的 PID，超声可能没有明显的异常发现。子宫内膜和子宫可能区分不清。输卵管若无增厚，则很难观察到。盆腔脂肪回声增强反映了炎性水肿。游离液体常见但无特异性，即使无盆腔积液也不能排除 PID。当在积液内出现中等回声时，应怀疑存在腹膜积脓。

输卵管积脓的超声表现具有特征性，如管腔扩张、管壁增厚和输卵管内积液等。形状为管状，是特异性的征象。中等回声反映了炎性碎屑或脓液，可有液体 - 碎屑平面。与产气微生物重叠感染可造成管腔内积气。彩色或多普勒超声可发现输卵管壁充血。对侧的输卵管通常也是异常的。输卵管积脓的特异性的形态改变有助于鉴别输卵管 - 卵巢脓肿。

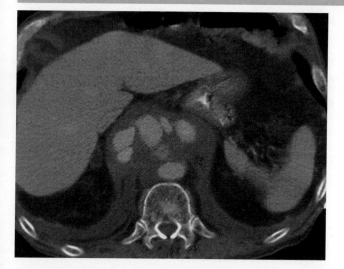

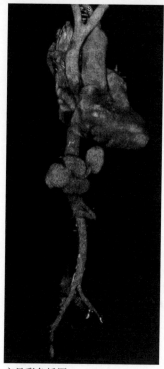

亦见彩色插图

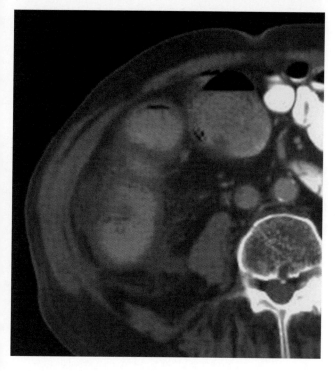

1. 图中血管畸形的发病机制是什么？

2. 真菌性动脉瘤的特征性影像学表现是什么？

3. 什么样的临床病史和实验室检查结果有助于此病的诊断？

4. 如何治疗真菌性动脉瘤？

主动脉真菌性动脉瘤

1．感染后造成动脉管壁薄弱。
2．动脉瘤呈球形分叶状，并伴动脉周围的炎性反应。
3．虽然患者可有发热、腹痛或背痛，但临床病史常常对诊断没有帮助。实验室检查红细胞沉降率增加、白细胞升高，血培养可能阳性。
4．外科和抗菌治疗。

参考文献

Macedo TA, Stanson AW, Oderich GS, et al: Infected aortic aneurysms: imaging findings, *Radiology* 231: 250–257, 2004. Erratum in *Radiology* 238:1078, 2006.

相关参考文献

Emergency Radiology: THE REQUISITES, pp 246, 333–334.

点 评

真菌性动脉瘤是指动脉感染部位的管腔异常。虽然"真菌性"提示真菌感染，但此术语可广泛用于任何微生物感染导致的动脉瘤。虽然主动脉是真菌性动脉瘤最常见的发病部位，但仍然比较罕见，占所有主动脉动脉瘤的 0.7% ~ 2.6%。发病机制包括细菌在破损的动脉（如动脉粥样硬化斑块）或滋养动脉内增殖、从感染部位直接扩散或血管手术造成的医源性微生物种植。当感染或炎症进展时，动脉壁变得薄弱，导致动脉管腔直径增加。真菌性动脉瘤破裂的概率是 53% ~ 75%，其中主动脉真菌性动脉瘤破裂的死亡率为 80% ~ 90%。真菌性主动脉动脉瘤的总体死亡率为 16% ~ 67%。治疗措施为静脉内滴注抗生素并行急诊手术。

真菌性动脉瘤的易感因素包括细菌性心内膜炎、静脉内药物使用、免疫抑制、酒精中毒、恶性病变和糖尿病等。由于临床表现不具有特异性，诊断常常迟误。典型的症状包括发热和 / 或腹痛、背痛，患者也可无症状。血清白细胞计数和红细胞沉降率可能升高也可能正常。几乎一半的患者血培养阴性。

CT 能为诊断提供重要的线索。由于血管直径并不总是增加的，因此血管形态和动脉周围的炎性改变是诊断的重要线索。主动脉真菌性动脉瘤在绝大部分病例中是囊状的，并常常伴有分叶征象。CT 能够显示主动脉周围轻微的炎性改变，如软组织肿胀、脂肪索条或积液。虽然出血不强化，但其 CT 表现可能掩盖炎性征象。系列 CT 检查若发现动脉瘤迅速增大，则是真菌性动脉瘤的特征性表现。

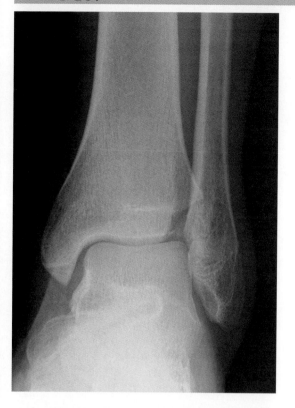
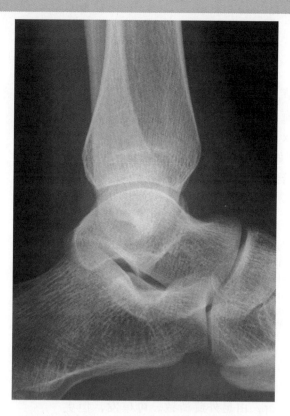
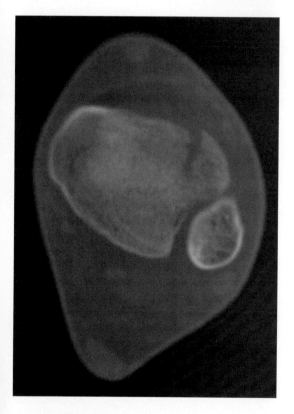
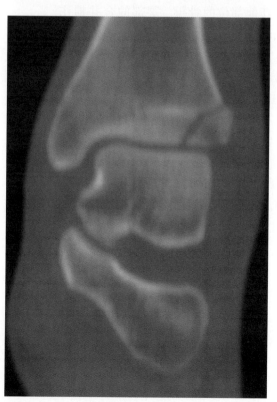

1．图中所示为何处骨折？

2．这种损伤提示什么韧带的撕脱性骨折？

3．这种损伤通常是单独发生的吗？

4．CT 对于这种类型的骨折处理有何指导意义？

Tillaux 骨折

1. 胫骨前结节。
2. 胫腓韧带前下附着处。
3. 否。Tillaux 骨折通常伴有踝部其他部位的损伤。
4. CT 可以更好地评价损伤，能够区分 Tillaux 骨折与胫骨后结节的撕脱性骨折。

参考文献

Protas JM, Kornblatt BA: Fractures of the lateral margin of the distal tibia. The Tillaux fracture, *Radiology* 138:55–57, 1981.

Wilson AJ: The ankle. In Rogers LF, ed: *Radiology of Skeletal Trauma*, 3rd ed, Philadelphia, Churchill Livingstone, 2002, pp 1248–1301.

点　评

　　Tillaux 骨折是指胫腓前下韧带附着点的胫骨前结节的撕脱性骨折，由足外旋所致。可单发，但更多的是伴有踝部其他部位的骨折。踝部的合并损伤一般决定着临床治疗的方式，如果需要开放复位和内固定，Tillaux 骨折需要独立的固定螺丝。孤立的 Tillaux 骨折，通常闭合复位即可，但是，如果累及胫骨关节面或骨折片大于胫骨结节，则一般需要开放复位和内固定。

　　Tillaux 骨折常可在踝关节正、斜位平片上得到确认，但侧位片显示不佳。平片上，Tillaux 骨折和胫腓后下韧带附着点处的撕脱性骨折的鉴别通常比较困难甚至不能鉴别。CT 可以清楚地鉴别这两种类型的骨折，并可以描述骨折部位的特点，以便判断是否需要外科固定。

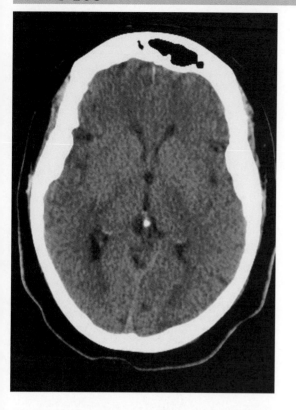
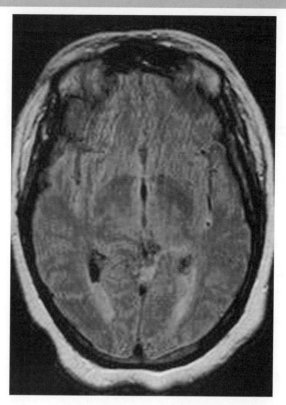
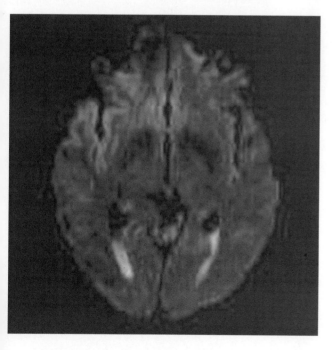
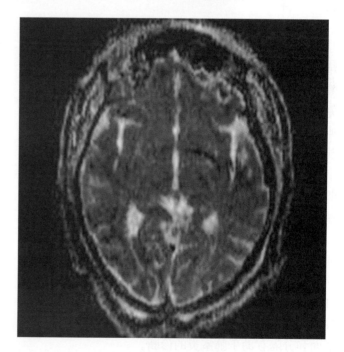

1. 若图中所示患者伴有发热和意识水平的改变，则诊断是什么？
2. 此病常见的并发症是什么？
3. 什么样的磁共振序列对此病特征性的脑室内碎屑最敏感？
4. 此病的易感因素是什么？

病例 188

脑室炎

1. 脑室炎。
2. 脑膜炎。
3. 弥散加权和液体饱和反转恢复（FLAIR）序列。
4. 免疫抑制、酒精中毒、肝硬化、糖尿病和近期的神经外科手术。

参考文献

Fujikawa A, Tsuchiya K, Honya K, Nitatori T: Comparison of MRI sequences to detect ventriculitis, *AJR Am J Roentgenol* 187:1048–1053, 2006.

Fukui MB, Williams RL, Mudigonda S: CT and MR imaging features of pyogenic ventriculitis, *AJNR Am J Neuroradiol* 22:1510–1516, 2001.

相关参考文献

Emergency Radiology: THE REQUISITES, p 27.

点 评

虽然在婴儿中，脑室炎是脑膜炎常见的并发症，但在成人中却是一种不常见的颅内感染。此病可能是导致脑膜炎治疗失败的原因。脑室炎通常为革兰阴性菌感染。脑室炎的危险因素包括革兰阴性菌脑膜炎、免疫抑制、酒精中毒、肝硬化、糖尿病以及近期的神经外科手术。其他危险因素还有脑脊液漏和颅脑创伤。

脑室炎患者的表现可能与无并发症的脑膜炎相似，如头痛、发热、畏光和 / 或颈项强直，但没有特异性的神经症状，甚至没有发热。

CT 和 MRI 都可以显示碎屑 - 液体平面，这种征象经常位于枕角和额角，碎屑也可见于第四脑室。碎屑由脓汁和坏死的室管膜组成。磁共振 DWI 和 FLAIR 序列显示碎屑最敏感。有时，术后脑室内血肿的碎屑与脑室炎鉴别困难，但不规则的碎屑 - 液体平面和分隔有助于脑室炎的诊断。

脑室炎常伴脑积水，MRI-FLAIR 序列显示为室管膜下脑室周围的异常高信号改变，但这种改变也可为以前就存在的异常或脑积水时经室管膜扩散的脑脊液。增强 T1WI 能够显示室管膜和 / 或室管膜下的强化。脑室炎不常见的一种表现是脉络丛炎，表现为脉络丛增大、境界模糊和强化。

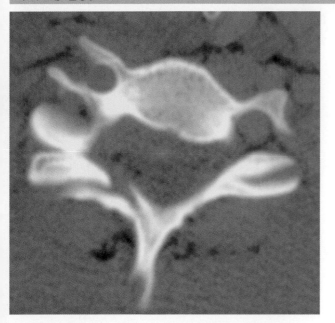

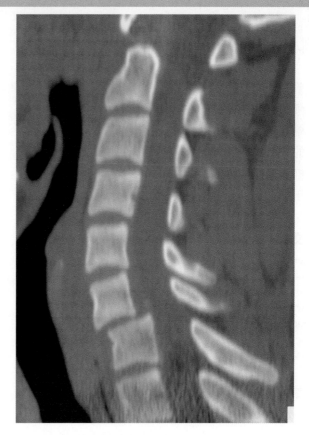

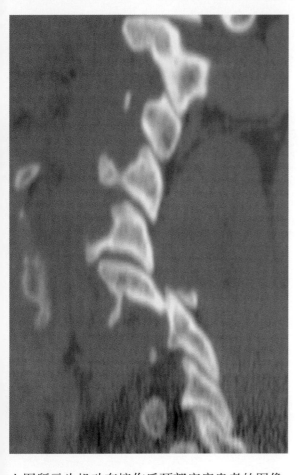

上图所示为机动车撞伤后颈部疼痛患者的图像。

1．诊断是什么？

2．造成这种损伤的主要力量是什么？

3．这种损伤导致的前半滑脱与双侧小关节脱位导致的前半滑脱有何不同？

4．正确还是错误：小关节骨折常见于这种损伤。

病例 189

的患者比较，单纯单侧小关节脱位的患者脊髓损伤更常见。

单侧小关节骨折脱位

1．单侧小关节骨折脱位。
2．颈部过屈的同时伴有旋转。
3．单侧小关节骨折的前滑脱程度小于椎体前后径的 50%，而双侧小关节骨折的前滑脱程度大于椎体前后径的 50%。
4．正确。

参考文献

Lingawi SS: The naked facet sign, *Radiology* 219: 366–367, 2001.

Shanmuganathan K, Mirvis SE, Levine AM: Rotational injury of cervical facets: CT analysis of fracture patterns with implications for management and neurologic outcome, *AJR Am J Roentgenol* 163:1165–1169, 1994.

相关参考文献

Emergency Radiology: THE REQUISITES, p 220.

点　评

　　颈部旋转小关节损伤（rotational facet injury，RFI）是用于描述关节和小关节单侧损伤的术语。此术语囊括了单纯单侧小关节半脱位、脱位和伴有小关节骨折的单侧小关节半脱位、脱位。单纯脱位见于 27% 的 RFI 患者。这种损伤为颈部过屈时旋转所致。

　　X 线表现包括前半滑脱的程度小于椎体前后径的 50%、椎板间隙减小、关节突附近可见骨折片、损伤水平关节和小关节正常的线性关系破坏、损伤部位椎板及棘突间距增宽。

　　CT 轴位、矢状位和冠状位重建有助于全面评价骨折情况和制订外科处理方案。小关节骨折见于 73% 的伴有半脱位或脱位的 RFI 患者，约 50% 的患者伴有对侧小关节损伤。大部分小关节骨折是垂直方向的。CT 可以显示旋转椎体后下方的相关骨折。这种撕脱性骨折发生于椎体后纵韧带附着部位、邻近椎间盘。

　　MRI 有助于显示韧带、椎间盘、脊髓、神经根、颈动脉和椎动脉的损伤。RFI 相关的神经功能的缺失见于约 73% 的患者。与小关节骨折伴半脱位或脱位

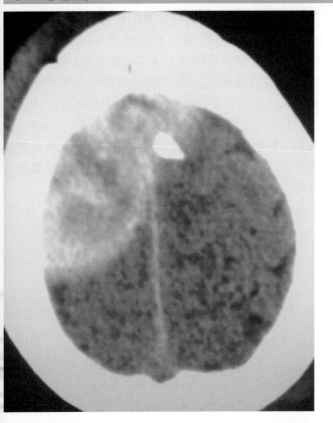

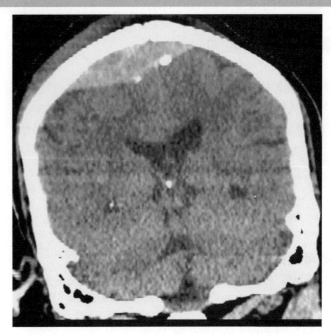

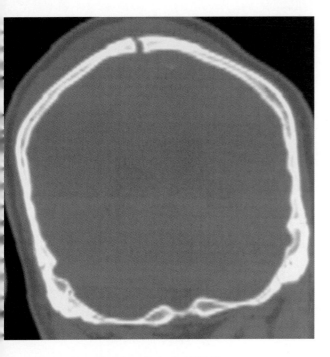

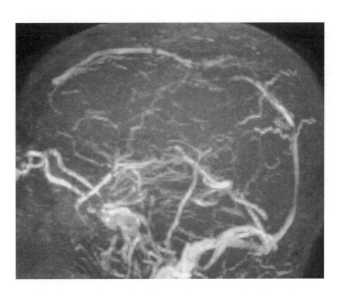

你看到的是头顶部被砸伤患者的图像。

1. 图中所示 CT 和 MRI 的表现是什么？

2. 诊断是什么？

3. 出血的解剖部位是什么？

4. 这种类型血肿的 3 个来源是什么？

病例 190

静脉硬膜外血肿

1. 跨越中线的梭形脑实质外出血，具有占位效应，两侧额叶受压。硬膜钙化斑向下移位。可发现矢状缝分离。MRV 显示上矢状窦局部高信号缺失，提示损伤。
2. 静脉硬膜外血肿。
3. 出血发生于颅盖内板和硬脑膜之间。
4. 脑膜血管、板障静脉或硬膜窦。

参考文献

Gean AD: Extra-axial collections. In Gean AD: *Imaging of Head Trauma*, New York, Raven Press, 1994, pp 75–146.

Han JS, Kaufman B, Alfidi RJ, et al: Head trauma evaluated by magnetic resonance and computed tomography: a comparison, *Radiology* 150:71–77, 1984.

相关参考文献

Emergency Radiology: THE REQUISITES, p 2.

点 评

硬膜外血肿（epidural hematoma，EDH）是一种相对不常见的损伤，在头部外伤患者中发病率为 0.2% ~ 5%。出血部位在颅骨内板和硬脑膜之间。硬膜分为两层，即外层的骨膜硬膜和内层的脑膜硬膜，二者紧密粘连并附着于颅板。硬膜外血肿将硬脑膜从颅骨内板撕开，造成脑膜血管、板障静脉或硬膜窦损伤，致使动脉或静脉出血。动脉出血通常导致硬膜外血肿的快速进展。

在 CT 和 MRI 上，硬膜外血肿表现为边界清晰的双凸透镜形病变，通常不跨越颅缝。由于出血部位在硬膜外，因此积液可跨越中线，致矢状窦向下移位。出血也可从后颅凹向上进展至中颅凹。当硬膜外血肿在颅顶时，轴位 CT 上病变边界可能会模糊。几乎在所有（85% ~ 95%）的成年患者中，CT 都可发现相应的骨折。最常见的部位在颞顶部，因为大部分硬膜外血肿来源于脑膜中动脉的损伤。其他部位包括后颅凹、额部、枕部以及斜坡。后颅凹的大部分硬膜外血肿为静脉源性，常常为硬膜窦损伤所致。幕上静脉性硬膜外血肿常常沿前颅凹的蝶骨大翼分布。出血来自蝶顶骨窦，伴有蝶骨大翼的骨折。

CT 并不总是能够鉴别硬膜外血肿和硬膜下血肿。约 20% 的患者同时合并有硬膜外和硬膜下血肿。MRI 上在血肿和脑实质之间见到表现为线形低信号的硬膜，有助于鉴别硬膜外和硬膜下血肿。

外科治疗硬膜外血肿的死亡率为 5% ~ 8%。引起脑实质受压的硬膜外血肿应立即引流，以便恢复脑实质的正常灌注和脑室系统复位。预后常与硬膜外血肿的大小和脑损伤的程度有关。

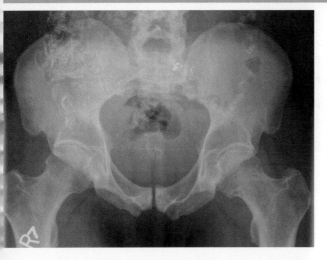
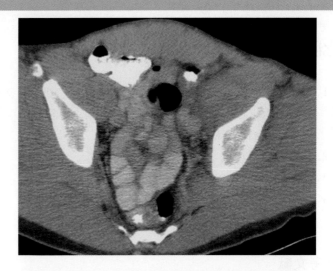
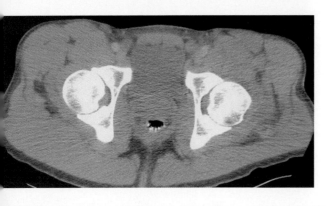
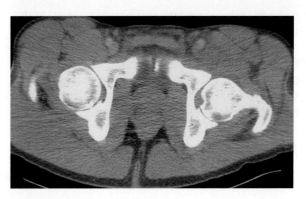

你看到的是一位 49 岁男性患者的图像,其左侧盆腔疼痛,活动后加剧。

1. 图中 CT 表现是什么?

2. 最佳诊断是什么?

3. 需要进行哪些检查以证实此诊断?

4. 请给出此病的有关增强 MRI 的 3 个征象。

化脓性关节炎

1. 左侧髋关节少量积液；软组织肿胀引起左侧髋部外侧、左侧盆壁及腹股沟脂肪间隙浸润；左侧髂腰肌和闭孔内肌肿胀。
2. 化脓性关节炎。
3. 左髋关节穿刺，积液培养。
4. MRI 所见符合化脓性关节炎的征象包括滑膜周围软组织肿胀，滑膜强化，关节积液。

参考文献

Karchevsky M, Schweitzer ME, Morrison WB, et al: MRI findings of septic arthritis and associated osteomyelitis in adults, *AJR Am J Roentgenol* 182:119–122, 2004.

Restrepo CS, Lemos DF, Gordillo H, et al: Imaging findings in musculoskeletal complications of AIDS, *Radiographics* 24:1029–1049, 2004.

相关参考文献

Emergency Radiology: THE REQUISITES, pp 176, 177.

点　评

化脓性关节炎是一种常见病，最多见于静脉吸毒、糖尿病和免疫抑制的患者。病变初期的临床表现可能不具有特异性。大部分患者表现出来的非特异性症状和体征包括发热、疼痛、红斑、软组织肿胀、受累关节活动度减低。

关节感染可为血源性感染，亦可为邻近软组织或骨感染直接蔓延所致。早期诊断和治疗非常重要。诊断或治疗延误可能导致并发症，如关节软骨或骨的破坏、骨坏死、骨髓炎、继发性骨关节炎和关节强直。没有一种影像学检查可以完全证实或排除化脓性关节炎的诊断。受累关节穿刺积液培养能够确定诊断，并明确感染微生物种类及其对抗生素治疗的敏感性。

在化脓性关节炎早期，可能没有或仅有轻微的软组织和骨的 X 线或 CT 异常改变。非特异性的改变包括骨侵蚀、关节积液、骨质减少、关节间隙变窄、关节周围软组织和肌肉肿胀。

增强 MRI 对化脓性关节炎的征兆较敏感，包括关节周围的骨髓和软组织。感染后 24 小时 MRI 即可发现异常改变。增强 MRI 常见的征象包括滑膜强化、关节周围软组织肿胀、关节积液以及滑膜或关节积液外凸。少见的征象有滑膜增厚和关节积液强化。免疫抑制的患者，感染可蔓延进入邻近的滑液囊。感染局部蔓延侵及骨质的患者，在 T1WI 或 STIR 图像上可发现弥漫性骨髓水肿，但肿胀也可为邻近软组织的炎症反应而非骨髓炎的结果。

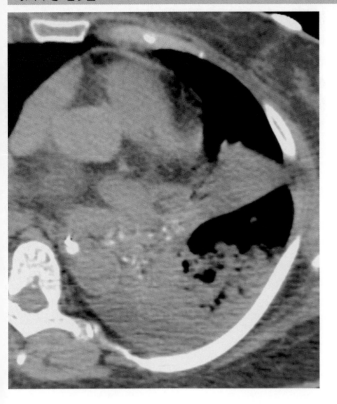
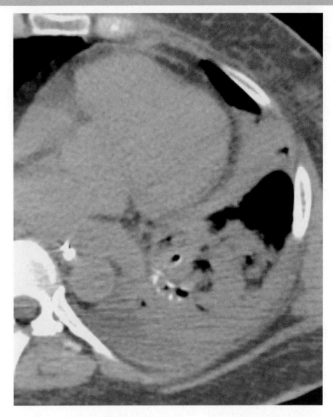
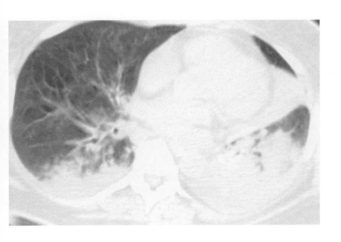
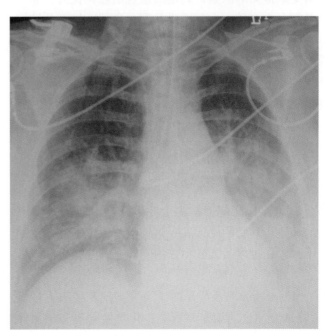

你看到的是为口服对比剂后的多层螺旋 CT 图像。

1. 左肺下叶所见高密度物质是什么？

2. 最佳诊断是什么？

3. 这种疾病最常累及哪个肺叶？

4. 什么是 Mendelson 综合征？

病例 192

吸入性肺炎

1. 吸入口服对比剂。
2. 吸入性肺炎。
3. 下叶背侧段和上叶后段。
4. 急性吸入大量低 pH 的胃酸。

参考文献

Franquet T, Giménez A, Rosón N, et al: Aspiration diseases: findings, pitfalls, and differential diagnosis, *Radiographics* 20:673–685, 2000.

Marom EM, McAdams HP, Erasmus JJ, et al: The many faces of pulmonary aspiration, *AJR Am J Roentgenol* 172:121–128, 1999.

点 评

固体或液体物质在很多情况下都可能吸入气管、支气管及肺，临床及病理表现与吸入物质的量及物质特性和毒理过程有关。在成人，酒精中毒是肺部吸入性病变最常见的因素，其他因素包括意识丧失、非空腹患者全身麻醉、吞咽障碍及咽、食管、气管的结构异常等。口腔卫生差、长时间住院或需要机械性通气的患者，也有吸入感染性口腔或胃内容物的风险。由于厌氧微生物的存在，吸入感染性物质可能引起肺炎、肺脓肿或脓胸。

MDCT 诊断吸入性肺炎比胸片敏感，但二者都不具有特异性。如果患者未提供已知的危险因素，诊断通常是困难的。影像学表现可能与其他疾病相似，如结核、肺水肿和肺癌。最常见的表现是位于肺低垂部位的斑片样阴影，多为上叶的后段和下叶的背侧段。这些斑片状阴影代表吸入物阻塞远端气道导致的肺不张。在过度通气或不张的肺段或肺叶相应区域可能会见到吸入的异物。

Mendelson 综合征是由于通过支气管吸入大量低 pH 的胃液导致的细支气管炎、化学性肺炎和出血性肺水肿。本病始见于妊娠并发症的描述。急诊外科手术的全身麻醉、酒精性昏迷和急性创伤的患者中亦可见到。经典的放射学表现包括双侧对称性的均匀或不均匀含气腔的病变，与肺水肿很像，可导致急性呼吸窘迫综合征。

少量的矿物油吸入见于长期鼻腔滴入或吞咽矿物油治疗便秘的患者。慢性肺段或肺叶的实变、多灶性斑片样的实变以及类似肿瘤的局部肿块可见于此类患者。吸入大量石油或石蜡可造成罕见的外源性脂质肺炎。这可见于意外中毒的儿童或玩吃火焰的艺人。特征性的炎症后薄壁空洞与葡萄球菌肺炎相似。

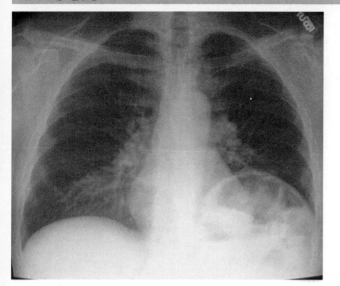
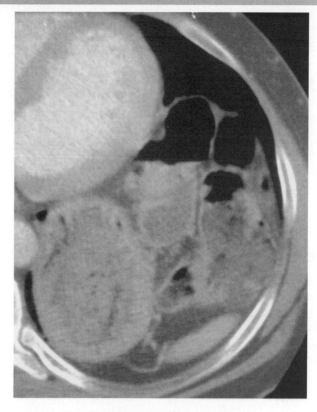
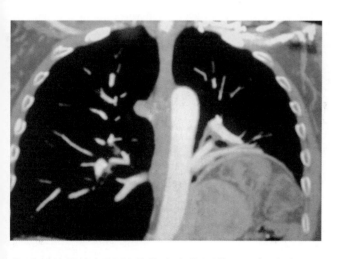
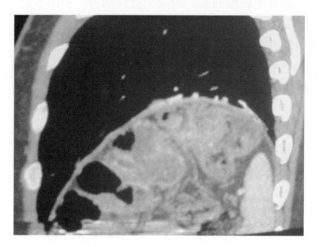

你看到的是胸部钝性外伤患者的图像，左侧胸痛。

1．MDCT 检查发现了什么？

2．最佳的诊断是什么？

3．鉴别诊断是什么？

4．什么是"深吸气"检查？

病例 193

完全性单侧膈膨升

1. 左侧膈面抬高，左膈肌变薄但完整，腹腔内容局限于膈下间隙。
2. 左侧完全性膈膨升。
3. 左膈麻痹。
4. 患者深吸气时，透视下动态观察膈肌的运动，在膈麻痹或膈膨升的患者，可以观察到矛盾运动。

参考文献

Hesselink JR, Chung KJ, Peters ME, et al: Congenital partial eventration of the left diaphragm, *AJR Am J Roentgenol* 131:417–419, 1978.

Iochum S, Ludig T, Walter F, et al: Imaging of diaphragmatic injury: a diagnostic challenge? *Radiographics* 22(Suppl):S103–S116, 2002.

点 评

膈是分离胸腔和腹腔的肌、腱性结构。膈由 3 组肌肉组成，分别起源于剑突、第 7 ~ 12 肋骨、上 3 个腰椎的右侧缘和上两个腰椎的左侧缘。这些肌纤维在中央向上膨隆并形成中央腱。

膈膨升是一种先天性异常，可能涉及一侧或双侧的部分或全部膈肌。膈膜部发育不良可能导致膈疝，膈膜部肌化不完全将导致膈膨升。膈肌组织发育不良导致由薄弱膜部组成的膈附着于起源点处，特别是第 7 ~ 12 肋骨。部分膈膨升典型部位在右膈的前内侧，而完全膈膨升更常见于左侧。部分膈膨升较完全膈膨升更常见。

膈膨升通常无症状，经常因其他原因行胸片或 CT 检查时偶然发现。在急诊室，本病与膈破裂或膈疝的鉴别是非常重要的。

在胸片上，右膈顶高出左膈顶约半个椎体。约 9% 的正常人，两侧膈顶高度相仿或左侧高于右侧。

受累侧膈的膈顶位于异常的高位。当完全膈膨升时，邻近的纵隔结构边缘可能模糊不清。右侧完全膈膨升时，由于肝位置异常，可见到肝影减小和横向的胃。CT 矢状位和冠状位重建可观察到位于胸腔的、腹腔内容物之上的薄而完整的膈。

与膈膨升的患者比较，膈麻痹的患者常常有劳累性呼吸困难、肺活量和全肺容量下降 25% ~ 50%，特发性的膈麻痹几乎仅见于右侧。有时候，二者的临床鉴别是困难的、甚至是不可能的。透视下，正常呼吸或深吸气时，可观察到受累膈的矛盾运动。

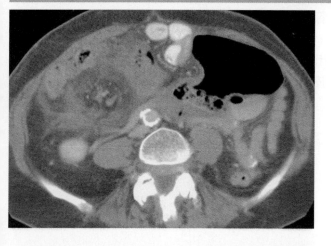
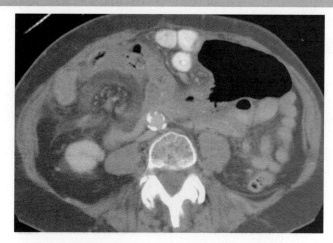
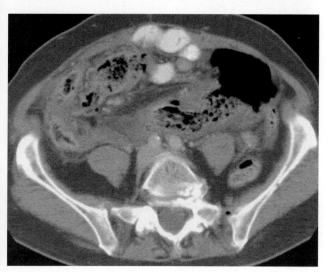
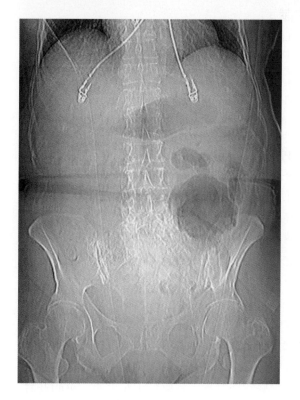

你看到的是一位 83 岁女性患者的图像，腹痛，腹膜刺激征阳性。

1. 多层螺旋 CT 表现是什么？

2. 盲肠扭转的 3 种类型是什么？

3. 图中所示为哪种类型的盲肠扭转？

4. 列出 3 种 CT 上可见"漩涡征"的扭转类型。

病例 194

盲肠并合

1. 盲肠自右侧髂窝移位至中腹部和左下腹，正常降结肠管径，右中腹部肠系膜"漩涡征"，腹腔游离液体，肠系膜脂肪浸润。
2. 纵型盲肠扭转，斜型盲肠扭转，盲肠并合（cecal bascule）。
3. 盲肠并合。
4. 中肠，乙状结肠和盲肠扭转。

参考文献

Bobroff LM, Messinger NH, Subbarao K, et al: The cecal bascule, *AJR Am J Roentgenol* 115:249–252, 1972.

Moore CJ, Corl FM, Fishman EK: CT of cecal volvulus: unraveling the image, *AJR Am J Roentgenol* 177: 95–98, 2001.

点　评

盲肠扭转约占所有肠扭转的 11%。在胚胎发育过程中，盲肠通过旋转和下降从肝曲进入右侧髂窝。发育过程中盲肠不能固定于后腹壁可导致近端结肠的游离和运动。来自钙化淋巴结的粘连、肿块或纤维化，可提供附着点并以之为轴心旋转。扭转的易感因素包括腹部手术、盆腔肿块、结肠松弛、内脏下垂和剧烈咳嗽。

文献中已描述了 3 种类型的盲肠扭转。纵型或轴向扭转发生于盲肠绕其长轴顺时针或逆时针旋转时，扩张的盲肠通常位于右下腹。斜型或袢型扭转，盲肠和末端回肠旋转和倒置，盲肠位于左上腹。盲肠并合发生于游离的盲肠自身折叠而没有扭转时，与升结肠的前壁形成炎性粘连，导致活瓣样阻塞，而回盲瓣阻止了盲肠的逆向减压。盲肠并合时，扩张的盲肠通常位于中腹部。

腹部平片显示盲肠与结肠不成比例的扩张。斜型扭转时，扩张的盲肠与咖啡豆相似。

CT 也可显示明显扩张的盲肠。阻塞的盲肠的两端以扭转点为中心集中和变细，CT 显示为"鸟嘴征"。"漩涡征"是用于描述中肠、盲肠和乙状结肠扭转时的特异性 CT 征象，为扭转、塌陷的肠袢所形成。漩涡的中心是由肠系膜脂肪和来自扭转肠管的肠系膜血管组成。

盲肠扭转的患者应选择外科治疗。没有并发症的患者，行盲肠固定术以防止扭转复发。与乙状结肠扭转相比，盲肠扭转使用结肠镜复位的比例低。

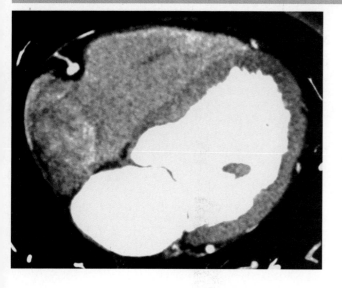
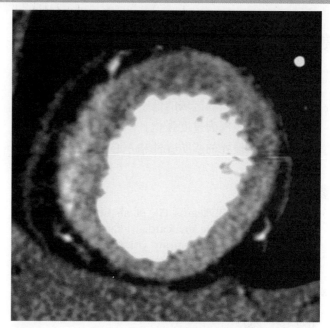
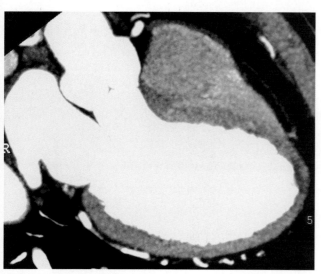

本图由 Ethan Halprin 提供

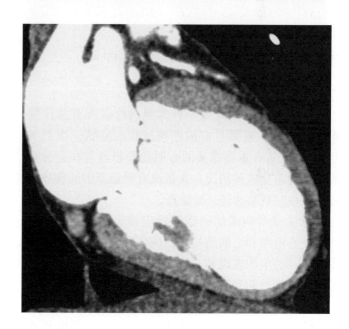

1．图中所示患者临床表现为急性左侧胸痛，此患者的诊断是什么？

2．什么样的异常表现提示此病？

3．此病在延迟期（注射对比剂后 10 分钟）图像上有什么表现？

4．鉴别诊断是什么？

病例 195

陈旧心肌梗死和附壁血栓的脂肪变性在增强 MDCT 上与急性心肌梗死表现相似，辅以平扫 CT 有助于鉴别。

急性心肌梗死

1. 急性心肌梗死。
2. 心尖和下室间隔区域的低密度表现。
3. 梗死区域表现为过度强化。
4. 陈旧心肌梗死的脂肪变性和左心室附壁血栓。

参考文献

Gerber BL, Belge B, Legros GJ, et al: Characterization of acute and chronic myocardial infarcts by multidetector computed tomography comparison with contrast-enhanced magnetic resonance, *Circulation* 113: 823–833, 2006.

White CS, Kuo D: Chest pain in the emergency department: role of multidetector CT, *Radiology* 245: 672–681, 2007.

相关参考文献

Emergency Radiology: THE REQUISITES, pp 261, 262.

点　评

在急诊室，胸痛是一种常见（约占所有急诊室患者的 5%）、重要且有诊断挑战性的症状。虽然少（2%），但是有重要意义的心肌梗死患者常在急诊室漏诊。为避免这种情况，大量没有明显原因的胸痛患者被收住院观察和进一步检查。

急诊室对胸痛的初始评价应该包括病史、体格检查、心电图和心肌酶检查。胸痛发生后的最初几个小时内，心电图表现和心肌酶水平经常是正常的。为了建立合理诊断和降低每个患者的经济成本，一些中心使用 MDCT 评价急性冠脉综合征的低 - 中危患者（包括急性心肌梗死、非透壁性梗死和不稳定性心绞痛）。

急性心肌梗死在增强 MDCT 上可观察到 2 种典型的、完全不同的强化类型。早期（注射对比剂后即刻），梗死区域的低密度表现，此为微血管阻塞降低了对比剂进入梗死区的量而导致的“无复流”现象造成的。由于再分布增加和梗死区的对比剂流出较差，延迟期（注射对比剂后 10 ～ 15 分钟）急性和慢性心肌梗死均可见高密度表现。基于这种强化方式，双期 MDCT 有助于评价心肌活性和进行急、慢性心肌梗死的鉴别。

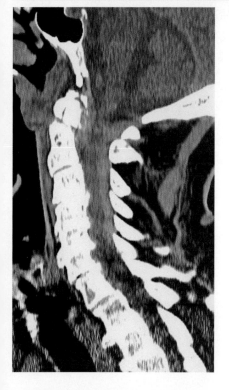
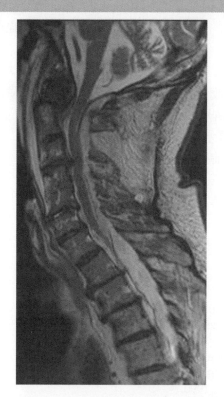

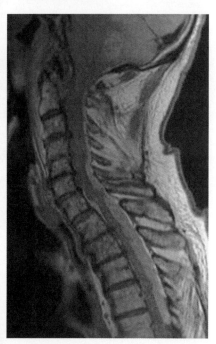
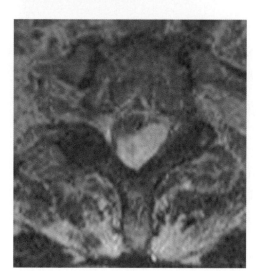

1．请描述图中 CT 和 MRI 上除 2 型齿状突骨折外的其他异常。

2．诊断是什么？

3．此病的病因是什么？

4．请列出此病的 3 种诱因。

病例 196

硬脊膜外血肿

1. CT 示齿状突和脊髓后高密度改变，T2WI 和 PDWI 上相应的病变表现为高的信号强度。脊髓后的异常改变向下延续至上胸椎水平，其内的线样低信号为硬脊膜。脊髓向右前移位。
2. 硬脊膜外血肿。
3. 出血一般来源于硬脊膜外的静脉丛。
4. 此病的诱因包括创伤、抗凝治疗、易出血性体质、动静脉畸形、血管瘤和脊髓外科手术。

参考文献

Gundry CR, Heithoff KB: Epidural hematoma of the lumbar spine: 18 surgically confirmed cases, *Radiology* 187:427–431, 1993.

Holtas S, Heiling M, Lonntoft M: Spontaneous spinal epidural hematoma: findings at MR imaging and clinical correlation, *Radiology* 199:409–413, 1996.

相关参考文献

Emergency Radiology: THE REQUISITES, pp 225, 226.

点 评

硬脊膜外血肿是非常罕见的髓外病变。大部分硬脊膜外血肿见于上胸椎的脊髓后方。出血来源于硬膜外的静脉丛。典型的临床表现包括急性脊柱疼痛、肢体运动受限、感觉紊乱、膀胱功能受损和神经根病。

急性椎管内血肿的典型 CT 表现为高密度的髓外病变。在 CT 上通常不能明确鉴别是硬膜下还是硬膜外。

MRI 是诊断硬脊膜外血肿的比较好的方法。MRI 可以显示血肿的性质和程度以及脊髓受压的情况。MRI 信号类型依检查时间、磁场强度和成像序列的不同而有所不同。在 T1WI 图像上，硬膜外血肿急性期与脊髓呈等信号，亚急性期信号减低。在 T2WI 图像上，急性期与脊髓相比，血肿可为高信号也可为低信号。硬脊膜表现为分离血肿和脊髓的线样低信号。轴位 MR 图像可分辨硬膜下和硬膜外血肿。硬膜下血肿边缘表现为内凹外凸，可能观察不到分离脊髓和血肿的硬脊膜。硬膜外血肿为双凸形，依据其大小不同对脊髓有不同的占位效应。

硬脊膜外血肿通常与外伤相关，其他的诱因包括脊髓外科手术、抗凝治疗、易出血性体质、血管瘤和动静脉畸形。大部分脊髓硬膜外血肿保守治疗即可，特别是年轻患者。

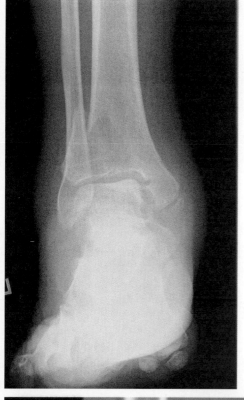
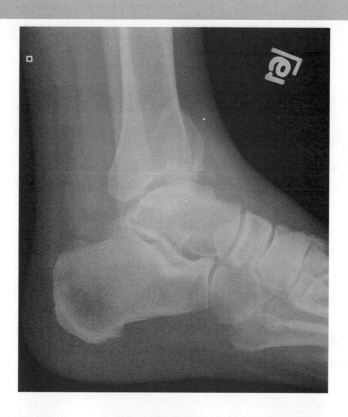
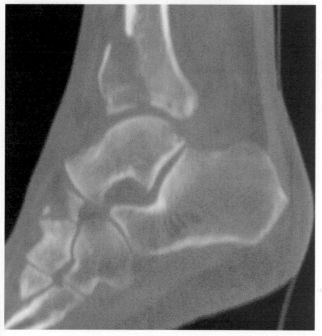
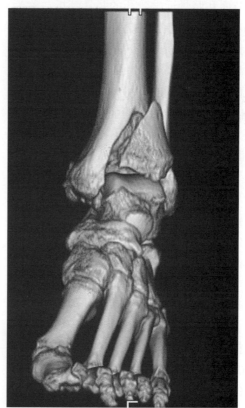

亦见彩色插图

你看到的是一位 56 岁、男性患者的图像，踝关节扭伤后疼痛、肿胀。

1．诊断是什么？

2．什么因素决定了骨折类型？

3．损伤时足处于什么体位？

4．请列举与这种损伤相关的几种常见骨折。

病例 197

Pilon 骨折

1. 胫骨 Pilon 骨折。
2. 足的体位，损伤时足跖屈、中立或背屈，决定了继而产生的骨折类型。
3. 前部的大骨折片提示损伤时足位于背屈位。
4. 对侧跟骨骨折和同侧胫骨干骨折。

参考文献

Bartlett CS III, D'Amato MJ, Weiner LS: Fractures of the tibial pilon. In Browner BD, Jupiter JB, Levine A, Trafton PG, eds: *Skeletal Trauma*, Philadelphia, WB Saunders, 1998, pp 2295–2309.

相关参考文献

Emergency Radiology: THE REQUISITES, pp 151–156.

点　评

累及踝关节面和胫骨远端骨骺的胫骨骨折，称为 Pilon 骨折。Pilon 骨折通常是高能量创伤造成的。距骨常被挤入胫骨承重关节面或踝穴顶。矫形外科的文献强调这种类型的骨折在损伤时足部体位的重要性。如足跖屈力量直接冲击后部时，将导致胫骨后部较大的骨折。中立位时，力量作用在整个关节面上，将导致前、后部较大的骨折，骨折线呈"Y"形。足背屈时大的骨折片源于踝关节的前缘。

累及胫骨下端、关节面上方的骨骺为 Pilon 骨折的特征。胫骨 Pilon 骨折的患者可见内、外和后踝骨折。最常见的相关骨折包括对侧距骨骨折和同侧胫骨干骨折。其他少见的相关骨折可能包括距骨、近端腓骨、股骨和骨盆。前骨筋膜室综合征是相关软组织损伤的并发症。

分类系统基于胫骨远端关节面累及的程度、骨折片移位的程度、骨骺嵌塞的程度和骨干 - 干骺端分离的程度。高能损伤常趋于造成更大程度的软组织损伤和关节、干骺端的粉碎性骨折。高分辨率 MDCT 有助于评价骨折的类型和粉碎、移位的程度。三维容积重组和冠状位、矢状位重组可为外科处理提供更多的信息以及螺丝钉等内固定的位置。

Pilon 骨折的治疗比较困难。对于严重粉碎性和压缩性骨折，外科治疗后效果尚可接受的约 50% ～ 69%。近来，内固定和外固定联合治疗成为受欢迎的治疗方法。

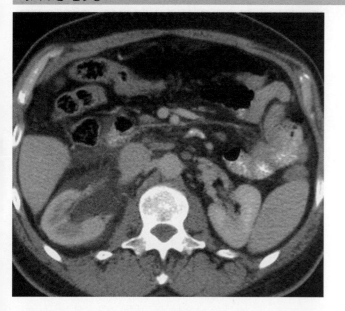
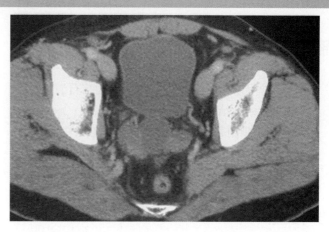
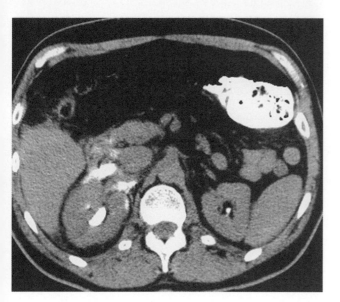
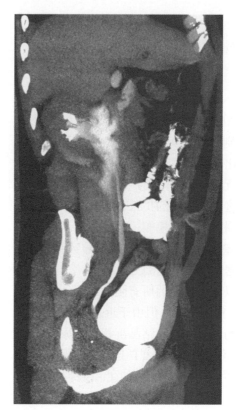

你看到的是前来急诊室 HIV 阳性患者的图像。

1. 诊断是什么?

2. 解释这种表现的两种可能性是什么?

3. 患者接受的什么治疗可能与此病相关?

4. 此患者需要怎样的治疗?

病例 198

输尿管阻塞、肾盂肾盏破裂和阴性结石

1. 输尿管阻塞、肾盂肾盏破裂和阴性结石。
2. 阴性输尿管结石和近期排石。
3. 蛋白酶抑制剂治疗 AIDS；药物在尿中形成结晶，成为结石。
4. 水化、止痛和尿液酸化通常有较好的疗效。

参考文献

Dalrymple NC, Casford B, Raiken DP, et al: Pearls and pitfalls in the diagnosis of ureterolithiasis with unenhanced helical CT, *Radiographics* 20:439–447, 2000.

Koh DM, Langroudi B, Padley SPG: Abdominal CT in patients with AIDS, *Imaging* 14:24–34, 2002.

相关参考文献

Emergency Radiology: THE REQUISITES, pp 299, 308, 309.

点　评

　　平扫 CT 已经成为评价腰部疼痛怀疑输尿管阻塞的重要方法，特别是在北美。CT 在检测结石和阻塞的继发征象方面比静脉肾盂造影更准确，而且检查快捷、即刻成像、无需对比剂。CT 上主要的急性阻塞征象包括肾盂肾盏和输尿管的扩张。阻塞的继发征象包括肾增大、肾周脂肪间隙模糊、尿液外渗、输尿管结石周围输尿管壁水肿。输尿管阻塞可导致肾积水、病变侧的肾乳头密度降低而健侧为高密度。

　　虽然事实上以前平片上的所有阴性结石，如尿酸石，都可在 CT 上得到确认，但由于近来治疗 HIV 使用蛋白酶抑制剂的缘故，导致结晶沉积造成尿道阻塞的发病率增加，而这些结晶在 CT 上并不表现为高密度。HIV 患者接受一种广泛应用的蛋白酶抑制剂抗病毒药物，即硫酸茚地那韦，使尿道内结晶并结石的发病率高达 20%。输尿管阻塞的患者，若平扫 CT 未发现明显的病因，可诊断为近期已经排石，或者，在 HIV 治疗的情况下考虑 CT 阴性结石。茚地那韦所造成的结石在增强 CT 上可得到很好地确认，结石表现为充盈缺损。

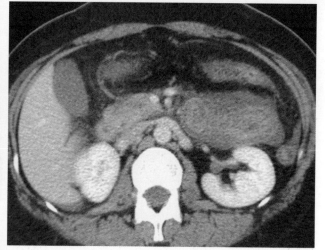

入院时CT

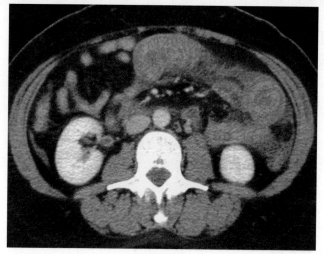

入院时CT

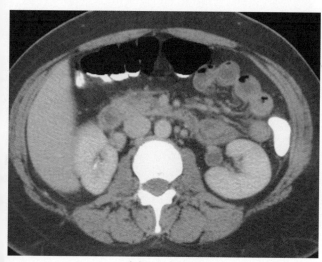

治疗后24小时CT

你看到的是腹痛、呕吐，急诊住院患者的图像。

1．入院的CT检查结果是什么？

2．列出具有相似表现的3种其他疾病。

3．什么样的药物可造成这样的表现？

4．如何治疗？

病例 199

血管紧张素转换酶抑制剂诱导的内脏血管性水肿

1. 十二指肠至近端空肠的肠壁水肿，黏膜强化，少量腹腔积液。
2. 肠缺血、血液进入肠内（如抗凝、创伤、血友病）、遗传性血管性水肿。
3. 血管紧张素转换酶抑制剂。
4. 停药。

参考文献

Marmery H, Mirvis SE: Angiotensin-converting enzyme inhibitor-induced visceral angioedema, *Clin Radiol* 61:979–982, 2006.

点 评

血管紧张素转换酶抑制剂（angiotensin-converting enzyme inhibitors，ACEI）在某些患者可能引发罕见的威胁生命的外周血管性水肿，而由其引发的脏器血管性水肿则更为罕见。临床表现很像急腹症。此病目前知之甚少，除非已经明确诊断，否则患者经常因为腹痛而进一步做些不必要的检查。使用 ACEI 后继发外周血管性水肿的发病率为 0.1%～0.2%。内脏血管性水肿发病率更远低于此。此病常见于黑人、妇女和吸烟者。眼眶周围水肿和气道受压比内脏水肿常见。

血管性水肿是一种非炎症性疾病，以毛细血管通透性增加血管内液体渗出致黏膜水肿为特点。当病变累及胃肠道时，症状与急腹症相似。最常见的症状包括腹痛、呕吐和水样腹泻。ACEI 诱导的内脏血管性水肿的诊断基于药物使用和发生症状之间的时间、ACEI 停药后症状缓解等，并排除其他引起血管性水肿的原因。

CT 征象包括肠壁环形增厚（可为节段性）、黏膜强化伴肠系膜血管突出。明显强化增厚的黏膜和低密度的黏膜下水肿及外肌层和浆膜可相互区分。常见腹水。由于小肠水肿的短暂性和节段性，基于平片的鉴别诊断是困难的。鉴别诊断包括缺血、Henoch-Schönlein 紫癜和源于创伤、抗凝或血友病的肠壁出血。遗传性血管性水肿是由酯酶抑制剂补体 C1 缺失引起的，是一种常染色体遗传性疾病。小肠血管性水肿可继发于碘对比剂反应，但罕见。

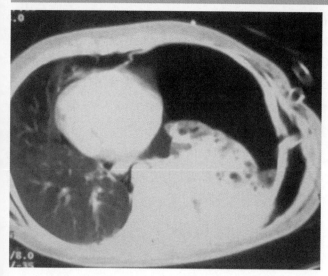

你看到的是钝性伤患者的 CT 图像。

1．诊断是什么？

2．这种类型的损伤最常见于什么部位？

3．造成这种损伤的两种可能的机制是什么？

4．为什么胸腔引流管对于治疗此病是没有必要的？

坠落肺（完全性主支气管撕裂）和张力性气胸

1. 坠落肺，严重肺挫伤和张力性气胸。
2. 距气管隆凸 2.5cm 以内。
3. 声门闭合时气管内压突然增加，并在相对固定的气管隆凸与运动幅度相对较大的主支气管间迅速下降所产生的剪切力所致。
4. 从撕裂的支气管漏进胸腔的气体和胸腔引流管抽吸的气体一样快。

参考文献

Karmy-Jones R, Avansino J, Stern EJ: CT of blunt tracheal rupture, *AJR Am J Roentgenol* 180:1670, 2003.

Kumpe DA, Oh KS, Wyman SM: A characteristic pulmonary finding in unilateral complete bronchial transection, *AJR Am J Roentgenol* 110:704–706, 1970.

相关参考文献

Emergency Radiology: THE REQUISITES, pp 66–69.

点 评

气道撕裂在胸部钝性伤患者中的发病率约为 1.5%，约 80% 的撕裂发生于距气管隆凸 2.5cm 范围以内。在高能损伤导致上肋骨、锁骨和胸骨骨折的患者中，约 40% 伴有气管支气管撕裂。胸片可发现 60% 的纵隔气肿和 70% 的气胸。弥漫性和进行性皮下积气也是这种损伤的常见征象。主气道撕裂的两种主要假说是声门闭合时管腔内压力增高，和位置相对固定的气管隆凸与运动幅度相对较大的主支气管部位压力骤减导致的剪切力有关。

在主要支气管损伤的特殊患者中，其他的征象还包括支气管周围积气，支气管呈锐角、逐渐变细或阻塞，纵隔胸膜撕裂导致的胸腔引流管抽吸无效的持续存在的气胸或张力性气胸。有时，如果包绕支气管的外层组织结构完整，那么纤维蛋白栓、血肿或纵隔软组织能够阻塞空气漏出。

如果主支气管及其周围的附着结构完全断裂时，肺组织的位置变为重力依赖性，肺组织将随患者的体位而变动，成为坠落肺，这一征象于 1970 年时曾被 Kumpe 描述。典型气胸时，肺组织向肺门萎缩。若

在立位胸片上，肺的上缘位于上叶支气管发出的水平以下，则可诊断为主支气管完全断裂。平片和 CT 通常已经可以做出诊断，对于可疑患者，可应用支气管镜。支气管狭窄是外科再吻合治疗延迟的潜在并发症。